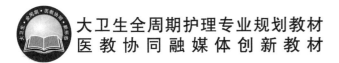

大卫生全周期护理专业规划教材

医教协同融媒体创新教材

信息技术与智慧护理

主编 张艳

郑州大学出版社

图书在版编目(CIP)数据

信息技术与智慧护理 / 张艳主编. — 郑州：郑州大学出版社，2022.8
大卫生全周期护理专业教材
ISBN 978-7-5645-8907-3

Ⅰ. ①信… Ⅱ. ①张… Ⅲ. ①信息技术 - 应用 - 护理学 - 高等职业教育 - 教材
Ⅳ. ①R47-39

中国版本图书馆 CIP 数据核字(2022)第 128029 号

信息技术与智慧护理

XINXI JISHU YU ZHIHUI HULI

策划编辑	李龙传	封面设计	苏永生
责任编辑	薛 晗	版式设计	苏永生
责任校对	刘 莉 杨 鹏	责任监制	凌 青 李瑞卿

出版发行	郑州大学出版社	地 址	郑州市大学路40号(450052)
出 版 人	孙保营	网 址	http://www.zzup.cn
经 销	全国新华书店	发行电话	0371-66966070
印 刷	郑州龙洋印务有限公司		
开 本	850 mm×1 168 mm 1 / 16	彩 页	2
印 张	16.75	字 数	486 千字
版 次	2022 年 8 月第 1 版	印 次	2022 年 8 月第 1 次印刷

书 号	ISBN 978-7-5645-8907-3	定 价	53.00 元

作者名单

主　编　张　艳

副主编　王丽娜　郭员志　张　敏

编　者　(以姓氏笔画为序)

王丽娜(新乡医学院)

王俊杰(河南省人民医院)

王俊锋(河南省人民医院)

邓　莹(河南省人民医院)

田雨同(郑州大学)

仝　雷(郑州工业应用技术学院)

刘　楠(河南大学)

刘艳飞(郑州大学)

刘腊梅(郑州大学)

李晓华(郑州大学)

张　艳(郑州大学)

张　敏(郑州大学第一附属医院)

张五星(河南大学)

钟　远(河南中医药大学第一附属医院)

高梦珂(郑州大学)

郭员志(河南省人民医院)

韩二环(河南省骨科医院)

程青云(郑州大学)

序 言

  《全国护理事业发展规划（2021—2025年）》指出，信息化技术的快速发展为护理事业发展创造了新条件。应充分借助云计算、大数据、物联网、区块链和移动互联网等信息化技术，结合发展智慧医院和"互联网+医疗健康"等要求，着力加强护理信息化建设。利用信息化手段，创新护理服务模式，为患者提供便捷、高效的护理服务。在此背景下，《信息技术与智慧护理》一书的出版，是落实《"健康中国2030"规划纲要》的具体措施。

  当前，信息化建设已逐渐成为护士提供高质量护理服务的重要保障，并直接影响护理实践的效率与效果。智慧护理是智慧医院建设的一部分，基于现代护理学，以患者为中心，围绕临床护理、护理管理、智慧病房等业务场景，利用云计算、大数据、人工智能等新一代信息技术，构建标准化、系统化、智能化、平台化的护理信息系统，为护理服务带来了新理念、新业态。因此，护理人员有必要了解和掌握一定的信息技术与智慧护理知识，尤其是青年学生，通过较系统地学习相关知识，有助于适应信息时代护理实践所面临的新机遇、新挑战。

  我们身处智慧护理的时代浪潮之中，护理教育也要顺应新时代的发展要求。希望通过对本书的学习，能够让更多的护理人员，特别是年轻人关注智慧护理，为人类健康的发展与进步做出应有的贡献。

吴欣娟

2022 年 6 月

前 言

随着信息技术的发展,虚拟仿真、人工智能、医学机器人、大数据、移动互联网等新技术与医疗健康相关领域的结合日趋紧密,人类的感知、理解、执行和学习能力获得显著提升,也将催化现有医学模式的变革。目前,人工智能已逐步应用于医院病房、健康管理、医学影像诊断等领域,有助于提高疾病诊疗水平、降低医疗成本,改善医、护、患关系并提高护理管理效率,同时也能够促进跨行业合作。智慧护理的核心理念是"交叉、融合",主要通过众多学科的前沿技术与医学、护理知识体系的密切融合,提供新的诊疗手段、照护技术,以更深度地探索人体生命奥秘和疾病发生机制,提升医疗与疾病防控水平,同时能够为医护人员在疾病的诊疗护理方面提供全新的思路和功能强大的工具。当前国际护理学界正围绕护理信息学、大数据挖掘、智慧健康管理等领域开展丰富多元的教学科研实践。基于上述信息时代对护理专业提出的新挑战,当代护士需要系统学习智慧护理相关知识,从学科交叉角度提升智慧病房、智慧社区的综合服务能力,以适应新医科背景下护理专业教育发展新需求。

本书共分为十三章,围绕信息技术、人工智能在护理实践中的应用场景编写,突出内容的前沿性、科学性、系统性,充分彰显数字医疗时代特点。

本书的作者均从事智慧护理相关研究及实践应用工作,具有丰富的教学经验及临床护理经验,能够结合不同层次学生的特点进行分析,有针对性地编写教材内容,使本书既适合在校本科生使用,也可作为护理教育、科研人员和临床护士的参考书。

本书在编写过程中,得到华中科技大学叶哲伟教授的亲切指导,同时也得到"河南省智慧健康信息系统国际联合实验室"团队的指导,在此一并致谢。由于编写时间有限及编者知识的局限性,书中难免有疏漏和错误之处,敬请广大读者不吝指正,提出宝贵意见,以期不断完善。

编者

2022 年 6 月

目　录

▓▓▓▓▓▓ 学习目标 ▓▓▓▓▓▓

●知识目标:①掌握智能医学、智慧护理的概念及其内涵。②熟悉智能医学、智慧护理的应用范畴。③了解智能医学、智慧护理的发展历程。
●能力目标:能根据临床实践需求提出智慧护理的应用场景。
●素质目标:建立跨医工结合、护工结合等跨学科学习理念。

第一节 智能医学与智慧护理的概念

情境与思考

某养老院引进一批称为"AI-阿铁"的智能"护工"正式上岗。"AI-阿铁"是个身高80 cm、体重15 kg的"小胖子",两只乌溜溜的大眼睛里装着500万像素的摄像头,圆滚滚的肚皮上嵌着一台10.1英寸的屏幕。"AI-阿铁"充满电后,可以保持72 h活力,能够定时巡视房间,确认老人生活状况,替代护理人员的日常巡查和陪护,还能化身可移动电视,给老人解闷。此外,"AI-阿铁"通过专用的智能手环,对老人的心率、脉搏等生命体征进行实时监测,并且将数据同步传给家属和签约医生。

请思考:①类似"AI-阿铁"的机器人还能拓展哪些照护功能? ②"AI-阿铁"会不会泄露福利院老人们的信息?

随着信息技术发展,虚拟仿真、人工智能、医学机器人、大数据、移动互联网等新技术与医疗健康相关领域的结合日趋紧密,人类的感知、理解、执行和学习能力获得显著提升,也将推动现有医学模式的变革。目前,人工智能已逐步应用于医院病房、健康管理、医学影像诊断等领域,有助于提高疾病诊疗水平、降低医疗成本、改善医护患关系并提高护理管理效率,同时也能够促进跨行业合作。

一、智能医学与智慧护理的相关概念

(一)人工智能

人工智能(artificial intelligence,AI)是计算机科学的一个分支,是通过对人的意识和思维过程进

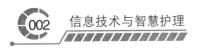

行模拟并系统应用的一门新兴科学。该领域的研究包括机器人、语言识别、图像识别、自然语言处理、专家系统等。

(二)智能医学

智能医学(intelligent medicine)是一门新兴的医、理、工高度交叉的学科,是医学与一系列前沿科技的密切融合,包含了人工智能、介导现实、计算机辅助手术导航、3D打印、机器人、可穿戴医疗设备、云平台、远程医疗、医疗大数据、5G医疗、区块链等众多医学前沿领域。其特征是"信息技术+医学",即通过人工智能的工具和方法,辅助或替代人类进行医疗行为的科学。因此,智能医学是一个全新的理论体系,是一门集工科和医科之大成的交叉融合学科,而非一种简单的技术。其内涵可归纳为3个方面:①智能医学工程;②智能医院、信息化医院、互联网医院与智慧医疗;③智能医学伦理、准则、法规与监管。

智能医学的主要发展方向如图1-1所示。

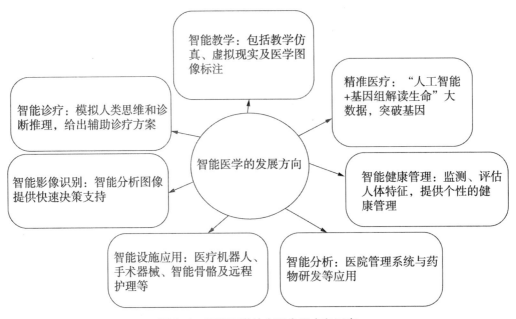

图1-1 智能医学的主要发展方向示意

(三)护理信息学

护理信息学是在结合护理科学、计算机科学及信息科学的基础上,研究护理实践领域传输、交流和管理数据、信息、知识和智慧的专门领域。其应用对象是护理人员,应用内容主要包括临床护理的信息技术、数字化健康护理仪器设备、信息化护理培训教育,与护理相关的政策制定、患者教育、自我教育、研究和行政管理中的信息化应用。护理信息学研究的方向主要包括计算机信息系统需求的确定、研究适用于所有护理实践的信息和知识处理模式、对护理信息系统的设计及实施与评价、对护理实践的作用和患者疗效的评估。

(四)智慧医疗

智慧医疗指通过打造健康档案区域医疗信息平台,利用先进的互联网技术和物联网技术,将与医疗卫生服务相关的人员、信息、设备、资源连接起来并实现良性互动,以保证人们及时获得预防性和治疗性的医疗服务。智慧医疗可以分为智慧医院系统、区域卫生系统、家庭健康系统3个部分,为解决医疗资源不均衡、公共医疗不完善、医患关系紧张等民生问题提供了一条可行路径。

(五)智慧护理

智慧护理(又称智能护理)伴随智慧医疗应运而生,指通过系统计算技术、云计算技术、物联网技术及数据融合技术等对医疗数据进行采集、存储、评估、分类、编辑及应用,以实现医疗资源共享,通过个人信息基本数据与公共共享数据进行比对,制定出最佳的临床决策、护理方案、健康管理方案,为患者提供"端到端"的护理服务。

(六)智慧病房

智慧病房是以人工智能技术为基础,整合互联网、物联网、自动化等技术,辅助或替代人类实施部分医疗行为,提高病房工作效率和标准化程度,改善患者住院体验的技术体系。目前借助 IBM 沃森物联网技术营造的智慧病房,患者已经能够方便地向医护人员寻求具体信息帮助或者行动协助,如可通过语音交互对病房环境(如灯光、温度、音乐等)进行自定义调节,同时可以进行医患对话并存储。此外,护理智能显示平台可用于医护人员交接班支持,通过临床护理信息自动提取与结构化显示,有效提高护理工作效率和交接班质量,规避潜在性护理风险。其他如智能药品管理柜被用于病区药品管理工作中,实现了药品精细化管理,提升了患者用药安全性。护理信息透明化交接、患者生命体征实时监测和人员安全监测、面向 ICU 患者数据监测的行为识别系统能有效降低医护人员的测量压力,有助于医护人员及时发现患者的健康风险。

(七)数字医学

数字医学是信息科学与医学结合的前沿学科,是医学+信息科学的产物。数字医学的概念最早于 21 世纪初提出,是研究数字技术、计算机技术、通信技术、人工智能、虚拟现实等技术在医学领域的应用规律和发展趋势,探讨计算机科学、信息学、电子学等与医学相互交叉或结合而形成的新理论、新知识、新技术和新产品,挖掘基于数字化条件下衍生的新模式、新流程和新机制,摸索数字化技术在医学领域的信息采集、处理、传递、存储、利用、共享和实现过程等内容的一门科学。

数字医学与智能医学的区别是:数字医学是以传统的方法,通过规律去对医学方法进行描述并以此为基础,对医学行为方式进行优化;而智能医学则是以人工智能的方法,不追求对所有的复杂规律进行详细描述,而是以大量数据为基础,通过数据驱动医学的智能化。智能医学的目的是使用人工智能的方法,辅助或替代人类实施医疗行为,实施更为灵活的、个体化的医疗行为。而数字医学则不追求使用计算机技术辅助或替代人类,而是要拓展人类行为的边界,提高医疗行为的效率。如果将医学比作一辆汽车,数字医学的目的是要给车升级换代,提高汽车的性能,而智能医学的目的则是使用人工智能替换驾驶员。

(八)智能健康管理

智能健康管理是通过整合医疗与信息技术相关资源,运用信息化技术,建立高品质与高效率的健康监测、疾病防治服务体系、健康生活方式与健康风险评价体系,对人群进行健康评价、制订健康计划、实施健康干预等,防治常见病和慢性疾病的发生和发展,改善健康状况,提高生命质量,降低医疗费用,实现全人、全程、全方位的健康管理。目前,国内外智能健康管理主要借助于物联网、大数据、云计算、移动互联网、社交网络等技术,以智能手机应用程序、门户网站等为应用平台,实现以患者为中心、个体化、互联式的健康管理。

二、智能医学与智慧护理的核心理念

智能医学与智慧护理的核心理念是"交叉、融合",主要通过众多学科的前沿技术与医学、护理知识体系的密切融合,提供新的诊疗手段、照护技术,以更深度地探索人体生命奥秘和疾病发生机制,提升医疗与疾病防控水平,同时能够为医护人员在疾病的诊疗护理方面提供全新的思路和功能

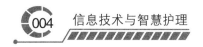

强大的工具。我国优质医疗资源供需不平衡矛盾突出,各地医疗服务水平参差不齐,因此人工智能对于提升医疗服务水平具有重要的战略意义。新一代人工智能呈现出深度学习、跨界融合、人机协同、群智开放、自主操控等新特征,具有广泛的应用前景。

三、人工智能在临床医疗、护理实践中的应用场景

(一)构建智慧病房

在对患者输液的过程中,护士使用动态监测系统监测全病区患者的体征及液体剩余量和流量,结合医嘱的内容,分析换液的时间和优先级别,将任务发送给换液机器人。与此同时,根据换液机器人的任务情况,对液体的流速进行调节。在输液任务完成之后,评价任务执行及患者满意度情况,指导对模型的性能进一步优化。将这种思路扩展至病房任务的方方面面,就可以实现智慧病房的目标。这其中需要护理学、工程学、计算机科学、临床医学领域的专家共同合作,才能完成构建智慧病房的任务。

(二)抗击新型冠状病毒肺炎

根据各国新闻媒体报道,世界各国有多款护理机器人投入到此次抗击新型冠状病毒肺炎(COVID-19)疫情的一线,在医院的隔离病房、ICU、手术室、发热门诊中承担病房消毒、药品和食物运输,以及体温、血压等重要病征信号的监测工作。美国斯坦福健康中心采用 Xenex 机器人消杀新型冠状病毒、诺如病毒、流感病毒、埃博拉病毒及抗药性细菌 MRSA 等多种危险的病原体,可以对传统方法达不到的一些地方进行消毒,从而有效地消除院内感染的风险;华盛顿州某医学中心采用 Vici 护理机器人参与美国第一例新型冠状病毒肺炎病例,代替护理人员与患者近距离接触和交流,辅助完成对患者重要生理指标的测量和病情诊断;在中国,武汉市中心医院等主要医院采用 TMiRob 机器人,通过喷洒过氧化氢和照射紫外灯的方式进行全天候病区消毒;上海的 CloudMinds 机器人结合 5G 技术完成咨询、消毒、清洁和药品派送等任务;OrionStar 机器人被用于辅助病情诊断、传递药品和化验结果等;深圳市第三人民医院采用 AIMBOT 自主移动机器人执行消毒任务;中国科学院沈阳自动化研究所与钟南山院士团队、新松机器人自动化股份有限公司合作研制了咽拭子采样智能机器人,可以代替护士进行危险的咽拭子采样工作,该机器人已经在广州医科大学附属第一医院和中国医科大学第一附属医院分别投入使用(图1-2)。这些护理机器人的有效应用,减轻了医护人员的工作负担和心理压力,降低了人际接触传染和交叉感染的概率,在抗疫救灾中发挥了重大作用。

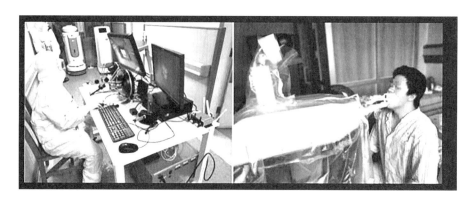

图1-2　机器人采集咽拭子

从整体上看,医学机器人在抗击疫情过程中独具特色,其实践优势有以下几点。①节省人力:机器人在楼道消毒、安防测温等方面全天候执勤,可节省医护人员时间精力。②保护医护人员:作为医护人员的"延伸手臂(眼睛)"或"投影器官"甚至"投影自体",机器人可实现消毒杀菌与医疗废物转运的无人化作业,还可协助医护人员进行体征测试、咽拭子采样和非接触视频问诊。护理机器人能够帮助医务人员脱去外层防护服,减少直接接触的概率;同时可以帮助检测防护服是否有破损、是否穿戴正确,更大限度地保护一线医务人员的生命。③节省资源:机器人无须使用口罩、护目镜和防护服等战略物资。④减少失误和错误发生率。

(三)辅助临床决策

2020年,国内外多家医院通过疾病症状识别、实体修饰否定识别、实体关系构建等方式完善医学知识图谱,结合疫情期内新型冠状病毒肺炎症状和接触史,发挥人工智能问询作用,为用户提供第一时间的咨询结果和就诊建议,并从影像学角度为治疗COVID-19提供临床参考。

美国AreteX公司开发了一套学习工具,其通过数据智能分析可及时检测出患者使用呼吸机时出现的"人机对抗"问题,提醒护士调整呼吸机。美国佛罗里达州立大学将自动化智能感知系统用于ICU患者监测,系统通过可穿戴传感器、声光和图像传感器采集数据,分析患者体位、面部活动、表情、声光敏感度等信息,显示出系统在描述危重患者和环境因素的潜力。我国南京信息工程大学研发的远程健康护理系统能够对体温、血压和心率等参数进行智能监测,提出的智能图像分析算法能识别出病患是否出现痰壅症状,使患者得到及时高效的护理。

四、智能医学与智慧护理的具体应用范畴

智能医学与智慧护理的应用几乎涵盖医学的所有领域,主要包括虚拟助理、病历与文献分析、医疗影像辅助诊断、智能药物研发、智能基因测序、智能健康管理、智能教育等。

(一)虚拟助理

虚拟助理是人工智能最基本的形式,也被称为"软件机器人",以处理后台管理任务,将来自孤立系统的相关数据整合起来,从而完成各种指派的工作。机器或软件能够通过经验和学习模拟人类的智商,回答并解决一些棘手的难题。如美国公司X. ai开发的人工智能助理Amy Ingram向他主人的同事发送了一封简短的邮件,为两人见面一起喝咖啡的时间提出了建议。她提供了主人平常能够为这种会面预留出来的时间。在整个交流过程中,主人的同事几乎没有察觉到她是虚拟助理。本章中的医疗虚拟助理是指通过语音识别、自然语言处理等技术,将患者的病症描述与标准的医学指南进行对比,为用户提供医疗咨询、自诊、导诊等服务的信息系统。

1.智能问诊 智能问诊可充当家庭医疗顾问、医生诊疗助手、医学知识库三大医疗角色。

(1)家庭医疗顾问:主要服务于家庭场景,可以根据用户的描述定位到用户的健康问题,提供问诊服务和用药指导、个性化体检咨询与智能推荐等服务。如Alme Health Coach,该产品能够自动帮助慢性病患者规划日常健康安排、监控睡眠、提供药物和测试提醒,甚至可以反向推导出一些患者服药依从性差的原因。

(2)医师诊疗助手:可以辅助诊断,在诊疗过程中对医师进行提示,防止漏掉诸如罕见病特征等重要信息,也可以帮助医师高效采集患者信息,并对患者做出相关解释。此外,还可帮助基层医师对一些常见病进行筛查,对重大疾病进行预警与监控,帮助基层医生更好地完成转诊工作。如电子医疗助手(electronic medical assistant,EMA):通过EMA的应用,可以快速追踪每个患者的医疗数据,迅速了解患者的病史,并借助相应的数据分析来判断最佳的治疗方案。

(3)医学知识库:是为教育和培训场景提高服务,方便医学生或年轻医生更加快速地获得准确的医学知识。如Ask The Doctor平台,能够让患者迅速获得全世界医疗专家的建议。

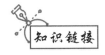

知识库与数据库的区别

从存储知识的角度来看,以描述型方法来存储和管理知识的机构叫作知识库。知识库是事实、规则和概念的集合。事实在库中是短期信息,这种信息在与用户交互过程中会迅速改变。规则是从专家们的经验中总结出来的知识,是长期信息。概念包含信念和常识。如果一个系统具有能用计算机所存储的知识对输入的数据进行解释,并有对其进行验证的功能,则称该系统为知识库系统。因此,知识库系统中的知识,是该系统在自身进行推理过程中所利用的信息,而不是提供给系统使用者的信息,是提供根据输入的数据信息使用知识进行判断分析的结果。其与数据库的区别见表1-1。

表1-1 知识库与数据库的区别

内容	数据库	知识库
储存的信息特点	历史的、静态的信息	涵盖过去、现在的信息,呈动态
处理对象	有确定含义的数据	处理知识,包含大量含义不明确的概念和不确定的联系
处理方式	依靠数据操作语言,这种语言是确定的	依赖推理方式,使用逻辑程序设计语言,这种语言是不确定的
与外界的联系方式	通过数据通信子系统	通过包含在其内部的智能接口

2.辅助导诊 一般导诊机器人具有人脸识别、语音识别等人机交互功能,并通过装载摄像头、触摸屏、身份证阅读器、IC插卡器、热敏打印机等外设实现迎宾取号、咨询接待、业务引导、信息查询、自助缴费等功能。护士导诊机器人通过智能终端(微信、智能硬件等)与医院信息系统连接,结合行业知识图谱、数据挖掘方面的导诊算法、语义分析等工具,让患者在线完成预约挂号、导诊分诊等服务。同时拥有自主构建的机器人大脑——知识库体系,包括院内地图、科室排班、医院介绍、患者常见问题、地点知识库、智能导航、口腔专科健康教育、满意度测评等,并将语义扩展设置,图文并茂地解决患者的疑惑,完成院内导航等工作。如我国首个导诊机器人"晓曼"可以指导患者就医、引导分诊、介绍医疗保健知识及与患者互动等。就诊人员有问题可直接询问"晓曼",也可以在其显示屏上自行查询。另一种"晓医"导诊机器人能够学习医学教科书及其他的数据,可通过语音、图像、手势等自然交互方式与人进行交流,可识别、理解患者口语化的表述方式。

3.语音识别技术 该技术为医师书写病历,为普通用户在医院导诊提供了极大的便利。医师工作时由于诊疗需要,很多时候无法记录文书,智能语音录入可以通过医师语音输入完成查阅资料、文献精准推送等工作,并将医生口述的医嘱按照患者基本信息、检查史、病史、检查指标、检查结果等形式形成结构化的电子病历。导诊方面的应用已经在前面叙述,不再重复。

(二)病历与文献分析

对电子病历及医学文献中的海量医疗大数据进行分析,有利于促进医学研究,同时也为医疗器械、药物的研发提供了基础,如构建相关疾病的知识图谱,形成临床决策支持产品,能够为医生的诊断提供辅助,包括病情评估、诊疗建议、药物禁忌等。对电子病历的结构化和数据挖掘,可以帮助一线人员及科研人员挖掘疾病规律,进行疾病相关性分析、患病原因分析、疾病谱分析等,并建立新的研究课题。

例如,大数据平台通过自然语言处理技术,对电子病历中的自由文本进行分词、实体识别、依存句法分析、信息提取等操作,实现自由文本结构化。在实现病历结构化的基础上,利用机器学习聚类分析建立诊断建议模型,从而为医生的临床决策提供支持。

(三)医疗影像辅助诊断

医疗影像数据是医疗数据的重要组成部分,包括 CT、X 射线、MRI、PET 等医疗影像数据。人工智能技术在医疗影像的应用主要指通过计算机视觉技术对医疗影像进行快速读片和智能诊断,主要分为两部分:一是感知数据,即通过图像识别技术对医学影像进行分析,获取有效信息;二是数据学习、训练环节,通过深度学习海量的影像数据和临床诊断数据,不断对模型进行训练,促使其掌握诊断能力。目前,人工智能技术与医疗影像诊断的结合场景包括肺癌检查、糖尿病视网膜病变眼底检查、食管癌检查及部分疾病的核医学检查和病理检查等。

临床智能辅助诊断如医学专家系统和临床辅助决策支持系统汇集了大量的医学知识以及专家诊疗经验,能够准确地模拟出人类医学专家的诊病过程,提供快速、高效、精准的医学诊断结果和个性化治疗方案,以提升诊疗效率和质量。如 IBM "沃森医生" (Dr. Watson) 是肿瘤治疗领域的人工智能辅助诊断系统。它能够 "诊断" 8 种肿瘤疾病,诊断准确率达 90% 以上,被称为肿瘤学界的 "阿尔法狗",该系统已在 20 个国家或地区落地应用。儿童骨龄智能诊断系统则基于医疗影像材料,通过对现有数据库的深度学习,让系统做出快速诊断供医生参考。此前医生的人工阅片,一次要耗时 10~15 分钟,这款产品将此过程缩短为 5 秒内,检测精确度可以达到 0.1 岁。新型冠状病毒肺炎疫情中,约翰·霍普金斯大学的新型冠状病毒肺炎疫情追踪地图、百度迁徙提供的基于大数据整合的人口流动地图等提供疾病流行特点的医疗大数据,成为重要的新型冠状病毒肺炎病毒防控数据参考。

(四)智能药物研发

传统药物研发需要投入大量的时间与金钱,制药公司平均成功研发一款新药需要 10 亿美元及 10 年左右的时间。药物研发需要经历靶点筛选、药物挖掘、临床试验、药物优化等阶段。人工智能技术可以从海量医学文献、论文、专利、临床试验信息等非结构化数据中寻找到可用的信息,并提取生物学知识,进行生物化学预测。在药物挖掘过程中,开发虚拟筛选技术取代高通量筛选;还可利用图像识别技术优化高通量筛选过程,评估不同疾病的细胞模型在给药后的特征与效果,预测有效的候选药物。此外,利用人工智能技术对患者病历进行分析,可以更精准地挖掘到目标患者,提高招募患者效率,以高效的动态配置药物晶型,防止漏掉重要晶型,缩短晶型开发周期。

2020 年在新型冠状病毒的治疗药物和疫苗研发工作中,AI 技术发挥了重要作用。有研究通过 DL 算法反向检测蛋白序列后成功预测了新型冠状病毒的潜在靶点,并提出一种含有结构蛋白和非结构蛋白的 "Sp/Nsp 鸡尾酒疫苗",对新型冠状病毒疫苗的研发有促进作用。AI 技术还能够对现有药物进行二次挖掘,预测潜在药效,实现药物的再利用。经过二次挖掘,博赛匹韦、氯喹、盐霉素等近 80 种上市药物被证实具有抵抗新型冠状病毒的潜在药效。对于我国传统中医自主研发的新型冠状病毒特效药 "清肺排毒汤",AI 技术也做出了合理的科学分析,经过算法验证后证实了 "清肺排毒汤" 的配伍药物中具备多个新型冠状病毒有效靶点,能通过多种分子信号通路有效抗击新型冠状病毒。这种 AI 技术辅助医药开发的新型模式能显著提高研发效率,降低研发成本,未来势必会成为医药研发行业的新领域。

(五)智能基因测序

近年来,随着基因组学和表型组学的发展,海量医学和遗传学数据的涌现,亟须利用人工智能技术构建表型性状与遗传特征的因果关联,最终为认识和防治疾病提供系统的指导。基因测序是一种新型基因检测技术,它通过分析测定基因序列,可用于临床的遗传病诊断、产前筛查、罹患肿瘤预测与治疗等领域,即通过解码,从海量数据中挖掘有效信息。人工智能技术的介入可通过建立初始数学模型,将健康人的全基因组序列和 RNA 序列导入模型进行训练,让模型学习到健康人的 RNA 剪切模式。之后通过其他分子生物学方法对训练后的模型进行修正,最后对照病例数据检验模型的准确性。结合生物大数据以及人工智能,我们将能以更高的清晰程度评估人类健康,并构建表型性状与遗传特征的因果关联,为认识疾病本质和个体化防治提供系统的指导,最终重塑人类疾病诊疗体系。

(六)智能健康管理

随着信息技术的不断发展和普及,互联网、物联网、大数据、人工智能、机器人等新技术在健康管理中发挥着重要作用。以互联网为载体和技术手段,利用移动医疗应用程序、互联网平台和智能可穿戴设备等,可实现电子健康档案管理、疾病风险评估、远程疾病监测和指导、在线问诊、电子处方和在线健康教育等多种形式的健康服务。例如从人口数据中通过智能设备收集的健康数据(未来智能装备可以收集的数据类型会大大增加),对其发病风险进行针对性分析,对高风险的人进行密切的随访。利用机器学习和大数据技术,可以通过各种设备采集到健康相关数据,通过与数据库进行比对分析,分析出各种疾病的危险因素,筛选出各个疾病的高危人群,并可进行个体化预测,进而建立一套针对常见疾病(如心脑血管疾病、肿瘤、糖尿病、哮喘等)的健康管理和预警系统,促进对疾病的早发现、早预防、早诊断、早治疗、早手术目标。

这种健康管理模式实现了如下的创新:①将传统的人群健康由医疗机构和医生负责的模式,变成由本人、家属、商业机构、医疗机构、医生等多角色参与的健康管理模式,实现了健康管理的模式创新;②用医学整合的思维(临床医学、康复医学、运动医学、营养医学、心理医学等),同时考虑气候、环境对健康的影响,改变传统健康管理只是某一学科、某一机构负责的管理模式,实现了健康管理的理论创新;③用新模型对慢性患者群的智能健康管理,解决了慢性病需要长期跟踪,产生信息量大,弥补传统手工统计做不到高效、持续、准确的缺点,实现了健康管理的技术创新;④新的健康管理模型,避免传统必须到医院体检、检查花费较高费用的缺点,投入较少的费用可以随时监测个人健康情况、易于推广,吸引更多的慢性病患者或亚健康人群参与健康管理中,实现健康管理的应用创新。

(七)智能教育

鉴于人工智能技术具备情景高仿真重建、数据跟踪与分析能力,其逐步在医学教育进程中发挥作用。通过虚拟仿真智能训练系统、网络课程平台、手机 APP、三维情景空间、虚拟自主学习等多种信息化、智能化手段的灵活运用,有利于提高医学、护理教师的教学能力和学生的学习效果。同时,基于学习全过程的大数据分析可以对学生的学习态度、学习能力、临床胜任力等进行精细的学习状态描述,便于督促实现个性化教学、个性化学习。已有研究证实,VR 技术能够将患者融入虚拟环境中,给患者带来视觉和思维的真实体验,在这种环境中对患者进行功能锻炼和健康宣教会让患者有一种真实感,从而增加趣味性,同时降低操作难度来调动患者的积极性。此外,VR 技术可以同时指导多名患者,也可以反复重复,并根据患者恢复情况改变操作难度和虚拟场景。

(八)辅助手术导航

计算机辅助手术导航将患者体内的解剖结构与医学影像数据进行关联,直观地显示在医师面前,使医师的操作过程精细化,准确反映体内实时的解剖结构,有利于帮助医师减少手术的误差,保障安全和成功率。罗伯茨于 1986 年研发了首台计算机辅助手术导航系统成功应用于临床。而后伴随着超声、CT、核磁共振成像(MRI)等医学影像技术的进步,计算机辅助导航技术得到了飞速发展,大量应用于骨科、神经外科、肿瘤外科等领域。

(九)虚拟现实、增强现实、混合现实技术

虚拟现实(virtual reality,VR)、增强现实(augmented reality,AR)以及混合现实(mixed reality,MR)这3种技术是近期在医学应用领域关注的热点。它们包含了计算机图形技术、仿真技术、传感器技术、人机接口技术和显示技术等多种技术领域。通过相应的硬件设备模拟真实场景,给予用户真实的浸润感,并具有完善的交互反馈能力。

目前虚拟现实技术在医学上的应用主要体现在医学教学和临床诊疗。在医学教学方面的应用已做前述。增强现实技术通过对患者的磁共振或CT影像学资料进行分析,然后叠加在患者的身体或实物的模型上,可以帮助医师进行手术方案的制定、术中的辅助引导、模拟手术训练。美国麻省理工学院的AI实验室曾经报道过利用增强现实技术,把图像合成后进行了脑外科手术,实现了增强现实技术的手术应用。混合现实技术是在增强现实技术的基础上进一步进行的功能拓展。它通过将计算机构建的虚拟对象与真实的周边环境相结合,同时显示在一个画面中,通过特殊的显示设备就可以看到一个逼真的新环境,实现了虚拟与现实的结合。现阶段混合现实技术在医学的应用已经实现,国内已有多家医院对该领域进行了深入探索和应用。

(十)3D 打印技术

3D打印技术将数据处理转换后建立三维模型,传递到3D打印机,从而快速制造出复杂形状的3D物体。目前3D打印技术在医学领域的研究和应用主要在医学模型、个体化植入物、手术导板等方面,涉及整形外科、颌面外科、神经外科和心血管外科等多个学科。医学模型的打印可以用于医学教学、医学诊断、术前模拟等方面。

个体化植入物的应用主要集中在人体组织如骨骼、气管等结构的修复重建上,包括3D打印的金属假体和生物材料植入物。通过3D打印出的个体化骨骼,与患者自身的骨折形态更加吻合,匹配性更好。同时可设计控制假体内部孔隙结构,为种子细胞生长提供有利的空间,有助于假体与自身骨组织的融合。比利时学者根据下颌骨缺损患者术前的缺损尺寸和形状,使用3D打印技术打印了一个与缺损形状完全一致的下颌骨并植入,成功恢复了下颌正常功能。国内已有学者利用3D打印技术设计出个体化的骨盆、肩胛骨、跟骨、锁骨、肱骨等多种骨骼金属假体,用于肿瘤切除或创伤导致的大段骨缺损的重建修复,在实现假体牢固固定的同时,又可保证金属假体置入的准确度,提高了手术疗效。

随着3D打印技术的不断发展和推广,其应用领域逐渐扩大,目前在肝、肾等重要器官的生物3D打印方面也取得重要进展。虽然3D打印技术尚有一些问题限制了其临床应用,如打印材料性能受限、打印精度不足、打印价格昂贵等,但其医学的研究和应用前景仍十分光明,在未来将推动医学的革新和进步。

(十一)其他需要 AI 帮助的场景

以老年护理为例,可考虑4类医学问题与人工智能技术结合:①耗费大量时间但技术含量低的重复动作,如卧床老人对日常生活物品的需求等,应用人工智能技术能减轻护理负担,减少照护的人力需求。②对老年人的远程监控与健康管理,如社区居家老年人服药情况和疾病情况的动态监测、跌倒的预警提示。③精细化的护理,如为老年人提供个体化的康复运动,制定适宜的运动强度和运动时间;根据老年人不同功能状态为其提供个体化的辅助行走方案。④对护士有损伤的护理操作,包括生物、物理、化学等方面,如卧床老人的翻身、老年肿瘤患者化疗药物的配置等。

第二节 智能医学与智慧护理的发展历程

智能医学与智慧护理的发展,为促进人类健康提供了新策略。了解学科发展历程,有助于更好地把握学科发展规律,预测未来学科发展方向。为了便于理解,我们将智能医学、智慧护理的发展过程进行了初步梳理,划分为以下几个时期。

一、智能医学与智慧护理发展的"孕育期"(1950—1980 年)

此时期,集成电路数字计算机研发成功,互联网开始建设和应用,大规模集成电路计算机研发成功,这一系列通信技术、信息技术的发展和融合,给人们生产生活带来了深刻的变革,也为智能医学时代的到来奠定了良好的基础(表1-2)。

表 1-2 1950—1980 年的智能医学与智慧护理重要事件

年份	重要事件
1950	"人工智能之父"阿兰·麦席森·图灵提出了著名的图灵测试:如果一台机器能够与人类展开对话(通过电传设备)而不能被辨别出其机器身份,那么称这台机器具有人一样的智能,并预言会创造出具有真正智能机器的可能性
1956 (人工智能元年)	美国达特茅斯学院举行了历史上第一次人工智能研讨会,标志着人工智能的诞生。会上,麦卡锡首次提出了"人工智能"这个概念,纽厄尔和西蒙则展示了编写的逻辑理论机器
1957	罗森布拉特发明第一款神经网络感知器
1959	德沃尔与美国发明家约瑟夫·英格伯格联手制造出第一台工业机器人。随后,成立了世界上第一家机器人制造工厂——Unimation 公司
1965	计算机图形学的重要奠基人萨瑟兰教授提出了人机协作新理论,并描绘了一种用户直接沉浸在计算机控制的虚拟环境之中并能与虚拟环境交互的全新显示技术
	约翰·霍普金斯大学应用物理实验室研制出 Beast 机器人,能通过声纳系统、光电管等装置,根据环境校正自己的位置
1966	美国麻省理工学院的魏泽鲍姆发布了世界上第一个聊天机器人 ELIZA,能通过脚本理解简单的自然语言,并能产生类似人类的互动
1968	美国斯坦福国际咨询研究所研发出世界第一台智能机器人 Shakey,带有视觉传感器,能根据人的指令发现并抓取积木,但因控制它的计算机体积庞大,推广较困难
1973	出现第一代移动通信(1G),实现了可以随时拨打移动电话,医疗救助变得更加及时
1974	第一节医学信息学会议召开,来自 3 个国家的 5 名护士进行了护理信息学方面的论文交流。此后,护理信息学的学术活动被纳入医学信息学会议中。20 世纪 70 年代末,护理信息学正式被接纳为国际医学信息组织得一个组成部分——护理信息学小组

续表 1-2

年份	重要事件
1975	人工智能在医学中的首次较为成功的尝试:斯坦福大学的爱德华·莱夫利夫在论文中介绍了一种可以识别血液中细菌类型并推荐抗生素的系统。由于很多抗生素的名字都以霉素(-mycin)为后缀,这个系统最后被命名为 MYCIN,在斯坦福大学医学院进行的实验中,MYCIN 给出的诊断准确率达到了 69%,高于依据当时的标准进行诊断的临床医生。但由此也引起了计算机干预医疗行为的伦理和法律问题的讨论:如果 MYCIN 给出了错误诊断或错误的治疗方法,该由谁来负责? 此外因 MYCIN 是一个独立的系统。当时没有电子病历、互联网,故 MYCIN 必须依靠人工输入来获取数据。因此,通过 MYCIN 系统的单次诊断时间至少需要 30 分钟,难以推广应用
1977	美国国立大学纽约护理学院率先在护理本科生中开设了护理信息学课程

二、智能医学与智慧护理发展的"萌芽期"(1981—1990 年)

此时期,一些里程碑式的技术开始尝试在医学上应用。1981 年,日本经济产业省拨款 8.5 亿美元用以研发人工智能计算机。随后,英国、美国纷纷响应,开始向信息技术领域提供大量研究资金(表 1-3)。

表 1-3　1981-1990 年的智能医学与智慧护理重要事件

年份	重要事件
1982	霍普菲尔德神经网络被提出
1982	护理信息学小组在英国召开首次会议,主题为"计算机对护士的影响"
1984	美国 Ball 和 Hannah 编写第一版护理信息学教材正式出版发行,教材名称为 *Using Computers in Nursing*
1985	美国加州放射医学中心成功研制能协助外科医生自主定位完成脑组织活检的手术机器人
1985	美国 TRC 公司研制出世界首个服务机器人"护士助手"
1985	基于工业机器人平台的彪马 560(Puma560)机器人由维克多·舒曼(Victor Scheinman)研制成功,具有 6 个自由度,成为第一个具有真正灵活度机械手臂的机器人。美国洛杉矶医院首次借用其进行脑组织活检
1985	随着电子摄像机的发明,电视腔镜问世了。它有自己的冷光源,可以把腔隙内的图像实时在显示器上播放电视腔镜,这使微创手术的大规模应用成为可能,是一项划时代的技术,促使外科学进入了"信息时代"
1985	巴西开始关注护理信息学

续表 1-3

年份	重要事件
1986	误差反向传播（BP）算法出现，人类开始探索数学模型在医学诊断和治疗决策、便携性和灵活性、提升成本效率及面向医学专家的自主学习方面的能力。同时，获取和处理数据的方法、知识的获取及呈现，以及将临床决策系统开始集成到专业医疗人员的工作环境中，并涌现了一些商业化应用系统，能够为患者提供一系列诊疗方案
	哈佛大学医学院在 1986 年开发的第一个商业化人工智能诊断系统——DXPlain 是第一种临床辅助决策支持系统（clinical decision support system，CDSS）。20 世纪 90 年代之后，DXPlain 增加了基于互联网的数据收集能力，其诊断性能得到了大幅提高
	罗伯茨（Roberts）研发了首台手术导航系统，并成功应用于临床
	石家庄空军医院开始研究计算机在责任制护理方面的应用。该院 1987 年在中国电子学年会上发表论文"微机责任制护理系统"；1989 年该院的"护理计划系统"一文参加了第六届世界医药信息学大会，为我国临床护理应用计算机技术开创了新途径
1987	英国研制出用于康复治疗的机器人。我国第一篇介绍国外人工智能研究新进展的文章刊登，开启了我国对 AI 护理的认知先河
1988	我国首次开展远程医疗活动，是由中国人民解放军总医院通过卫星通信，与德国的一家医院进行了一例神经外科的远程病例讨论
1989	英国皇家学院机器人研究中心利用先进的 6 自由度彪马机器人实施了前列腺手术

三、智能医学与智慧护理发展的"探索期"（1991—2000 年）

此时期，大量新兴技术尝试应用于医学领域，并产生重大的影响。随着互联网、物联网技术发展、芯片架构演进变革和算法演变升级，这一时期人工智能还创造出许多方法论。1991 年出现第二代移动通信技术（2G），实现了可以随时拨打移动电话、发短信。计算机和通信技术的发展及费用的下降，使远程医疗开始普及。虚拟现实技术、机器人技术的快速发展，为远程医疗提供了更多的运行模式，运用范围也呈现多样化的发展。我国开始进行实用性远程医疗系统建设与应用，之后北京、上海等地的部分医院分别建立了连接国内其他地区医院的远程医疗系统，同时，在国家层面建立了中国金卫医疗网络、中国人民解放军总医院远程医疗系统等平台，开通了面向全国的信息网络架构和远程医疗业务应用。

可穿戴设备开始在军事和航空航天方向进行应用，其典型的代表是美国太空计划中用到的一种宇航服，用于不间断监测美国宇航员在外太空的一系列生理状态。随后美国的"陆地勇士计划"中出现一种作战服，可分析记录心率、呼吸等基础指标，可以自动判断士兵存活状态，并能够分析士兵当前的疲劳、压力及焦虑水平。在一定的触发条件下，还能够向作战中心上报士兵的全球定位系统（GPS）位置及可能的受伤严重程度。其他重要事件如表 1-4 所示。

表1-4 1991—2000年的智能医学与智慧护理重要事件

年份	重要事件
1990	巴西在圣保罗联邦大学建立了护理信息小组,从事护理信息学的临床实践、行政、教育和研究方面的工作
1991	山西省人民医院护理部在第4届国际护理信息学大会上发表了论文:"微机护理程序软件系统应用效果评价",是我国护士首次参加国际护理信息学大会。同年9月中国医药信息学大会召开,正式成立了中国医药信息学会分会——护理信息学组,在会议上来自辽宁、江苏等地的医院分别介绍了计算机在病房管理中的应用
1992	美国IBM公司和加利福尼亚大学联合推出可以协助完成人工关节置换术的机器人
1994	首台商业化外科手术机器人在美国出现,并于3年后完成世界首例腹腔镜下的胆囊切除手术
1994	机器人AESOP被设计用来接收手术医师的指示并控制腹腔镜摄像头
1994	我国卫生部主导并实施了"金卫工程"2号工程,该工程主要的目的是建设国内远程医疗会诊系统
1994	美国护理学会将护理信息学与内科、外科、妇产科、儿科、精神科、社区护理学并列为护理专业范围
1995	1995年11月,美国护理人员获批可参加美国护理人员证照中心所举办的认证考试,通过考试者可获得信息护士(informatics nurse)的资格。具备一定资格及能力的护理人员可获得护理信息师(informatics nurse)、护理信息高级实践护士(informatics nurses specialist,INS)及护理信息学专家(Nursing Informaticist)资格证书
1995	澳大利亚、英国、加拿大、美国等陆续有护校和护理学院开设独立的护理信息学课程和专业学位课程
1996	美国电脑动作公司(Computer Motion)在AESOP系列机器人的基础上,开发出功能强大的视觉系统,推出主从遥控操作的ZEUS机器人,用于微创手术操作
1997	5月11日,IBM公司的计算机"深蓝"战胜国际象棋世界冠军卡斯帕罗夫,成为首个在标准比赛时限内击败国际象棋世界冠军的计算机系统
1997	中国金卫医疗网络即卫生部卫生卫星专网正式开通,我国远程医疗进入实际应用阶段
1997	由中华护理学会总策划,湖北中医学院附属医院信息工程与护理人员组成编委会,开展《护理信息学概论》编撰工作
1998	德国亚琛工业大学的拉德马赫尔教授最早将3D打印手术导板用于腰椎椎弓根置钉研究。临床研究发现,运用3D打印腰椎椎弓根置钉导板,相较于未用3D打印导板,手术时间平均缩短了40~50分钟,减少了术中患者出血量和手术风险
2000	Da Vinci手术机器人正式被美国食品药品监督管理局批准上市,整合了腔镜技术、多元的手术工具,还融合了3D视频、信息技术等新技术。手术医生可以在手术台之外的控制台上操作机械臂进行手术,操作更加精细,且减少了手术中的出血量、缩短了手术时间和降低了术后并发症的发生率。患者术后疼痛减轻,住院日也显著缩短
2000	我国第一部关于护理信息学的论著《护理信息学概论》由科学技术文献出版社正式出版

四、智能医学与智慧护理发展的"成长期"（2001—2010 年）

2000 年后，人类开始将原始数据和答案交给机器深度学习。该时期具有代表性的事件是智能医学相关课程开始出现，比如麻省理工学院提供了有关智能医学的开放性课程。另一个代表事件是沃森肿瘤解决方案的研发，人工智能系统深入学习了 3 469 本医学专著 248 000 篇论文、69 种治疗方案，可以为多种肿瘤的诊断治疗提供决策支持。此外，计算机导航技术开始应用于脊柱外科，显著提高椎弓根螺钉置入的精确度和安全性。2001 年出现第三代移动通信技术（3G），实现了可以随时随地上网。3D 技术迅速发展，在医学上开始进行具有生物相容性但非降解材料的 3D 打印，主要应用于永久植入物，不降解的骨、关节、血管支架等内植物，如钛合金假体、血管支架、硅胶假体等。其他里程碑事件如表 1-5 所示。

表 1-5　2001—2010 年的智能医学与智慧护理重要事件

年份	重要事件
2001	莫拉等报道了在家犬体内使用的金属内植物假体。学者们对非降解材料的合成配比也进行了探索，以获得较好的生物相容性或抗菌性能，但受限于打印技术，这一时期打印材料进展较慢，典型的代表是 Ti-6A1-4V 合金
	华北煤炭医学院开展了护理信息学课程教学探讨
2002	美国 iRobot 公司推出了吸尘器机器人 Roomba，它能避开障碍，自动设计行进路线，还能在电量不足时自动驶向充电座
	我国数字化虚拟人系列研究被列入 863 项目并正式启动，中国成为继美国、韩国后第 3 个拥有本国虚拟人数据库的国家。虚拟现实在医学相关的教学、临床培训等方面，也进行了大量的尝试。同时，增强现实和混合现实开始崭露头角
2008	数据挖掘、人工智能和机器学习开始应用于护理相关的研究分析
	中国医院协会信息管理专业委员会成立护理信息学组
2009	出现第四代移动通信技术（4G），实现了可以随时随地视频，医学远程会诊因此得到进一步发展。在此期间，虚拟现实理论也得到进一步的完善和应用
	卫生部推出 20 个电子病历数据集和 32 个健康档案数据集（试行），首次发布了临床文档基础模板的《护理操作记录数据集》统一护理信息标准，促进医、护、药、技、管等方面的信息共享
	湖北中医药大学临床型护理硕士研究生设置了护理信息学研究方向。2011 年该校护理学院在本科生中开设了护理信息学公选课
2010	我国首台外科手术机器人"妙手"由天津大学、南开大学以及天津医科大学总医院联合研制成功
	杭州师范大学钱江学院在护理本科生中开设了护理信息学课程

五、智能医学与智慧护理进入"高速发展期"（2011 年至今）

此时期，智能医学在很多专业领域都取得重大突破或者大规模应用。虚拟现实技术、增强现实技术和混合现实技术用于解剖教学、模拟手术、手术导航等，并开展了大量具有生物相容性且可以降解材料的 3D 打印研究，主要应用于组织工程支架、皮肤组织工程支架，目前正在研发具有活性细胞等的生物3D打印技术。生物打印的肝单元、皮肤、血管、肿瘤模型等已用于毒理学、临床药物研究,并有打印正常功能耳软骨的案例。4D打印技术的理念也逐步出现,如麻省理工学院研发的自动变形材料就像是拥有自我意识的机器人,通过软件完成建模和设定时间后,变形材料会在指定时间自动变形成所需要的形状。医学云VR/AR/MR可以进行实时计算机图像渲染和建模,5G的大带宽、低时延优势使无线医疗远程会诊的安全性和准确性得到大幅度提升。同时,5G提供稳定的连接能力,也促进了医院管理更高效有序。其他重要事件如表1-6所示。

表1-6　2011年至今的智能医学与智慧护理重要事件

年份	重要事件
2011	Watson(沃森)作为IBM公司开发的使用自然语言回答问题的人工智能程序参加美国智力问答节目,打败两位人类冠军
2012	加拿大神经学家团队创造了一个具备简单认知能力、有250万个模拟"神经元"的虚拟大脑,命名为"Spaun",并通过了最基本的智商测试
2013	Facebook人工智能实验室成立,探索深度学习领域,借此为Facebook用户提供更智能化的产品体验
2013	Google收购了语音和图像识别公司DNNresearch,推广深度学习平台
2013	百度创立了深度学习研究院
2013	上海交通大学成功研制出第一台智能轮椅机器人
2014	在英国皇家学会举行的"2014图灵测试"大会上,聊天程序"尤金·古斯特曼"(Eugene Goostman)首次通过了图灵测试,预示着人工智能进入全新时代
2014	美国一家公司推出慢性疾病患者虚拟助理Alme Health Coach,基于可穿戴设备、智能手机、电子病历等多渠道数据的整合,帮助医护人员远程动态评估慢性疾病患者的病情,从而提供个性化的健康管理方案
2019	第五代移动通信技术(5G)开始在全球多个地方试点,为全行业数字化转型打下良好基础

　　当前,智能医学、智慧护理已经成为医学领域的重要发展方向之一,正在快速向宏观、微观和各种极端条件加速纵深演变,全方位拓展人类对医学的认知空间。前沿科技的进步正在逐步改变我们的生活,也在改变我们对医疗行业的传统认知。相信在不久的将来,运用智能医学进行疾病诊治将成为新的常态。

第三节　智能医学与智慧护理发展中的人文思考

　　人工智能在医学领域的应用具有广阔的前景,能够提升医疗效率,削减医疗成本,关乎万千人民福祉。如精准快速智能的手术机器人随着高新医疗技术的发展可能轻易完成人类医生难以操作的高难度手术;人工智能辅助诊疗,数据公开可查询,有助于诊疗记录的智能管理,也能有效地减少医患纠纷中由于对诊疗过程的异议而发生的冲突。然而人工智能的发展也带来了诸多的人文社会科学层面的问题。

一、智能医学与智慧护理发展过程中的伦理问题

在智能医疗时代背景下,智能医学与智慧护理得到了快速发展,但与之而来的伦理问题争论也越来越激烈。例如医学智能技术将会完全取代人类医生吗？当未来我们面对的医生是人工智能时,我们该怎么办？它可以信任吗？我的个人数据信息会不会泄露？它是不是只把我们当成"机器"、一堆"数据"来处理,会有人文关怀吗？等诸多疑虑。这些既是智能医学与智慧护理发展面临的伦理问题,也是当前医学智能技术得以继续发展所亟待解决的问题。

(一)隐私保护问题

人工智能的基础是获取大量健康数据,而大部分数据属于患者的个人隐私,若管理、处置和使用不当必然产生侵犯隐私的行为风险,包括:①患者数据被二次使用;②患者数据的部分性流失;③患者数据的访问权限;④数据匿名化的有效性和完整性;⑤数据是否可能被不正当地使用;⑥数据是否被他人用于牟取利益。另外,患者数据还涉及个体或群体的安全风险,人工智能通过对个体看似不相关片段数据的分析,可识别出个体的智力水平、性格特征、性别取向等,从而将个体的健康弱项暴露于他人之前,会给患者的正常生活带来影响;人工智能通过对某一民族、国家的群体性基因信息的分析与挖掘,可能会诱发基因或种族歧视,甚至基因攻击;现有数据监管制度的不完善对于进行操作的临床医生而言也造成了一定的挑战,临床医生可能会对如何合理处置健康数据具有不确定性,从而引起对潜在法律后果的担忧。因此,对患者数据的使用必须遵从知情同意的要求,若没有经过患者授权,任何组织或个人不得将患者数据挪于他用,更不得利用患者数据牟取个人私利,这是对患者数据保护最基本的道德要求。此外,应完善现有的政策法规,提出对于人工智能数据隐私保护的明确限定和操作性规范。

(二)训练数据集不充分问题

人工智能深度学习算法需要大量的数据集进行训练,通常由数千或数百万张图像组成,如现实应用场景中的预检分诊交互平台信息处理与推荐,护理系统智能异常提示、措施推荐,智能病房人机交互进行护理教育,用户习惯分析和内容推荐等。以上场景的实现依靠人工智能的精准分析,但其分析基础是人类提供的大量可训练数据集。护理人工智能的智慧能力本质上是通过计算机自主学习大量的护理记录进行知识总结。当前护理相关数据集仍存在数据资源不充足,甚至数据有误问题,限制了相关系统的智能信息处理能力。逐步实现数据共享,打破医疗信息的"孤岛化",打通不同地域和单位的壁垒,在众多医疗中心间分享统一格式标准的临床数据,充分利用现有信息资源将医疗、护理数据进行训练,提高智能系统的信息分析处理能力,减少偏差,将是解决上述问题的关键路径。

(三)偏见和公平受益问题

人工智能是基于大量算法和数据集分析,但现实中存在"算法偏见"的伦理问题,尤其体现在机器学习的设计、数据和实现中。例如,设计者对疾病、性别等存在偏见和歧视并融入智能系统判断中,或是训练数据中包含的部分群体数量不足而无法计入统计(如罕见病例),则从一开始就存在偏差,这可能会导致或加剧健康不平等现象。另外我国各地经济发展水平的不平衡会影响人工智能医疗资源的公平可及性。在宏观分配上,人工智能医学服务主要集中在发达地区的三甲医院,而经济欠发达和基层医疗卫生机构则缺乏,无法享受到人工智能的技术红利。在微观应用上,基于互联网的智能医疗可为年轻患者提供便利,但对于不会使用手机的年长患者而言,就会丧失了享受快捷医疗服务的机会。这些与患者的公平获益的权益是相违背的。此外,高昂检查治疗费用和医保支付的零覆盖也会制约 AI 技术的公平可及性。因此,如何提高人工智能技术在患者人群中的公平、可

及、可负担性也是制约人工智能技术发展的难题。

(四)患者安全问题

不伤害原则是医学伦理学的基本原则之一。无论是科研还是医疗活动,应将患者的安全权益放在首位。医学人工智能存在的医疗安全问题主要体现在两个方面,一是 AI 医疗器械产品自身的安全性和准确性。AI 医疗器械一旦发生安全故障,后果不堪设想,可能导致严重的伤害甚至死亡。例如,2019 年 11 月 7 日,由于软件问题导致机器人手臂位置错误,美国 FDA 紧急召回了 Zimmer Biomet 公司的 Rosa Brain 3.0 机器人手术系统;医学影像辅助诊断中若医疗数据采集环节缺陷或问诊系统出现失误将会给患者疾病带来假阴性或假阳性诊断。二是 AI 医疗器械在临床辅助决策中的风险问题。在临床实践中,AI 医疗器械通常以临床辅助决策支持系统的形式出现,从而协助临床医生进行疾病诊断和治疗决策。然而,人工智能辅助诊断是基于机器所储存的该类疾病相关知识和病例资料的质量和数量,若机器学习的病例数据存在偏差,会导致人工智能系统在临床支持决策中出现偏差,导致疾病诊断错误而延误患者疾病治疗。此外,人工智能还缺乏基于个体病理特异性的综合性思考,在对复杂病因进行判断时,可能并非最佳凭借。人工智能、3D 打印、大数据等技术应用于医疗领域的发展需要有效的监管机制,包括政府、组织及公众对其的监管。不仅需要相关组织如国际医学科学组织委员会等树立的行业道德规范,同时也需要国家出台更多的相关法律法规,从法律层面处理科学技术带来的伦理难题。

(五)安全责任承担问题

自人工智能产生,就曾引发过是否应该赋予 AI 机器人权的争议。问题的核心在于,如果人工智能技术出现差错而导致了坏的结果,对人造成伤害,责任应该由谁来承担。AI 应用于医学的责任划分、追责问题主要包括辅助诊断系统产生的诊断失误、手术机器人造成的操作错误等。目前应用于医学领域的大部分人工智能是经过临床验证的成熟可靠的技术,可以保护和促进人类健康。但是某些不成熟、不稳定、算法决策不完善的技术,特别是风险出现概率高而后果严重的应用,可能会损害人的健康,甚至威胁人的生命。如用户在使用医疗虚拟助手表达主诉时,可能会漏掉关键信息甚至描述错误,导致虚拟助手提供的建议不符合疾病情况。目前监管部门禁止虚拟助手软件提供任何疾病的诊断建议,只允许提供用户健康轻问诊咨询服务。此外,Watson 系统曾经提出不准确的医疗建议,在决策技术上存在安全性问题,给有严重出血症状的肺癌患者提出使用抗癌药物建议,而这种抗癌药物会导致出血,这对肺癌患者是致命的;智慧护理系统与平台根据原有的患者数据集分析和自身功能设定会做出相应的护理决策,但由智能分析存在的系统决策风险而引起的护理决策失误可能会影响患者病情正常恢复,甚至会造成患者死亡等重大伤害。目前,包括 IBM 沃森肿瘤系统在内的多种临床决策辅助系统已在临床应用,其中疾病谱广泛与否是决定智能诊断系统能否得以推广应用的重要原因之一。智能诊断需要通过患者的体征、检查结果等数据直接给出自己的判断,因此一个基本覆盖全疾病谱或者某专科疾病谱的诊断系统是智能诊断需要解决的主要问题之一。研发者提高辅助诊断和决策系统的可靠度和医疗行业和相关管理部门及时出台人工智能医疗应用监管规则迫在眉睫。强化数据安全性、提升系统可靠度是人工智能赋能护理的 2 个关键问题,这两类问题的解决程度将直接影响护士对系统的依从性和系统推广应用的可能性。

(六)医患关系异化问题

医患关系不仅是医学实践领域的核心关系,也是医学伦理研究的核心关系。我们应通过伦理原则、道德规范来引导和批判医学实践中的伦理问题、医疗群体行为,以实现医学向善的目的。随着人工智能技术的应用,传统的医患关系遇到了极大的挑战,AI 技术必然加速传统医患关系的异化。传统就诊模式中医患面对面的语言交流、体格检查、肢体接触、心理互动越来越多地被机器取代,很大程度上演变成患者与检查设备的"人机互动"。患者接触到的是冰冷的机械设备,听到的是系统指令,感受到的是孤独的诊疗氛围。特别是在手术机器人应用过程中,突破了传统手术医生与患者密切接触的空间距离。与"有血有肉"的医护人员相比来说,手术机器人和智能检查设备无法与患者进行情感交流、意志表达。"仁爱"的医疗互动过程变成了"流程"式操作,将影响医患关系的内涵和发展。

此外人工智能的加入冲击了医生的主导地位,使得医患之间的主从关系变成了由医生、人工智能和患者组成的三角关系。人工智能医生给出的判断可能与医生的判断和患者自主权冲突,这将大大地提高医患之间的信任风险,患者及其家属面对医生、人工智能医生和诊断结果组成的多重主体,会产生更多决策困扰,患者主体性、知情同意等权利将面临更多的挑战。医患关系异化问题主要体现在医患之间的信任、情感交流陷入困局。但在"医-患-机"的三角关系中应始终遵循患者"利益最大化原则",医生在诊疗的过程中会做出双方利益的有效平衡,同时也应增强医患彼此间的相互信任。

(七)人际情感淡漠问题

医学人工智能的迅猛发展,各种类型的机器人应运而生,无论是生活辅助类机器人、康复机器人,还是情感陪伴类机器人,可从生理、心理多方位满足人类的基本需求。如社交机器人因其建立了一种"你是谁,你喜欢什么,你说了什么"的思维模式,可为人类提供一个欢快愉悦、轻松自在的沟通交流环境;佐拉交流机器人可识别多种语音,与老年人进行一对一地交流,还可提供运动、跳舞、读书、讲笑话等服务,满足了基本的人际关系交流、亲情陪伴的需求。机器人的出现,摆脱了人们想要进行沟通交流的时间、空间限制,在需要陪伴守护时,可立即获取服务,并可得到最大的情感满足。待机器人情感陪护功能发展更加完善,人们可能会过分依赖机器人,而忽略了原有与家人、朋友的情感沟通交流,从而进一步导致人际关系丧失、亲情淡漠。医学智能在提供更多全方位的陪护过程中,特别是在情感陪护方面的日益完善,其带来的人际情感淡漠的伦理问题将会逐渐显现。而无论社会如何发展,人类最基本的情感不应该被丢失。因此,如何平衡智能医学时代下对机器人的过分依赖和正常的人际情感交流值得思考与探索。

二、医护人员应对人工智能技术的策略

人工智能已逐步在生活、生产、医疗等各领域发挥作用。医护人员应积极拥抱新技术、新系统,积极适应并熟练应用相关技术、系统,积极与人工智能领域科学家、工程师进行交流,注重自身信息技术能力提升,同时应积极配合系统或平台进行数据收集、测试,积极反馈系统问题,积累相关诊疗护理操作数据,合作研发相应智能平台,促使人工智能技术落于实处。同时注重临床工作中的人文关怀,并逐步构建相宜的监督评价体系和政策保障机制。

(一)构建相宜的监督评价体系和政策保障机制

人工智能隐藏着安全问题,而该类问题仍缺乏相应政策、制度约束。相关智能系统存储的患者病情、生命体征、用药明细,甚至更为隐私的图像、视频等信息一旦泄露,将给患者生活带来极大影响;由系统决策造成的护理不当、差错或事故一旦出现,责任归属问题如何解决、患者权益如何保障都是待解决的关键性问题。医护人员应积极主动参与相关政策制定,不断完善针对人工智能赋能诊疗护理的相关监督评价体系建设,规范患者数据收集和使用权限、研究责任归属方式等,为智能介入的安全实施保驾护航。

必要的监管框架和质量控制是 AI 医疗器械合理发展和应用的基本要素。当前 AI 医疗器械涉及重大安全和伦理风险,如果没有强有力的法规来建立健全 AI 医疗器械产品的风险评估和不良事件报告,医生和患者很可能遭受医疗器械软件问题导致的医疗事故风险。AI 医疗器械能够进行自主学习并不断提高性能,其设计也会随着时间的推移而改进,这对传统评估流程构成了挑战。因此

需要在全面评估临床意义之后,对 AI 医疗器械进行定期的全系统更新制定基于整个产品生命周期的监管机制。不断开发性能监控准则,通过人类反馈来识别性能缺陷、不断校准模型,从而进行质量控制,促进其高质量低风险状态形成。此外,加强对使用 AI 医疗器械的医生的监管,医生经过专业的技术培训,了解医用机器人的操作原理和操作程序、熟悉 AI 医疗器械设备,同时配备一个配合默契的手术团队和经验丰富的专家,具备以上条件才能投入实际应用。

(二)构建人工智能应用规范

虽然人类赋权于人工智能医学应用,但它的权力不能凌驾于伦理和法律以外。人工智能医学应用应充分做到以人为本,符合伦理和法律要求。规范人工智能的医学应用,需要构建人工智能应用的法律规范和伦理规范。①构建人工智能的法律规范:由于社会对数据的信任度越来越低,应保证数据传输的透明度和公开性,了解其运行机制,在一定范围内制约人工智能的权力,以避免对人类造成较大伤害;加强或建立控制数据处理、管理和使用的治理机制;制定同步监督机制,对人工智能技术进行法律管制和监督,以确保现存社会原则不受侵犯。②构建人工智能的伦理规范:加强人工智能主体的人文教育,增强其道德责任意识,培养以人类整体利益为核心的价值观;以医学伦理原则中的不伤害原则作为人工智能医学研发和应用的基本标准,避免对患者造成生理上和心理上的损伤,保护患者基本权利;在研发过程中为人工智能增添道德层面数据评判。我国在人工智能的应用规范上也不断实践,如 2019 年成立了人工智能医疗器械标准化技术归口单位以及针对医疗人工智能标准化的标准化研究工作组,2020 年颁布了我国首个人工智能医疗器械行业标准《人工智能医疗器械质量要求与评价》。此外还先后颁布了《国家新一代人工智能标准体系建设指南》及《人工智能标准化白皮书(2021 版)》,在促进人工智能产业健康可持续发展的同时,也为人工智能技术在医疗卫生领域的应用提供了安全保障。我国也可学习借鉴欧洲和北美构建的有关机器人的伦理与政策,进一步完善人工智能的应用规范。

(三)明确医护人员的主体地位

人工智能在医学领域的发展和应用有助于提高医疗服务效率,减少人工重复劳动带来的疲劳,辅助医务人员实施相关的诊疗和护理活动,提高医务人员的工作效率。但人工智能支持不能替代医生,医疗活动应该始终由人类医生所领导。通过智能设备的应用,将医务人员从简单医疗、护理工作中解放出来,使其有更多精力投入科研和前沿领域的研究,以增强医务人员的临床诊疗和护理能力,由此又能用先进的知识和方法对人工智能进行更新,形成"人工智能代行简单医疗护理—医务人员进行前沿研究—研究成果反馈更新人工智能"的医务人员和人工智能共同提升,最终大幅度提高医疗服务质量和效率的良性循环。

此外,在智能医学时代产生的人机医疗模式下,医护人员应该是道德主体。主体具备目的性、自觉性、能动性、选择性和超越性等特征。为满足生存发展的需要,主体则不断地去建设、去创造,并在这个过程中协调与自然、与社会的关系。医学不单纯是一门科学技术,医生面对的是千差万别的有思想和情感诉求的人,患者不同的语气和表情可能蕴含着不同的含义。疾病的诊断和治疗亦是一个非常复杂的过程,需要不断思考、推理、实施与创新。人工智能不能因时、因地、因人、因情而区别对待,只能利用人类已有的知识,缺乏对未知事物的分析处理能力。可以说人类大脑"一直被模仿,从未被超越"。故在人机医疗模式下,医生是唯一的道德主体。必须坚定医生为主导,人工智能为辅助,构建人机共同体,从而更好地服务患者。

(四)明确人工智能应用中的责任归属

我国对人工智能医学应用的安全性标准和风险监管尚处于探索阶段,需要从人工智能开发的安全性、应用的有效性、风险的可控性及责任的可追究性对其研究和应用进行规范。首先国家应积极引导人工智能开发,加强对人工智能的安全及性能测试,保障使用过程中的准确度,提高人工智能的可解释性,减少诊疗错误风险,同时应保证软件、硬件的有效支持,防止非法恶意入侵,影响人工智能的安全使用。医疗机构应不断加强医护人员的技能培训,减少使用风险,最大限度保障患者生命安全。此外,国家需要对现有法规进行审查和调整,为人工智能的良性发展和应用提供法律支持。针对人工智能医学应用可能对人造成的伤害,应尽快清晰地明确责任归属。在面对损害时需要及时救济受害者,同时,仔细判定人工智能在事故中所扮演的角色,具体问题具体分析,严厉禁止利用人工智能推卸个人责任的情形,充分维护患者的权益。

(五)加强对公民个人隐私的保护力度

人工智能医学应用的信息安全保护主要涉及 3 个方面:医疗健康数据保护;保护数据主体不可剥夺的隐私权;明确数据主体的信息不受自动化处理的权利、数据主体要求解释决策的权利。人工智能医学应用的信息安全保护有助于防止数据盗用、身份盗用等风险,对公民个人隐私的保护需要从国家政策、社会行业自律及提高个人隐私保护意识多个方面进行考量和监管。在大数据和人工智能时代,我国应加快制定个人信息保护法,保障公民的个人信息安全。人工智能研发机构应从技术角度入手,构建成熟的安保系统和技术以确保信息安全,防御试图侵入访问、盗取或篡改数据的不法分子。同时,公民应提高个人隐私保护意识,辨别信息泄露风险,防范隐私泄露行为,承担起个人隐私保护责任。

◀ 本章小结 ▶

人工智能技术已逐渐影响国内外医疗行业的工作模式,其在疾病诊断、病理分析、新药研发、实践理论和中药辨识等方面已取得突出成绩。智慧护理已开始应用于药品器械传递、患者移动、延伸护理和护理教育等方面,其可有效减轻医护人员的工作压力。人工智能技术的快速发展也有望将医疗和护理的所有相关知识和经验汇聚于"超级机器人",从而更高效、精准地将各项医疗及护理相关数据进行整合,为每位居民建立电子健康档案,并运用云平台、一体化等信息方法组建健康大数据。此外,还能够帮助护理人员第一时间掌握患者个体化信息和差异性数据,有效做好护理评估和诊断工作,同时基于对不同人群的智能分析,整理和归纳总结疾病预防、治疗、护理和康复的多种需求,提升护理人员的业务水平。

思考题

1. 智能医学、智慧护理实践发展过程有什么特点?
2. 请描述未来智慧护理应用场景及可能的影响因素。
3. 当前智能医学与智慧护理发展进程中还可能遇到哪些伦理问题?

医学研究具有研究对象复杂、研究方法困难、临床研究特殊性的特点,互联网和信息化的发展对于解决这些问题及拓展研究方式与研究设计、变革数据采集分析方式起着重要作用,随着信息技术的进步,特别是云计算、大数据和人工智能等新一代信息技术的发展和突破,科学研究正在从实验的、理论的和计算的科学范式走向数据密集型科学范式。医学人工智能正在成为国内外医学研究的重要方法和手段。本章节将从线上科研平台、科研步骤与相关技术、数字医学软件生态链及智能医学与护理软件等方面进行详细阐述。

第一节　线上科研平台

情境与思考

2019 年,海南省人民医院设计了基于"互联网+医疗"的慢性病随访管理平台。该平台利用互联网、物联网技术实现慢性病患者与医院医生之间的远程院外就医。一方面,医生通过平台能够查阅签约患者住院时期的 360°视图以及院外患者生命体征和健康数据,实时评估患者的健康状态,及时调整随访计划和任务;同时,通过大量的慢性病随访数据,利用数据分析和数据挖掘技术,掌握慢性病发展趋势,辅助医生临床决策。患者方面,可以运用可穿戴设备实时上传健康指征数据,及时有效地和签约医生沟通,完成线上就医。

请思考:像这样医生、患者、数据科学家、计算机专家等各方可以协同协作的平台可称为"线上科研平台"。那么,"线上科研平台"是怎么组成的呢?"线上科研平台"又有哪些优势呢?

科研平台是开展科学研究,提高教研水平、医疗水平和科技创新能力,培养人才,促进医疗、教学、科研协同发展的重要保障,是汇聚优秀科研人才、开展高水平科学研究、培养未来科研领军人才、产出科研成果的重要学术基地,是学科建设中的关键要素。比如实验室、研究基地、创新/研究

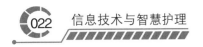

中心、研究站/所等,都属于科研平台。

但是当今的科学研究对象已不再是一个简单的孤立系统,更多的是跨学科、跨地域的科研问题。随着互联网的发展,越来越多的科学家开始使用医学智能技术进行科学研究,智能医学研究具有跨界协作和开放创新的特点,通过多学科人才跨界协作能够帮助解决一些关键性和基础性的问题,与此同时,医学研究与人工智能的融合,创造了更加开放的创新生态、更加广阔的创新空间和更加多元的创新机遇。智能医学研究是医学研究与人工智能的深度融合,随着信息技术的发展而建立起来的线上科研平台,成为进行科学研究的新载体,不仅能够实现医学研究数据的充分挖掘和利用,而且为空间上受限制的科研项目组提供了一个分布式的交流协作平台。通过线上科研平台,能够实现研究者、患者、数据科学家、算法工程师等各方的协同协作,并对医学科学研究全流程进行全面管理,以及对医学研究的数据科学结果进行可视化展示。

一、线上科研平台的概述

线上科研平台通过强化大数据、云计算等方式在科研创新的运用,能够实现对医学数据集、医学研究算法和计算资源的集成管理和资源沉淀;实现参与医学研究的医师、患者、数据科学家、算法工程师等各方的协同协作(如随访管理平台);实现对医学数据科学实验研究全流程、方案设计、数据准备、算法选择、模型训练、结果评估的全面管理;并通过数据交互和展示,实现对医学研究的数据科学结果的可视化展示。线上科研平台是对医学研究的数据可追溯、实验可重复、结果可验证的有力保障。

二、线上科研平台的构成

线上科研平台主要由数据源、云计算平台、医学数据集成/存储/实验/交互、医学数据集/医学算法库/医学数据治理等部分组成。线上科研平台架构如图2-1所示。

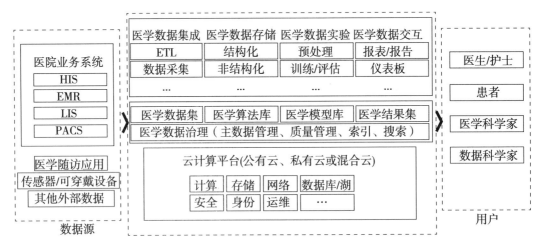

HIS.医院信息系统;EMR.电子病例系统;LIS.检验系统;PACS.医院影像存储与通信系统;ET.数据抽取、转换和加载。

图2-1　医学线上科研平台架构

(一)数据源

医学研究需要使用各种内部和外部数据,线上科研平台可以将这些数据源接入进来,常用的数据源包括医院业务系统数据(医院信息系统、电子病历系统、实验室信息管理系统等)、传感器和可穿戴设备数据、医学随访数据,以及其他外部数据(包括中国知网、万方数据库等)。

(二)云计算平台

提供线上科研平台所需的基础服务,包括基础架构即服务(IaaS)和平台即服务(PaaS),如基础计算、存储和网络能力和资源,数据库、数据仓库、数据湖和数据分析服务,以及系统运维、监控、安全和身份管理等基础公共服务,可以根据实际需要,使用公有云平台、私有云平台或混合云平台。

(三)医学数据集成

提供医学数据集成服务,可以根据数据源类型、数据量大小、实时性要求等,采用相应的数据采集、整合和集成技术,如数据抽取、数据库备份/复制、数据连接工厂、消息中间件等。

(四)医学数据存储

对采集集成的医学数据提供存储管理服务,支持结构化数据和非结构化数据,提供数据库、数据仓库、数据湖等多种服务。

1.数据库与数据仓库 数据库和数据仓库用于存储结构化数据,主要是来自医院业务系统中的结构化数据。

2.数据湖 非结构化数据通常存储在分布式文件存储中,该存储可以容纳大量各种格式的大型文件,这类存储通常称为数据湖(data lake)。

(五)医学数据实验

这是医学线上科研平台的核心,提供医学数据实验全流程支持,支持机器学习和深度学习,提供图形化机器学习工作室、交互式笔记本、单机实验环境和大规模集群实验环境,支持数据预处理(清理和转换)、数据探索(统计分析)、模型训练、模型评估和实验结果对比等。

1.图形化机器学习工作室 随着人工智能发展,机器学习成为越来越多大数据应用的选择,不仅节省人力,准确率也有很大的提升。图形化机器学习工作室通过融合数据科学、预测分析、云资源和数据,提供一站式、一体化、协作型、基于网页的图形化机器学习工作环境,通过交互式的可视工作区,可在其中轻松构建、测试和迭代分析模型。

2.交互式笔记本 交互式笔记本是一个流行的基于 Web 的数据实验应用程序,能够创建和共享文本化程序文档,支持运行 Python 和 R 等 40 多种编程语言,可以实现数据清洗、数据转换、数值模拟、统计建模、数据可视化和机器学习等功能。

3.单机实验环境 单机实验环境是预配置且完全集成的数据科学虚拟机(data science virtual machine,DSVM),预装并预配了许多热门数据科学和其他工具,包括机器学习工具(如 Xgboost、Vowpal Wabbit、Weka 等)和深度学习工具(CNTK、TensorFlow、Horovod 等)。

4.大规模集群实验环境 大规模集群实验环境通过创新的大规模集群运行环境,支持所有深度学习框架如 CNTK、TensorFlow、PyTorch 等无须修改即可运行,提供了针对图形处理器(GPU)优化的调度算法,支持多 GPU,可统筹集群资源调度与服务管理能力;提供丰富的运营、监控、调试功能,降低运维复杂度,兼容人工智能开发工具生态,平台实现了与 Visual Studio Tools for AI 等开发工具的深度集成,用户可以一站式进行人工智能开发。

(六)医学数据交互

提供医学数据实验和分析结果的可视化展现。通过直观、形象、有意义的图形、交互式仪表板或报表展示数据,展现对数据的洞察和见解,帮助人们认识和理解数据背后深层次的含义和价值。常用的工具包括 Excel、Power BI、Tableau 等。交互呈现方式如图 2-2 所示。

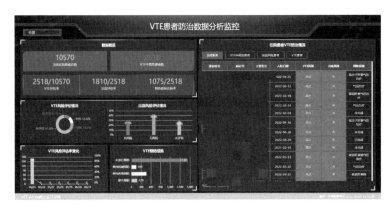

图 2-2　数据交互可视化展示

(七)医学数据治理

国际数据管理协会(Data Management Association,DAMA)认为数据治理是对数据资产管理行使权力和控制的活动集合。

医学数据治理就是把海量临床数据转换成有效的科研数据,通过将海量临床数据规范化、标准化、归一化,将低价值数据转换成为高质量的数据,释放和挖掘数据核心价值,是提高科研产出、提高管理效率、支持医疗数据应用的关键,是提升医疗质量及长期发展的重要保障。

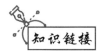

全球新型冠状病毒肺炎(COVID-19)疫情暴发以来,如何有效地预测其发展对于疫情的防控至关重要。针对这个问题,由兰州大学西部生态安全协同创新中心主任黄建平教授组织带领中心团队完成的新型冠状病毒肺炎疫情全球预测系统(Global Prediction of COVID-19 Pandemic,GPCP),基于实时更新的流行病数据,对每个国家的逐日和季节性新增新型冠状病毒肺炎发病数进行可靠预报。预测主要分为日常预测和突发疫情预测,日常工作包括针对全球190多个国家做的未来1天、1个月和两个季度的预测,每10天更新一次月预测和季节预测的数据,是在信息化基础上跨学科知识融合的创新性成果。

第二节　科研步骤及相关技术

情境与思考

李某是某医院的硕士研究生,她正在参与新型冠状病毒肺炎相关的课题,需要从医院系统内提取患者既往的医疗信息,为课题数据分析提供原始数据。但她在调取医疗信息的过程中发现患者的信息包含了纯数据(检测结果)、电信号(心电、脑电)、图像(影像学检查结果)、文字(主诉、症状描述)等。即使是同一个患者,不同时间阶段复查检查项目不同,也会造成临床数据不尽相同,对于症状和检查结果的描述也有一定的差异。此时她意识到医学数据的独特性、多态性,这极大程度增加了她挖掘医学数据的难度。

请思考:①对不同类型、不同呈现形式的医学信息数据能否实现数据分析?②完成数据分析需要哪些步骤?该过程中需要使用到哪些技术手段呢?

智能医学的发展促进了医疗大数据的集成,临床医护人员及科研人员能够从医疗系统内更便利地获取医学数据,如何有效组织管理及运用这些数据,成为急需解决的问题,目前已经有部分系统内也能够实现数据同步提取及分析,这极大程度上节约了科研步骤花费的时间。科研数据分析主要通过对数据的挖掘,发现隐藏的数据模式、未知数据的相关性、发展趋势和其他有用信息,为患者提供更好的服务、提高医疗效率等。本节将阐述数据采集、数据预处理、数据清洗与集成、数据建模等科研步骤及相关技术,以及数据挖掘及智能数据挖掘的应用。

一、数据采集

(一)大数据的概念

2002 年 8 月,Apache 的开源项目 Nutch 最早开始引用"大数据"这个术语。人、机、物三元世界的高度融合引发了数据规模的爆炸式增长和数据模式的高度复杂化,世界从此进入大数据时代,吸引了越来越多的关注。

大数据是一个抽象的概念。维基百科认为大数据是指难以用现有的数据库管理工具处理的兼具海量特征和复杂性特征的数据集成。2010 年,Apache Hadoop 指出:在通用计算机可接受的范围内,不能被捕获、管理和处理的数据集。2011 年国际数据公司(International Data Corporation,IDC)报道指出:"大数据技术描述了新一代的技术和架构,通过启用高速捕捉,发现和分析技术,从大量的各种各样的数据中提取有价值的信息。"2012 年,美国国家标准与技术研究院(National Institute of Standards and Technology,NIST)认为:"大数据指的是数据的数量、采集速度或者那些无法用传统的方法来进行有效分析的数据,或者是可以用重要的横向放大技术进行有效处理的数据。"

大数据的特征包括:①volume——数量体积巨大;②velocity——速度,指大数据的及时性;③variety——数据类型繁多;④value——价值。

(二)医疗大数据的概念

医疗大数据是医生对患者诊疗过程产生的数据总和,包括患者基本数据、电子病历、诊疗数据、医学影像数据、医学管理、经济数据、医疗设备和仪器数据等。简言之,留存于医疗卫生领域的大数据,都称为医疗大数据。如患者基本信息、交费记录、检查结果、医嘱记录、护理记录、手术记录、病历记录等。医疗大数据的来源主要有 3 类:电子健康档案数据库、电子病历数据库和全员人口个案数据库。随着移动互联网和数据存储技术的发展,医疗大数据逐渐实现了数字化。

(三)数据采集概述

数据采集,是指从传感器和其他待测设备等模拟和数字被测单元中自动采集信息的过程。包括 RFID 数据、传感器数据、用户行为数据、社交网络交互数据及移动互联网数据等各种类型的结构化、半结构化及非结构化的海量数据。

1. 大数据采集的概念 大数据的采集是指利用多个数据库或存储系统来接收客户端发送(Web、APP 或者传感器形式等)的数据,例如,电商会使用传统的关系型数据库 MySQL 和 Oracle 等来存储每一笔事务数据,在大数据时代,Redis、MongoDB 和 HBase 等 NoSQL 数据库也常用于数据的采集。

2. 大数据采集的特点 大数据采集过程的主要特点和挑战是并发数高,因为同时可能会有成千上万的用户在进行访问和操作,例如,火车票售票网站和淘宝的并发访问量在峰值时可达到上百万,所以在采集端需要部署大量数据库才能对其支撑,并且,在这些数据库之间进行负载均衡和分片是需要深入思考和设计的。

3. 数据采集的分类 针对 4 种不同的数据源,大数据采集方法有以下几大类。

(1)数据库采集:传统企业会使用传统的关系型数据库 MySQL 和 Oracle 等来存储数据。

随着大数据时代的到来,Redis、MongoDB 和 HBase 等 NoSQL 数据库也常用于数据的采集。企业通过在采集端部署大量数据库,并在这些数据库之间进行负载均衡和分片,来完成大数据采集工作。

(2)系统日志采集:系统日志采集主要是收集公司业务平台日常产生的大量日志数据,供离线和在线的大数据分析系统使用。

高可用性、高可靠性、可扩展性是日志收集系统所具有的基本特征。系统日志采集工具均采用分布式架构,能够满足每秒数百兆的日志数据采集和传输需求。

(3)网络数据采集:网络数据采集是指通过网络爬虫或网站公开 API 等方式从网站上获取数据信息的过程。

(4)感知设备数据采集:感知设备数据采集是指通过传感器、摄像头和其他智能终端自动采集信号、图片或录像来获取数据。

大数据智能感知系统需要实现对结构化、半结构化、非结构化的海量数据的智能化识别、定位、跟踪、接入、传输、信号转换、监控、初步处理和管理等。其关键技术包括针对大数据源的智能识别、感知、适配、传输、接入等。

在大数据时代,数据不仅是一种"资源",更是一种重要的"资产"。大数据在医学临床研究和医疗健康等领域的研究具有重要的意义。随着医疗信息数据的日益剧增,如何有效组织管理及运用这些数据,成为急需解决的问题。大数据技术通过数据的采集、分析、处理,发现隐藏的数据模式、未知数据的相关性、发展趋势和其他有用的商业信息,带来更有效的医疗诊治、更好的患者服务、提高医疗效率和获得竞争优势。

4. 数据挖掘 所谓数据挖掘,目前主流的说法主要有以下两种:①从数据中提取出隐含的过去未知的有价值的潜在信息;②一门从大量数据或者数据库中提取有用信息的科学。数据挖掘是一个跨学科的计算机科学分支,它是机器学习、统计学和数据库的交叉方法在相对较大型的数据集中发现模式的计算过程。

随着互联网的迅速发展,数据积累的速度越来越快,所形成的数据量越来越大,要在互联网上找到所需的信息也越来越困难,尤其是有价值的精准的信息。网络爬虫作为搜索引擎或者搜索工具的基础构件之一,能够高效地在海量大数据中找到有价值的信息,为大数据的分析、利用做好数据准备。

(1)网络爬虫的工作原理:网络爬虫(Web Crawler)也称为蜘蛛(Spider),是一种特定的程序,按照一定的规则,自动的抓取互联网信息的程序或脚本。从功能上来讲,爬虫一般有数据采集、处理和存储 3 部分功能。

网络爬虫会从一个或若干初始网页的统一资源定位符(uniform resource locator,URL)开始,获得各个网页上的内容,并且在抓取网页的过程中,不断从当前页面上抽取新的 URL 放入队列,直到满足设置的停止条件为止。这样可将非结构化数据、半结构化数据从网页中提取出来,存储在本地的存储系统中。

网络爬虫的核心原理为:通过 URL 地址,利用超文本传输协议(hypertext transfer protocol,HTTP)模拟浏览器请求访问网站服务器的方式,封装必要的请求参数,获取网站服务器端的许可,返回原始页面并解析数据。常见的用于搜索引擎的网络爬虫属于通用网络爬虫。

网络爬虫可以自动采集所有其能够访问到的页面内容,为搜索引擎和大数据分析提供数据来源。互联网上有海量的信息,网络爬虫的主要作用就是从海量的互联网信息中抓取到有效数据并进行存储。如果将互联网比作一张大网,网络爬虫就是在这张网上爬来爬去的蜘蛛,只是这只蜘蛛不捉虫子,而是按照预先设定的规则,在遇到符合要求的资源时,就把这些资源通过抓获取网页提取信息、存储取下来,如下图 2-3 所示。

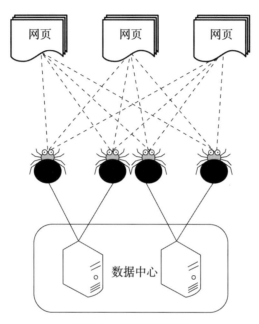

图 2-3　网络爬虫示意

网络爬虫按照系统结构和实现技术,大致可以分为以下几种类型:通用网络爬虫(General Purpose Web Crawler)、聚焦网络爬虫(Focused Web Crawler)、增量式网络爬虫(Incremental Web Crawler)、深层网络爬虫(Deep Web Crawler),其中,通用网络爬虫是较为常用的一种方式。

1)通用网络爬虫:通用网络爬虫通常从一个或若干个初始链接统一提取 URL 开始爬行,这样的初始链接称为种子。接下来就是称为网络爬行的过程。网络爬虫将种子网址全部放入到一个有序的待爬行队列里,从这些 URL 开始,网络爬虫会分析网页的内容,根据预定规则抓取有效数据,并存储起来。如果在爬取网页的过程中,找到新的 URL,这些 URL 就会加到待爬行 URL 队列中。上述过程一直重复,直到满足网络爬虫的结束条件,从而能够从互联网上获取足够的数据。这样的网络爬虫就是一个最基本的网络爬虫,理论上可以爬取所有的互联网数据。

2)聚焦网络爬虫:又称主题网络爬虫(Topical Crawler),是指选择性地爬行那些与预先定义好的主题相关页面的网络爬虫。和通用网络爬虫相比,聚焦爬虫只需要爬行与主题相关的页面,极大地节省了硬件和网络资源,保存的页面也由于数量少而更新快,还可以很好地满足一些特定人群对特定领域信息的需求。聚焦网络爬虫和通用网络爬虫相比,增加了链接评价模块以及内容评价模块。聚焦爬虫爬行策略实现的关键是评价页面内容和链接的重要性,不同的方法计算出的重要性不同,由此导致链接的访问顺序也不同。

3)增量式网络爬虫:是指对已下载网页采取增量式更新和只爬行新产生的或者已经发生变化网页的爬虫,它在第一次全网爬取结果的基础上,对既有的数据进行标记,只在需要的时候去爬取新产生或者是发生更新的页面,从而保持爬取结果的有效性并提高爬取的效率。与通用网络爬虫和主题网络爬虫相比,增量式爬虫可有效减少数据下载量,及时更新已爬行的网页,减小时间和空间上的耗费。虽然增量式爬虫在爬行算法的复杂度和实现难度上有所增加,但在数据更新方面具有较大的优势。

4)深层网络爬虫:网络页面按存在方式可以分为表层网页(Surface Web)和深层网页(Deep Web)。表层网页是指传统搜索引擎可以索引的页面,以超链接可以到达的静态网页为主构成的Web页面。Deep Web是那些不能通过静态链接获取的、隐藏在搜索表单后的,只有用户提交一些关键词才能获得的Web页面。例如那些用户注册后内容才可见的网页就属于Deep Web。深度网络爬虫就是对深层页面的入口信息进行识别、获取、分析和填充,并进一步进行数据的抽取和聚合。与其他网络爬虫的不同在于,深度网络爬虫主要聚焦在如何解决深层页面的进入问题。

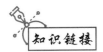

山东大学卞伟玮等人在《基于网络爬虫技术的健康医疗大数据采集整理系统》中,运用聚焦网络爬虫技术,设计算法并编程,在自动记录和修正URL异常、原始数据存档、保持登录方式3个方面进行算法改进;并将设计好的爬虫应用于爬取已获得授权网站的医疗数据,通过医学数据库系统,对数据进行解析、整理与导出;从而获得多个公共卫生服务基地数据,为当地政府部门提供数据分析报告,并利用整理分析的数据完成多项健康风险评估模型建立。

山西医科大学景胜洁在《基于网络爬虫的我国健康医疗大数据政策文献量化研究》中,利用Python自编程序和网络爬虫技术对国家卫生健康委员会官方网站中的所有卫生政策文本进行批量抓取,并在MySQL数据库中构建健康医疗文本政策库,运用统计分析方法和VOSviewer工具,从政策年度、政策类型和政策主体3个维度分析我国健康医疗大数据政策文献的外部特征;基于词频统计的分词技术,利用词频分析法和内容分析法对政策文本内容进行政策文献内部主题挖掘,运用VOSviewer对表征政策文本内容特征的关键词进行聚类分析,并借助Pajek工具以可视化的形式将我国国家层面健康医疗大数据政策的内容关系网络呈现出来。

二、数据预处理、数据清洗与集成

在数据采集时,海量的原始数据中存在有大量不完整(有缺失值)、不一致、有异常的数据,严重影响到数据收集或者同时进行数据集成、转换、规约等一系列的处理,该过程就是数据预处理。

(一)数据探索

在通过调查获取样本数据集后,需要对样本数据集的数量和质量进行初步分析,了解数据集是否存在一定的规律和趋势,以及各因素之间是否存在关联。数据探索就是通过检验数据集的数据质量、绘制图表、计算特征量等手段,对样本数据集的结构和规律进行分析的过程。

(二)数据预处理的流程

数据预处理包括数据清洗、数据集成、数据变换和数据规约。

1.数据清洗　　数据清洗主要是删除原始数据集中的无关数据、重复数据、平滑噪声数据,筛选去除掉与挖掘主题无关数据,对数据集中缺失值、异常值等进行处理。

(1)缺失值的处理:处理缺失值的方法可分为删除记录、数据插补和不处理3类。

数据集中如果有些数据存在缺失值,此时最简单的方法是通过简单地删除小部分记录达到既定目标,但可能会造成数据资源的浪费,也可能会丢弃大量隐藏在这些存在缺失值记录中蕴含的信息。尤其当数据集记录本身既不是特别充足的情况下,删除少量记录也可能会严重影响分析结果的客观性和准确性。一些模型可以将缺失值视作一种特殊的取值,允许直接在含有缺失值的数据上进行建模。常用的插补方法及特点见表2-1。

表2-1 常用的插补方法及特点

插补方法	操作方法	特点
热卡插补(hot deck imputation,也叫就近补齐)	对于一个包含空值的对象,热卡填充法在完整数据中找到一个与它最相似的对象,然后用这个相似对象的值来进行填充	概念上很简单,且利用了数据间的关系来进行空值估计,但缺点在于难以定义相似标准,主观因素较多
拟合插补(回归插补、最邻近填充、随机森林插补)	利用有监督的机器学习方法,比如回归、最邻近、随机森林、支持向量机等模型,对缺失值作预测	要求变量间存在强的相关性,优势在于预测的准确性高,缺点是需要大量的计算,导致缺失值的处理速度大打折扣
多重插补(mutiple imputation,MI)	估计出待插补的值,然后再加上不同的噪声,形成多组可选插补值。根据某种选择依据,选取最合适的插补值。使用多重插补要求数据缺失值为随机性缺失,一般重复次数20~50次精准度很高,但是计算也很复杂,需要大量计算	在高缺失率下的首选插补方法,优点是考虑了缺失值的不确定性。对于拟合插补和均值替换等处理缺失值的方法都是单一的插补方法,而多重插补弥补了单一插补的缺陷,它并没有试图去通过模拟值去估计每个缺失值,而是提出缺失数据值的一个随机样本(这些样本可以是不同的模型拟合结果的组合)
Python的MICE算法	MICE估算缺失值,从技术上讲,任何能够推理的预测模型都可以用于MICE	随机森林可与MICE算法配合使用

注:MICE为通过链式方程的多重插补(Multiple Imputation by Chained Equations)

(2)异常值处理:异常值,即在数据集中存在不合理的值,又称离群点。在数据预处理时,异常值是否剔除需视具体情况而定,因为有些异常值可能蕴含着有用的信息。可通过简单统计分析、3δ原则、箱型图分析等判断识别异常值。

1)简单统计分析:对属性值进行一个描述性的统计,从而查看哪些值是不合理的。比如对年龄这个属性进行规约:年龄的区间在[0,120],如果样本中的年龄值不在此区间范围内,则表示该样本的年龄属性属于异常值。

2)3δ原则:当数据服从正态分布,根据正态分布的定义可知,距离平均值3δ之外的概率为 $P(|x-\mu|>3\delta) \leq 0.003$,这属于极小概率事件,在默认情况下我们可以认定,距离超过平均值3δ的样本是不存在的。因此,当样本距离平均值大于3δ,则认定该样本为异常值(图2-4)。当数据不服从正态分布,可以通过远离平均距离多少倍的标准差来判定,多少倍的取值需要根据经验和实际情况来决定。

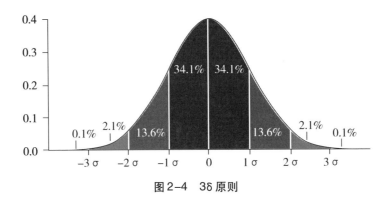

图2-4 3δ原则

3)箱型图分析:箱型图提供了一个识别异常值的标准,即大于或小于箱型图设定的上下界的数值即为异常值,箱型图分析如图2-5所示。我们可以定义下上四分位和下四分位,上四分位设为 U,表示的是所有样本中只有1/4的数值大于 U。同理,下四分位设为 L,表示的是所有样本中只有1/4的数值小于 L。那么,上下界又是什么呢?我们设上四分位与下四分位的差值为 IQR,即:$IQR=U-L$。那么,上界为 $U+1.5IQR$,下界为 $L-1.5IQR$。箱型图选取异常值比较客观,在识别异常值方面有一定的优越性。

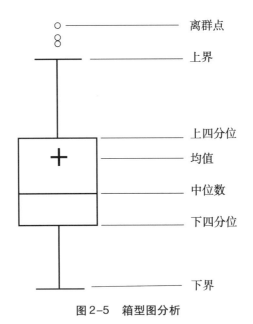

图2-5 箱型图分析

对发现存在异常值的数数据集,常用的处理方法有4种(表2-2)。当数据集存在异常值时,最简单直接的方法是将含有异常值的记录直接删除,但缺点是如果本身数据集中观测值很少,这种删除会造成样本量不足,还会改变变量的原有分布,从而造成分析结果的不准确。当存在异常值时,需首先分析异常值出现的可能原因,再判断是否应该舍弃,如果是正确的数据,可直接在具有异常值的数据集上进行建模。视为缺失值处理的好处是可以利用现有变量的信息,对异常值(缺失值)进行填补。

表 2-2 异常值常用处理方法点

异常值处理方法	方法描述
删除含有异常值的记录	直接删除含有异常值的记录
视为缺失值	将异常值视为缺失值,采用缺失值处理方法来处理
平均值修正	可用前后两个观测值的平均值修正该异常值
不处理	直接在具有异常值的数据集上进行建模

数据清洗技术在生物医学领域中的应用与其他环境中有所不同,医学图像不同于其他信息,其中涉及患者隐私等诸多伦理问题。因此,开展基于医学图像的数据研究和分析必须首先关注数据是否脱敏,即对涉及隐私等方面的数据进行处理,以保护患者隐私,同时,还需要满足相关法律和条例规定与尊重患者隐私权等的要求。

2. 数据集成　在数据采集时会出现需要的数据分布在不同的数据源中,数据集成就是将多个数据源合并存放在一个一致的数据存储(如数据仓库)中的过程,从而方便后续的数据挖掘工作。比如我们有多个数据源,有文本文件、Excel 文件、MySQL 数据表,为了方便数据的统计分析,我们需要把他们存放到同一个容器中,可以是数据库也可以是文本文件。实际情况中来自多个数据源的现实世界实体的表达形式是不一样的,有可能不匹配,要考虑实体识别问题和属性冗余问题,从而将原数据在最低层上加以转换、提炼和集成。

(1)实体识别:实体识别是指以不同数据源识别出现实世界的实体,它的任务是统一不同源数据的矛盾之处,常见形式如下。① 同名异义:数据源 A 中的属性 ID 和数据源 B 中的属性 ID 分别描述的是疾病编号和药品编号,即描述的是不同的实体。②异名同义:数据源 A 中的 sales_dt 和数据源 B 中的 sales_date 都是描述入院日期的,即 A. sales_dt=B. sales_date。③计量单位不统一:描述同一个实体分别用的是国际单位和中国传统的计量单位。检测和解决这些冲突就是实体识别的任务。

(2)冗余属性识别:数据集成往往导致数据冗余,例如:同一属性多次出现、同一属性命名不一致导致重复。仔细整合不同源数据能减少甚至避免数据冗余与不一致,从而提高数据挖掘的速度和质量。对于冗余属性要先分析,检测到后再将其删除。有些冗余属性可以用相关分析检测。给定两个数值型的属性 A 和 B,根据其属性值,用相关系数度量一个属性在多大程度上蕴含另一个属性。

目前,国内医疗数据库中包含的医药学科信息数据量越来越大,一方面检索出的信息量巨大,另一方面查准率下降,给医务人员方便快捷阅读、精准利用专业化信息数据带来了诸多障碍。因此应将医药理论知识、临床诊治经验、医药产品等医药信息数据分门别类有序收集、整理、归纳并开发应用,为现代大数据分析挖掘及大数据关联、大数据交互创造基础条件。

3. 数据变换　数据变换主要是对数据进行规范化处理,将数据转换成"适当的"形式,以适用于采集任务及算法的需要。

(1)简单函数变换:简单函数变换是对原始数据进行某些数学函数变换,常用的变换包括平方、开方、取对数、差分运算等。简单的函数变换常用来将不具有正态分布的数据变换成具有正态分布的数据。在时间序列分析中,有时简单的对数变换或者差分运算就可以将非平稳序列转换成平稳序列。在数据挖掘中,简单的函数变换可能更有必要,比如心肌酶异常值与正常值可以相差几千倍,这是一个很大的区间,使用对数变换对其进行缩是常用的一种变换处理方法。

(2)规范化:数据规范化(归一化)处理是数据挖掘的一项基础工作。不同评价指标往往具有不同的纲,数值间的差别可能很大,不进行处理可能会影响数据分析的结果。为了消除指标之间的量纲和取值围差异的影响,需要进行标准化处理,将数据按照比例进行缩放,使之落入一个特定的区域,便于进行综合分析。如将住院费用属性值映射到[-1,1]或者[0,1]内。数据规范化对于基于距离的挖掘算法尤为重要。①最小-最大规范化:最小-最大规范化也称为离差标准化,是对原始数据的线性变换,将数值映到[0,1]内。②零-均值规范化:零-均值规范化也称标准差标准化,经过处理的数据的均值为0,标准差为1。③小数定标规范化:通过移动属性值的小数位数,将属性值映射到[-1,1]内,移动的小数位数取决属性值绝对值的最大值。

(3)连续属性离散化:一些数据算法,特别是某些分类算法(如 ID3 算法、Apriori 算法等),要求数据类属性形式。这时常常需要将连续属性变换成分类属性,即连续属性离散化。①离散化的过程:连续属性的离散化就是在数据的取值范围内设定若干个离散的划分点,将取值划分为一些离散化的区间,最后用不同的符号或整数值代表落在每个子区间中的数据值。所以,离散化两个子任务为确定分类数以及如何将连续属性值映射到这些分类值。②常用的离散化方法:常用的离散化方法有等宽法、等频法和(一维)聚类。

(4)属性构造:在数据采集的过程中,为了提取更有用的信息,挖掘更深层次的模式,提高采集度,需要利用已有的属性集构造出新的属性,并加入到现有的属性集合中。

临床数据可以向通用数据模型转换,而通用数据模型可以使得不同的数据源可以采用相同的码在各自的机构内通过相同程序的运行,产生可供整合、对比的实验结果,支撑大规模的观察性研究种方式又最大限度地保护了患者隐私并符合相关保密规定。

4.数据规约 大数据集由于其复杂性,在数据分析和采集时需要很长的时间,而数据规约能产生更小但保持原数据的新数据集,保证规约后进行数据集的分析和采集更有效率。数据规约能够降低无效、错误数据对建模的影响,少量且具有代表性的新数据集能节约大量数据采集所需时间成本,同时降低储存数据的成本。

(1)属性规约:属性规约通过属性合并来创建新属性维数,或者直接通过删除不相关的属性(维深减少数据维数,从而提高数据采集的效率、降低计算成本。属性规约的目标是寻找出最小的属性子集,并确保新数据子集的概率分布尽可能地接近原来数据集的概率分布。

(2)数值规约:数值规约指通过选择替代的、较小的数据来减少数据量,包括有参数方法和无参数方法两类。有参数方法是使用一个模型来评估数据,只需存放参数,而不需要存放实际数据,例如回归(线性回归和多元回归)和对数线性模型(近以离散属性集中的多维概率分布)。

骨科数据预处理即针对骨科的疾病名称、病理机制、药物等各种临床产生的原始数据,提出一套以数据清洗、合并、简化为主的规范化处理方案,使记录的数据准确、有序,利于后续数据分析等处理。对原始数据进行填补缺失、消除噪声等数据预处理操作,可以为数据采集提供高质量的数据,提高数据采集的工作效率,从而保证结论的科学性。

三、数据建模

在对临床数据进行数据探索与数据预处理后,能够直接对数据进行建模分析,分析数据中蕴含的有价值信息,提高智能识别的准确度。根据采集目标和数据形式,常选择建立分类与预测、聚类分析等模型。

(一)分类与预测

1.分类与预测建模 分类与预测是预测问题的两种主要类型,分类主要是预测分类标号(离散属性),而预测主要是建立连续值函数模型预测给定变量的因变量的值。

分类是构造一个分类模型,输入样本的属性值,输出对应的类别,将每个样本映射到预先定义好的类别。分类模型建立在已有类别标记的数据集上,模型在已有样本上的准确率易于计算,属于有监督学习。分类算法分为两步:第一步是学习步,通过归纳分析训练样本集来建立分类模型得到分类规则;第二步是分类步,先用已知的测试样本集评估分类规则的准确率,如果准确率达到接受范围,则可以使用此模型对未知类标号的待测样本进行预测。

预测是指建立两种或两种以上变量间相互依赖的函数模型,然后进行预测或控制。预测模型的实现也有两步,第一步是通过训练集建立预测属性的函数模型,第二步在模型通过检验后进行预测或控制。

常用的分类与预测算法有回归分析、决策树、人工神经网络、贝叶斯网络和支持向量机。常用的回归模型主要分类与预测算法见表2-3。

表2-3　回归模型主要分类与预测算法

回归模型名称	适用条件	算法描述
线性回归	因变量与自变量为线性关系	对一个或多个自变量和因变量之间的线性关系进行建模,可用最小二乘法求解模型系数
非线性回归	因变量与自变量不全是线性关系	对一个或多个自变量和因变量之间的非线性关系进行建模,如果非线性关系可以通过简单函数变换转化呈线性关系,用线性回归的思想求解,如不能转化,用非线性最小二乘法求解
Logistic 回归	因变量一半有 1 和 0 两种取值	广义线性模型的特例,利用 Logistic 函数将因变量的取值范围控制在 0~1 之间,表示取值为 1 的概率
岭回归	参与建模的自变量之间具有多重共线性	是一种改进最小二乘估计的方法
主成分回归	参与建模的自变量之间具有多重共线性	主成分回归是根据主成分分析的思想提出的,是对最小二乘法的一种改进,它是参数估计的一种有偏估计,可以消除自编来那个之间的多重共线性

2.分类与预测算法评价　分类与预测模型对训练集进行预测而得出的准确率可能无法很好地反映预测模型未来的性能,为了更好判断一个预测模型的性能如何,需要另外一组没有参与预测模型建立的数据集,使用此数据集来评价预测模型的准确率,这组独立的数据集叫作测试集。模型预测效果评价,通常用以下指标来衡量:绝对误差与相对误差,平均绝对误差,均方误差,均方根误差,平均绝对百分误差,Kappa 统计,识别准确率,识别精确率,反馈率,受试者工作特征曲线(ROC),混淆矩阵。

3.Python 分类预测模型特点　Python 是一门面向对象的编程语言,在建模过程中,无论是Scikit-Learn 还是 Keras,首先要建立空白对象,并对其进行训练,之后通过设置模型的参数,通过"fit()"方法对模型进行训练,最后通过"predict()"方法预测结果。另外还有一些方法能帮助我们完成对模型的评估,如"score()"等。

(二)聚类分析

1.常用聚类分析算法　与分类不同,聚类分析是在没有给定划分类的情况下,根据数据相似度进行样本分组的一种方法。分类模型需要使用有类标记样本,与外部距离构成的训练数据不同,聚类模型可以建立在无类标记的数据上,是一种非监督的学习算法。

2.K-Means 聚类算法　K-Means 算法是典型的基于距离的非层次聚类算法,在最小化误差函数的基础上将数据划分为预定的类数 K,采用距离作为相似性的评价指标,即认为两个对象的距离越近,其相似度就越大。

(三)应用示例

CT 胸部影像能够反映病患胸部各器官的健康状况,但由于病例的多样性、特殊性往往容易影响医师的诊断,造成诊断时间过长,浪费医疗资源。本案例基于 CT 影像诊断的精准度以及平衡不同地区医疗资源匮乏的目的,帮助医师更快速、准确完成医学影像诊断。案例分析流程见图 2-6。本案例数据来源于某医院 500 例健康者和 500 例患者的储存文件,从数字医学图像信息标准(DICOM)文件中按照类别提取出多种影像,对图片进行信息筛选,选出 CT 类型的影像图片,并将此类信息通过窗口显示技术转换成 JPG 格式文件显示出来。①构建卷积神经网络框架,包含输入层、5 层卷积层、两层全连接层和最后一层 Softmax 分类层,其中选用 ReLU 作为激活函数,以加快收敛速度,降低计算,另外每层卷积层都伴随一层池化层。②选用随机梯度下降法对数据集进行降维处理,并在激活层后接入局部响应归一化。③将数据集中图像分为训练集 506 套、验证集 334 套、测试集 160 套,利用 Python 软件中 Theano 库的 Lasagne 的深度学习框架对数据进行处理。④通过训练集误差曲线和验证集误差曲线化与准确率曲线拟合情况,判断医学图像的拟合效果。

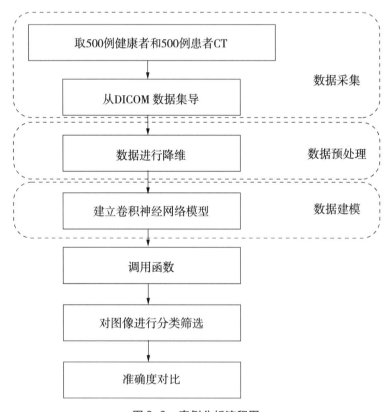

图 2-6 案例分析流程图

第三节 常用智能医学与护理软件、数字医学软件生态链

情境与思考

张某今年64岁,最近经常感到头晕心悸,时感恶心,他来到国内某三甲医院就诊,咨询导医到哪领取就诊登记本,导医在了解他的基本情况及病史后,告知其应办理院内就诊一卡通,他发现医院医生问诊、开药都不再手写记录,而是使用医生个人账号登录医院信息系统,详细记录了他的病史并开具影像学及化验检查单等。检查结果出来后,导医告诉他可以直接到医生诊室的医院信息系统上查看相关影像学及化验结果,不需要担心检查结果及报告丢失,任何时候再到此医院就诊,都能查询到既往就诊相关记录和既往药物使用情况等,他不禁感叹现在就诊真是方便太多了。

请思考: 信息技术对医疗就诊环境带来了哪些变化? 目前临床中有哪些常用的智能医学与护理软件产品?

近年来借助信息技术的发展,医学领域研发出了一大批智能医学与护理软件,在疾病预防、健康管理、疾病诊断、生物与基因检测、药物管理等方面应用愈加广泛,为了与以上智能化过程有序衔接,衍生了一系列软件生态链,涵盖了手术模拟、3D打印、虚拟现实及机器人手术等。本节内容主要就常用智能医学与护理软件及其相关数字医学软件生态链进行阐述。

一、常用智能医学与护理软件

软件是一系列按照特定顺序组织的电脑数据和指令,是电脑中的非有形部分。计算机中的有形部分称为硬件,由电脑的外壳、各零件及电路所组成。计算机软件需有硬件才能运作,反之亦然,软件和硬件都必须在互相配合下才能进行实际的运作。一般来说,计算机软件划分为程式语言、系统软件、应用软件和介于这两者之间的中介软件。其中系统软件为计算机使用提供最基本的功能,但是并不针对某一特定应用领域。而应用软件则恰好相反,不同的应用软件根据用户和所服务的领域提供不同的功能。

随着医学发展的需要应用软件的研发更加专业化、精细化、个性化。越来越多的医学应用软件在手机移动端、个人电脑(PC)端借助网络连接进行信息交互。目前较常用的智能医学与护理软件分类如下。

1.计算机辅助诊断和辅助决策系统 临床上医师收集患者的信息[症状、体征、各种检查结果、病史(包括家族史)以及治疗效果等]后,一般结合自己所学医学知识和临床经验,进行综合、分析、判断,给出结论。而计算机辅助诊断和辅助决策系统主要通过医师和计算机工作者相结合,运用模糊数学、概率统计及人工智能技术,在计算机上建立数学模型,对患者的信息进行处理,提出诊疗意见和治疗方案。这样的信息处理过程速度快,且考虑因素全面,其逻辑判断更加严谨。此类系统能够使医师更快速、准确、全面地做出诊疗,综合其他临床专家经验,提出更符合患者病情的诊断和治疗方案。

利用人工智能技术编制的辅助诊治系统,一般称为"医疗专家系统"。医疗专家系统是根据医师提供的知识,模拟医师诊治时的推理过程,为疾病的诊治提供帮助。医疗专家系统的核心由知识

库和推理机构成:①知识库包括书本知识和医师个人的具体经验,以规则、网络、框架等形式表示知识存储于计算机中;②推理机是一个控制机构,根据患者的信息,决定采用知识库中的什么知识,采用何种推理策略进行推理,得出结论。由于在诊治中有许多不确定性,人工智能技术能够较好地解决这种不精确推理的问题,使医疗专家系统更接近医师诊治的思维过程,获得较好的结论。有的专家系统还具有自学功能,能在诊治疾病的过程中再获得知识,不断提高自身的诊治水平。

这类系统有较好的实例,如美国斯坦福大学的基于计算机的医学顾问系统,它能识别出引起疾病的细菌种类,帮助选择适当的抗菌药物。在中国类似的系统有中医专家系统,或称"中医专家咨询系统",如大经中医智能辅助诊疗系统。

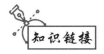

知识链接

大经中医智能辅助诊疗系统是南京大经中医药信息技术有限公司开发的智能化中医辅助诊疗系统。通过大数据、人工智能技术,从智能辨证、智能开方、智能辨病、知识学习等方面,帮助医生建立中医诊疗思维,掌握名老中医经验,目前,系统已经集成80多位省级以上名老中医和教材、指南、文献中的6 000多条诊疗经验,设计各科室500多种常见病的临床诊疗,形成专家知识库。涵盖知病、知症、治未病、知识库四大模块,利用知病,医生可对患者已确诊的疾病进行智能辨证与智能开方;利用知症,医生可基于患者症状、体征,对尚未确诊的疾病进行智能辨病和智能辨证;利用治未病,医生可对亚健康或无法确诊的疾病进行智能辨证和智能开方;提供包括中药处方、膳食、茶饮、针灸、推拿、按摩等全方位的调养、保健方案。根据患者的信息,年轻医师可以参考知识库及推理过程,决定采用知识库中的什么知识,采用何种推理策略进行推理,得出结论。目前,此辅助诊疗系统能与80多款主流医院信息系统(hospital information system,HIS)系统对接,目前已在广东省中医院、浙江省中医院、江苏省第二中医院、上海市第七人民医院等多家三甲医院应用。详细内容可登录http://www.dajingtcm.com/scheme。

2.医院信息系统 用以收集、处理、分析、储存和传递医疗信息、医院管理信息。一个完整的HIS可以通过结构化数据录入、自然语言数据录入、生物信号和医学图像处理、电子病历签名与更改等方法,实现如下功能:患者登记、预约、病历管理、病房管理、临床监护膳食管理、医院行政管理、健康检查登记、药房和药库管理、患者结算和出院、医疗辅助诊断决策、医学图书资料检索教育和训练、会诊和转院、统计分析、实验室自动化和接口。这些系统中较著名的如美国退伍军人医院的DHC、马萨诸塞州综合医院用MUMPS语言开发的COSTAR等,中国从1970年起,就开发一些医院信息系统,并统一规划开发了医院统计、病案、人事、器材、药品、财务管理软件包。

3.生物医学统计流行学调查软件包 在临床研究实验研究及流行学调查研究中,需要处理大量信息。应用计算机可以准确快速地对这些数据进行运算和处理。为了这方面的需要,许多软件公用各种计算机语言开发了不少软件包,较著名的有SAS、SPSS、SYSTAT及中国的RDAS等。

4.卫生行政管理信息系统 利用计算机开发的卫生行政管理信息系统(management infomation systems,MIS),又称卫生管理信息决策系统,能根据大量的统计资料给卫生行政决策部门提供信息和决策咨询。一个完整的卫生行政信息系统包括3部分:①数据自动处理系统(ADP),主要功能是收集与整理数据、汇总成各类统计报表。②信息库,是指能使单位与其外部机构之间,以及单位内部各种职能之间共享信息资源的一种模式。信息来源有法定的和非法定的(一次性调查),还有来自计算机日常收集到的各种活动所产生的信息流。设立信息阵的主要目的是沟通各项活动和修正工作人员的行动。③决策咨询模型,又称信息决策模型,可用它根据必要信息做出可行或优化方案,预测事业的发展。传统的方法(即非信息/决策系统)主要依赖既往资料,评估今后的发展,它不能迅速地产生比较有效的应变措施、信息/决策的数学模型。若建立的数学模型比较合理,可以及时在当前活动中指出即将发生的偏差,预见未来,以支持管理决策反应不断改变。

5.医学情报检索系统 利用计算机的数据库技术和通信网络技术对医学图书、期刊、各种医学资料进行管理。通过关键词等即可迅速查找出所需文献资料。

计算机情报检索工作可分为 3 个部分:情报的标引处理;情报的存储与检索;提供多种情报服务。可向用户提供实时检索,进行定期专题服务,以及自动编制书本式检索。

美国国立医学图书馆编制的"医学文献分析与检索系统"(MEDLARS)是国际上较著名的软件系统,这是一个比较完善的实时联机检索的网络检索系统。通过该馆的 IBM3081 计算机系统能提供联机检索和定题检索服务,通过通信网络、卫星通信或数据库磁带的方法在 16 个国家和地区中形成世界性计算机检索网络。中国近年来也开发了一些中医药专题医学情报资料检索系统,可以查找中医药文献、典籍,如 1985 年中国中医科学院中医药信息研究所建立的中国中医药数据库检索系统。

6.药物代谢动力学软件包 药物代谢动力学运用数学模型和数学方法定量地研究药物的吸收、分布、转化和排泄等动态变化的规律性。人体组织中的药物浓度不可能也不容易直接测定,因此常用血、尿等样品进行测量,通过适当的数学模型来描述和推断药物在体内各部分的浓度和运动特点。在药物代谢动力学的研究中,最常用的数学方法有房室模型、生理模型、线性系统分析、统计矩和随机模型等。这些新技术、新方法的发展与应用,都与计算机技术的应用分不开。已开发了不少的药物代谢动力学专用软件包,其中较著名的有非线性(NONLIN)程序(一种非线性最小二乘法程序)。

7.疾病预测预报系统 疾病在人群中流行的规律,与环境、社会、人群免疫等多方面因素有关,计算机可根据存储的有关因素的信息并根据它建立的数学模型进行计算,做出人群中疾病流行情况的预测预报,供决策部门参考。荷兰、挪威等国还建立了职业病事故信息库,因此能有效地控制和预测职业危害的影响。中国上海、辽宁、贵州等地卫生防疫部门,对气象因素与气管炎、某些地方病、流行病(如乙型脑炎、流行性脑膜炎等)的关系做了大量分析,并建立了数学模型,用这些模型在微型机上可成功地做出这些疾病的预测预报。如遵义市气象敏感性疾病预报系统、Unlearn. AI 疾病预测系统等。

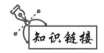

Unlearn. AI 是哈佛大学生物物理学博士 Charles K. Fisher 等人开发的一个能够对阿尔茨海默病进行疾病预测的系统,这个系统能够预测每个患者在未来的每个阶段可能遇到的各类症状。其开发团队通过采集分析 1 908 名阿尔茨海默病患者的数据信息,对临床数据进行了建模、训练和测试,开发团队对患者进行的测量方法包括老年痴呆量表-认知(ADAS-Cog,一种被广泛使用的认知子尺度)以及简易精神状态检查(mini-mental state examination,用于测量临床和研究环境中认知障碍的问卷)。并使用这个已成型的模型来生成"虚拟患者"及其相关的认知测试分数、实验室测试数据以及临床数据。他们为个体患者进行了模拟,以便在诸如单词回忆、定向和命名等方面预测其疾病进展,这些数据又能反过来用于测算老年痴呆量表-认知分数。

8.计算机辅助教学 计算机辅助教学(computer aided instruction,CAI)可以帮助学生学习、掌握医学科学知识和提高解决问题的能力以及更好地利用医学知识库和检索医学文献;教师可以利用它编写教材,并可通过电子邮件与同事和学生保持联系,讨论问题,改进学习和考察学习成绩;医务人员可根据各自的需要和进度,进行学习和补充新医学专业知识。目前在一些医学研究和教学单位里已建立了可由远程终端通过电话网络访问的各种 CAI 医学课程。利用计算机进行医学教育的另一种重要途径是采用计算机模拟的方法,即用计算机模拟人体或实验动物,为学生提供有效的实验环境和手段,使学生能更方便地观察人体或实验动物,在条件参数改变下的各种状态,其中有些状态在一般动物实验条件下往往是难以观察到的。由于光盘技术、语言识别、触摸式屏幕显示等新技术的发展,教学用的计算机模拟病例光盘等已试制成功,并作为商品在市场上供应,利用这种光盘可方便地显示手术室等现场实际图景和情况,或有关教科书和文献资料供学生学习。

9. 最佳放射治疗计划软件　计算机在放射治疗中的应用,主要是计算剂量分布和制订放射治疗计划。以往用手工计算,由于计算过程复杂,所以要花费许多时间。因而,在手工计算的情况下,通常只能选择几个代表点来计算剂量值。利用计算机则只要花很短时间,而且误差不超过 5%,这样,对同一个患者在不同的条件下进行几次计算,从中选择一个最佳的放射治疗计划就成为可能。所谓最佳放射治疗计划就是对患者制订治疗计划,包括确定照射源、放射野面积、放射源与体表的距离、入射角及射野中心位置等,然后再由计算机根据治疗机性能和各种计算公式,算出相应的剂量分布,在彩色监视器上形象地显示出来。对同一个患者,经过反复改变照射条件,进行计算、分析和比较,就可以得出最理想的剂量分布,使放射线照射方向上伤害正常组织细胞最少、疗效最佳,这就是最佳放射治疗计划。同时,可将此剂量分布图用绘图仪记录下来,存入病历,以供治疗时使用或长期保存。

10. 计算机医学图像处理与图像识别　医学研究与临床诊断中许多重要信息都是以图像形式出现,医学对图像信息的依赖是十分紧密的,医学图像一般分为两类:一是信息随时间变化的一维图像,多数医学信号均属此类,如心电图、脑电图等。二是信息在空间分布的多维图像,如 X 射线片、组织切片、细胞立体图像等。在医学领域中有大量的图像需处理和识别,以往均采用人工方式,其优点是可以由有经验的医师对临床医学图像进行综合分析,但分析速度慢,正确率随医师而异。

医学图像处理的对象是各种不同成像机制的医学影像。广泛使用的医学成像模式主要分为 X 射线计算机断层成像(X-CT)、核磁共振成像(MRI)、核医学成像(NMI)和超声波成像(UI)这 4 类,现有的医学图像处理软件主要有 HALCON、VISION PRO、NI VISION、NI VISION BUILDER AI、EVISION、MATHMATICS、OPENCV 等。

随着医疗技术和计算机科学的蓬勃发展,对医学图像处理提出的要求也越来越高。由于医疗保健数据的敏感性和挑战,有效地提高医学图像处理技术的水平,与多学科理论的交叉融合,我们也应该寻找更复杂的深度学习方法,以便有效地处理复杂的医疗数据。医学图像处理技术作为提升现代医疗诊断水平的有力依据,使实施风险低、创伤性小的手术方案成为可能,必将在医学信息研究领域发挥更大的作用。

二、数字医学软件生态链

数字医学的核心是人体解剖的三维模型。围绕人体解剖的三维模型可进行医学影像数据的获取、图像分割、三维重建、解剖测量、手术模拟、有限元分析、3D 打印、个体化植入物数字制造、手术导航、虚拟现实及机器人手术等一系列处理流程,从而构成一系列软件生态链。

(一)医学图像配准与分割

影像医疗诊断主要是通过观察一组二维切片图像去发现病变体,这往往需要借助医生的经验来判定。利用计算机图像处理技术对二维切片图像进行分析和处理,实现对人体器官、软组织和病变体的分割提取、三维重建和三维显示,可以辅助医生对病变体及其他感兴趣的区域进行定性甚至定量的分析,从而大大提高医疗诊断的准确性和可靠性。

　　医学图像配准是指对于一幅医学图像寻求一种(或一系列)空间变换,使其与另一幅医学图像上的对应点达到空间上的一致。这种一致是指人体上的同一解剖点在两张匹配图像上有相同的空间位置。配准的结果应使两幅图像上所有的解剖点或至少是所有具有诊断意义的点及手术感兴趣的点都达到匹配。

　　医学图像分割是根据区域间的相似或不同把图像分割成若干区域的过程。目前,主要以各种细胞、组织与器官的图像作为处理的对象。传统的图像分割技术有基于区域的分割方法和基于边界的分割方法,前者依赖于图像的空间局部特征,如灰度、纹理及其他像素统计特性的均匀性等,后者主要是利用梯度信息确定目标的边界。结合特定的理论工具,图像分割技术有了更进一步的发展。比如基于三维可视化系统结合 Fast Marching 算法和 Watershed 变换的医学图像分割方法,能得到快速、准确的分割结果。

　　近年来,随着其他新兴学科的发展,产生了一些全新的图像分割技术。如基于统计学、模糊理论、神经网络、小波分析、Snakemoxing(动态轮廓模型)、组合优化模型等的方法。虽然不断有新的分割方法被提出,但结果都不是很理想。目前研究的热点是一种基于知识的分割方法,即通过某种手段将一些先验的知识导入分割过程中,从而约束计算机的分割过程,使得分割结果控制在我们所能认识的范围内而不至于太离谱。比如在肝内部肿块与正常肝灰度值差别很大时,不至于将肿块与正常肝看成 2 个独立的组织。

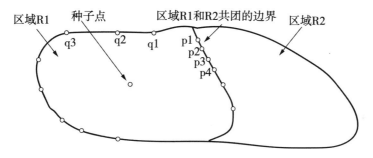

图 2-7　Watershed 分割方法原理

　　医学图像配准包括图像的定位和转换,即通过寻找一种空间变换使两幅图像对应点达到空间位置和解剖结构上的完全一致。图 2-8 中 4 幅图像简单说明了二维图像配准的概念。其中图像 a 和图像 b 是对应于同一人脑同一位置的两幅 MRI 图像,其中图像 a 是质子密度加权成像,图像 b 是纵向弛豫加权成像。这两幅图像有明显的不同,第一是方位上的差异,即图像 a 相对于图像 b 沿水平和垂直方向分别进行了平移;第二是两幅图像所表达的内容是不一致的,图像 a 表达不同组织质子含量的差别,而图像 b 则突出不同组织纵向弛豫的差别。图像 c 给出了两幅图像之间像素点的对应映射关系,即图像 a 中的每一个点 fx 都被映射到 b 中唯一的一个点 rx。如果这种映射是一一对应的,即一幅图像空间中的每一个点在另外一幅图像空间中都有对应点,或者至少在医疗诊断上感兴趣的那些点能够准确或近似准确地对应起来,我们就称之为配准。图像 d 给出了图像 a 相对于图像 b 的配准图像。从图像 d 中可以看出,图像 d 与图像 b 之间的像素点的空间位置已经近似一致了。

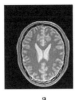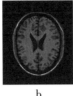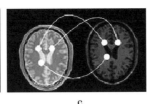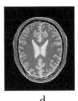

a　　　　　b　　　　　c　　　　　d

图 2-8　图像配准示例

CT、MRI、US 等技术已经广泛应用于医疗诊断、术前计划、治疗、术后监测等各个环节,从图像中把感兴趣区分离出来是医学图像分割的重点。由于人体解剖结构的复杂性、组织器官形状的不规则性及不同个体间的差异性,一般的图像分割方法对医学图像分割效果并不理想,故需要寻找一种新的方法来完成这项任务。

对于图像配准和分割,可以使用不同的软件来进行。有关图像处理的算法及软件很多,为便于医学专业人员的理解和掌握,下面我们介绍两种图形处理软件,即 Adobe Photoshop 和 MATLAB。

Adobe Photoshop 软件是一种成熟的图像处理商业软件,Adobe Photoshop 批量处理功能、使用变量和基于事件的脚本编程,使其具备处理重复性任务的能力,并且整合了许多成熟的图像处理算法,具有交互性强、运算速度快、容易掌握等优点,被应用于科学和医学图像处理的各个方面,但是因为缺乏精确和灵活的科学计算能力,所以仅使用 Adobe Photoshop 进行图像配准和分割比较困难。MATLAB 是一种以矩阵的形式处理数据的科学计算商业软件,广泛地应用于科学计算、控制系统、信息处理等领域的分析、仿真和设计工作,它拥有由各个领域专家开发的专业工具箱,可使工作站在较高起点,而且 MATLAB 命令与数学符号公式非常接近,可读性强,容易掌握。

(二)体数据的浏览和三维重建

体数据(volume/volumetric data)是指在有限空间中,对一种或多种物理属性的一组离散采样,采样空间的维数为 3($n=3$)时,则称为三维(3D)体数据,医学影像数据即为三维体数据。

体数据的可视化是人机交互过程,即根据需要对体数据所蕴含的对象数据进行选择,并进行缩放、平移、旋转及剖切等操作,最终实现对体数据的显示和浏览。体数据的可视化主要有两种方法,一种是直接对体数据进行显示的方法,称为体渲染,另一种是基于表面的显示方法,称为面绘制。

体渲染实质是将三维的体素投影到二维像平面。人们可以观察有一定透明度物体的内部结构,与此类似,体渲染把体数据看成由非均匀的半透明体素组成。由于体素值是在连续空间中对某一种物理属性的离散采样,并不包含透明度等光学性质,因此需要人为地建立从体素值到透明度、颜色、反射系数等光学属性的映射,最终投影到屏幕上显示渲染后的图像。

体渲染的优点是避免了体数据复杂的二值分割,更准确地描述了物质空间分布,可以直接显示物体内部细微的结构。缺点是体素的物理属性与体渲染时所赋予的光学属性的映射关系至今尚无定论。

面绘制是先对体数据进行三维重建,生成物体的三维表面模型,然后在屏幕上显示物体的表面图像。基于体数据进行三维重建,其实质是通过离散点拟合连续曲面:首先对体数据中的体素进行分割和分类,其中位于表面的体素可以认为是过物体表面或者邻近物体表面的采样点,然后利用这些采样点拟合物体的几何表面。最常用的拟合方法是用三角面片拟合。

对 CT/MRI 体数据的浏览、体渲染,可以选择免费影像看图软件(如 Xiphoid)、三维影像软件(如 Voxar、Amira、Materialise Mimics)等。对连续断层图像进行三维重建,可以选择三维建模软件(如 Simpleware、3DMed、Materialise Mimics、Amira)。

在获取人体计算机三维解剖模型以后,如果想进一步进行虚拟手术规划和解剖学测量,可以选择三维模型编辑软件(如 Geomagic、3-matic);需要进行有限元分析,则可以选择有限元分析软件(如 ANSYS、ABAOUS);若想进行植入物设计和3D打印,可以选择计算机辅助设计软件(如 UG、Pro/ E、Solidwork)。这些软件构成了数字医学的软件生态链。

◢◣ 本章小结 ◢◣

本节主要介绍了常用智能医学与护理软件、数字医学软件生态链,并简单阐述其工作原理、特点及其在医学中的应用。目前软件系统研发越来越广泛,不仅涉及医学诊疗过程、护理工作中,在健康管理、疾病预测、生物医学统计、药物研发过程中的应用也在不断成熟与完善。传统医疗软件主要依托于医疗器械存在,新技术发展为医疗软件赋予了新的技术,形成了新的产业体系。未来随着信息技术快速发展和5G网络的普及,智能医学与护理软件将具有更加高速、可靠性高的信息传输特征,同时具备海量的信息存储、运算和分析能力,完成散乱无序信息快速地分析处理,输出有价值的医疗诊断信息。基于5G的无线医疗监测与护理应用、医疗诊断与指导应用、远程操控等,也将使医疗过程更加成熟、多样化和人性化。通过本节的学习,希望能够为大家提供更好的学习和研发思路,助力智能医学软件的快速发展。

思考题

1. 目前您了解到哪些线上科研平台?都能实现什么样的功能?
2. 您知道如何通过对医学数据进行挖掘分析吗?都需要哪些步骤?
3. 智能医学生态链是怎样的?您还能说出哪些最新研发软件吗?

━━━━━━━━ 学习目标 ━━━━━━━━

●知识目标:①掌握医院常用护理信息系统模块。②熟悉医院常用护理信息系统功能。③了解临床辅助决策支持的概念。

●能力目标:①能够了解患者日常诊疗中的系统信息。②能够根据患者对常用就诊流程的描述使用所需的信息系统。

●素质目标:能有效地评估和使用所需信息系统,并运用信息思维对系统的设计框架和运用原理进行阐述。

　　护理信息系统(nursing information system,NIS)是护理信息学理论在护理实践中的应用,是利用信息技术、计算机技术和网络通信技术对护理管理和业务技术信息进行采集、存储、处理、传输、查询,以提高护理管理质量为目的的信息系统,是医院信息系统的一个重要子系统。护理信息系统对信息的处理过程包括收集、汇总、加工、分析、储存、传递、检索等基本环节。护理信息系统不仅可以提高护士的工作效率,还可以有效减少差错、支持临床决策。护理信息系统与医院信息系统是相互关联的。护理信息系统可以从医院信息系统中获得人、财、物等基本信息;同时护理信息系统中的护理质量信息又依托医院信息系统传输到各部门和系统,形成信息共享。目前护理信息系统主要包括临床护理信息系统、护理管理信息系统及医院其他与护理相关的临床辅助决策支持系统。

第一节　护理信息系统的发展与应用

　　护理信息学是21世纪以来新兴的一门学科,在不同的临床护理工作中均起到了重要作用。近年来,随着国外医疗护理信息专业的发展,国内也逐渐意识到医疗护理信息的专科性、重要性及必要性,其建设工作也受到国家卫生健康委员会、国内各大医疗机构等的重视。护理信息化发展将成为未来护理事业发展的必然模式与途径。

一、我国护理信息化及信息系统的发展历程

　　2002年,北京协和医院在全国范围内首次使用了移动护理信息系统。随后,中国人民解放军总医院、北京同仁医院等也开始使用移动护理信息系统。2003年,卫生部在《全国卫生信息化发展规划纲要(2003—2010年)》中明确提出,我国医疗服务管理信息系统的建设目标是三级以上医院在全面应用管理信息系统的基础上,要创造条件重点突出临床信息系统的开发应用,如电子病历、数字化医学影像、医生和护士工作站等。旨在推动医疗机构间的信息交换,区域医疗数据的统一管理与

医疗资源的共享。2004 年北京协和医院将条码技术、无线网络技术和移动计算机相结合,率先实现了基于个人数字助理(personal digital assistant,PDA)的患者床边移动信息处理、条码身份识别及医嘱的闭环管理。2010 年北京大学人民医院建立了以"患者为中心"的移动护理信息系统。2011 年12 月,《中国护理事业发展规划纲要(2011—2015 年)》中明确提出要加强护理管理信息化建设,提高护理服务效率。

2014 年6 月,国际护理学会大数据与转化医学会议提出:护理工作需基于大数据背景展开,实现护理实践、护理研究及护理教育的信息化变革,注重开发和培养护理信息专科护士,提高临床护士的获取和集成数据信息的能力水平,促进护理工作优质、快速、高效运转。同年,由培训机构沃赛思公司牵头成立了中国大数据学院。2015 年3 月6 日,国务院发布了《全国医疗卫生服务体系规划纲要(2015—2020 年)》,提出要加强信息资源配置,开展健康中国云服务计划,积极应用移动互联网、物联网、云计算、可穿戴设备等新技术,推动惠及全民的健康信息服务和智慧医疗服务,推动健康大数据的应用,逐步转变服务模式,提高服务能力和管理水平。2015 年7 月,《关于积极推进"互联网+"行动的指导意见》中指出:要基于国内大数据信息,重塑医疗健康服务模式,临床护士更应该抓住机遇、迎接挑战,努力在"互联网+"健康或"互联网+"护理专业领域内做出信息变革,不断完善临床护理工作,将临床护理工作逐步实现智能化、无纸化、标准化流程作业。2015 年成立的中卫护理信息管理研究院(简称"中卫护研院")专注于临床护理和护理管理的护理信息前沿问题,借助大数据平台、智慧护理、远程网络平台等,不断改善临床护理工作,减轻临床护士压力,促进护理质量的有效提升,帮助护理管理者解决管理的实际问题,逐一实现无纸化办公、跨地区式交流合作,有效推动护理发展,促进临床患者疾病转归,是目前国内最具权威和广泛影响力的护理信息平台。

2016 年国家卫生健康委员会发布《全国护理事业发展规划(2016—2020 年)》,指出要大力发展和建设护理事业,要重视护理、发展护理、更加要朝着专业化、智能化护理方向发展。同时,国内为加强护理信息数据管理规划,逐步有意识地培养护理信息专科人才,成立了相关护理信息建设团队,如山西省人民政府办公厅成立大数据发展领导小组,印发发展规划,努力推进大数据应用相关工作,努力实现现有环境下临床护理及医疗事业发展。2018 年国家卫生健康委员会等部委联合印发《关于促进护理服务业改革与发展的指导意见》,明确指出各级医院要加强移动护理信息管理系统建设,加强护理质量安全管理,提供有效的优质护理服务。

二、我国护理信息化及信息系统的应用现状

随着护理信息学不断的发展和完善,护理相关的大数据及信息平台、信息工具的应用也愈发受到护士的重视,围绕不同的护理信息学主题,定期组织召开中国国际护理信息大会,助力护理事业的优质发展。围绕临床护理及护理管理两大方面展开深度讨论及建设工作,并进行持续改进。

(一)在临床护理信息中的应用

自2007 年起,我国一半以上的医院已经建设护理信息系统,护理信息系统的不断改进促使临床护理工作更高效地开展,具体表现为简化临床护理工作流程、增强护理工作的安全保障程度、提供有效决策支持。

1.临床移动护理系统　国内先后有中国人民解放军总医院、北京协和医院等医院使用了移动护理信息系统,即个人数字助理(PDA),它是一种掌上型笔式微型计算机,运行在嵌入式应用软件和嵌入式操作系统上,具有计算、字典、录音和网络等功能。护士可使用PDA 下载和上传资料,采集患者的生命体征信息,并根据医嘱生成治疗执行单,在确定护理操作后上传信息,电脑端系统接收到信息后可自动生成文书与表格,实时监控护理实际情况。

2.护士工作站子系统　医院中的护士工作站子系统不仅可以对费用计算、医嘱处理和病区床

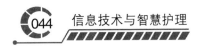

位管理等工作进行计算机管理,提高护理工作的效率与质量,保证护理文书的标准化,还可为医院的收费管理和药品管理等工作提供良好的信息资源,实现医院的信息化建设。

(二)护理管理信息系统

健康中国战略要求现代医院逐步实现护理管理信息化,以满足人民群众日益增长的健康管理需要。国内应以数据为基础,打造云计算、云科学、智慧化理念与技术的护理管理体系,实现护理管理系统的智能化升级,逐步走向精细化、专业化、科学化、信息化的护理发展轨迹,以全面实现护理管理的创新发展,深入医院护理管理系统。护理管理信息系统的建设本质是提升护理质量,紧贴护理工作核心,可有效保障患者的护理安全,提高患者的护理满意度。

1. 在护理质量管理中的应用　护士通过使用计算机设备进行护理质量管理,提高护士的专业知识水平及患者的满意度。护理管理信息系统可以实现原始数据标准化,建立质量控制指标体系。

2. 在护士档案信息中的应用　在医院护理工作中对人员进行信息管理是医院实现科学化管理的必要途径,也是护理系统管理的核心内容。

3. 护理成本核算信息系统　护理是医院重要的成本中心,护理成本可以分为直接成本与间接成本,使用护理成本核算信息系统可以保证护理成本数据的完整性,提高医院护理成本核算的自动化水平,控制护理的成本,促进医院护理成本核算工作的正常开展,提高医院的市场竞争力。

4. 护理综合信息管理系统　该系统由继续教育学分系统、人员档案系统、质量管理系统、业务信息系统、人力资源系统和系统维护等模块组成,具有通用性广、功能性强大和实用性好等特点,涵盖了护理管理日常工作中的各类信息,为医院决策者提供了参考依据。护理综合信息管理系统的预见性和针对性较强,有利于医院开展护理信息管理工作。

第二节　常见临床护理信息系统

情境与思考

河南省骨科医院是省级三级甲等骨伤专科医院,郑州院区开放床位623张,护士270名。每年春秋诊疗旺季床位可增加至800张左右,致使原有护士人力配置季节性短缺,需要护士短期加班缓解人力资源紧张。同时,在实际工作中护理部经常接到临床护理单元、体检中心、检验科、采血岗、门诊咨询台等部门的临时用人求助。

请思考:通过信息技术,在护士人数不增加的情况下,护理部如何向临床提供及时的护士人力援助,实现对护理人力资源动态、合理的调配,有效提高护理质量?

临床护理信息系统是应用于临床护理工作过程中的系统,主要包括住院护士工作站、专科护理系统(如重症临床信息管理系统、手术室手术管理系统、急诊医疗临床信息系统等)、移动护理信息系统、护士站综合管理系统等。这些信息系统的应用,不仅支持医嘱处理的全过程控制,实现了无纸化病房,而且为护理管理者提供了决策支持,实现了护理信息与临床护理业务的无缝隙集成。临床护理工作与临床诊疗密不可分,护理信息系统与医院信息系统是相互关联的,尤其是临床诊疗系统,如最常用的住院医生工作站信息系统,医生对患者的诊疗活动很多时候需要护士执行医嘱完成,护理信息系统可以从医生工作站信息系统中获取患者医嘱(如诊断、治疗、检查、手术、转科、出院等)等信息,共同为患者服务,达到提高护士工作效率,使临床护理工作达到科学化、信息化、高效化的目的。本节内容重点介绍常见信息系统——住院医生工作站、住院护士工作站、专科护理系统(重症临床信息管理系统、手术室手术管理系统、急诊医疗临床信息系统)、移动护理信息系统的构成及常见功能。

一、住院医生工作站

住院医生工作站是医院信息系统(HIS)中的核心部分,是全院医疗质量的关键所在,也是临床诊疗功能的最集中体现。其主要任务是自动获取患者基本信息,调阅填写相关数据表单和诊疗项目,获取和处理各种检验、检查、治疗处置、手术和卫生材料信息,医生对历次诊治信息查看等。主要功能有医嘱录入、结构化病历、疾病诊断、手术信息管理、临床辅助决策管理、检查申请单管理、检验申请单管理、处方及处置分析等(图3-1)。

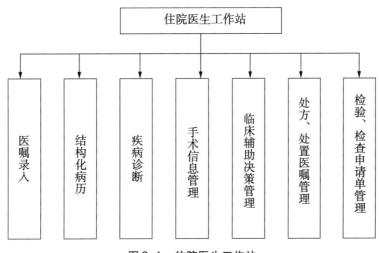

图3-1　住院医生工作站

(一)基本功能

1.医嘱录入　长期医嘱和临时医嘱录入功能。一般包括检查、检验、处方、治疗处置、卫生材料、手术、输血、护理、会诊、转科、出院等。医生可进行权限管理,如处方权、抗生素分级管理、特殊药品(毒麻、精神类等)权限、手术权限等。

2.结构化病历　医生可按照结构化的病历模板进行快速信息录入,包括结构化表格录入、结构化自然语言、常用医学术语和知识库辅助录入等。依据《卫生系统数字证书应用集成规范》要求完成电子签名,保留修改痕迹/病历的三级阅改痕迹;根据医疗质控指标构建基础知识库,将质控项目按照病历类型、质控逻辑进行设置,生成质控规则。

3.诊断　疾病诊断通常包括诊断维护和临床路径两个模块。

(1)疾病诊断维护:在系统内维护临床常用的疾病诊断名称,供医生开立使用。医生也可对于科室或者个人经常用到的疾病诊断,在医生工作站进行增减操作。一般根据国际标准《国际疾病分类》(ICD)-10西医疾病、国家标准《中医病症分类与代码》(TCD)中医疾病、各科室西医疾病诊断与个人常用疾病诊断等组成。

(2)临床路径:医生根据患者的临床诊断,通过诊断库定义路径准入条件,判断符合准入条件的患者进入临床路径,并选择临床路径模板,按照国家路径标准定义每个阶段的诊疗、医嘱、护理内容等;出现变异项目时,记录路径发生变化时的变异记录;当患者病情变化不符合当前路径时,选择出路径并进行记录。职能管理部门制定临床路径统计指标,进行路径使用分析。

4.手术信息管理　通过对患者基本信息的管理,保障手术安全,从而提高医生手术的工作效率和质量。主要包括手术申请、排班管理等。

5.临床辅助决策管理　一般以临床知识库为基础,涵盖临床诊疗指南知识库、临床资料库、合理用药知识库、检验检查知识库等,能够进行警示、干预等临床辅助决策支持。常见功能包括临床知识库管理、策略管理、智能获取信息(如病历病史信息、疾病诊断信息、医嘱信息、检查检验信息等)、智能审查、实时警示或提醒、建议与查询等(图3-2)。例如:医生给女性患者开立男性患者特有的前列腺注射项目时,则会提示该项目性别限制为男性。通过对医生医嘱判断对有性别使用特点的药品、检查、检验及治疗项目时,则会给予提醒并禁用。

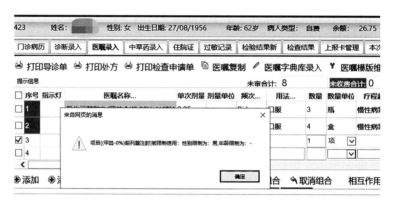

图3-2　错误性别检查预警提醒系统截屏示例

实时警示或提醒一般包括治疗安全警示和药物过敏警示。

(1)治疗安全警示:通常指患者药物禁忌审查、检验检查相关的禁忌审查、药物之间配伍禁忌的审查、治疗相关的禁忌审查等。例如:患者本次住院期间或既往有药物过敏史,在医生下达医嘱时通过相应规则判断自动弹框提醒医生,保证了临床用药的安全性。

(2)药物过敏警示:通常通过比对过敏类药品知识库和患者现状(是否存在家族过敏史、是否为特殊人群等)向医生提供药物过敏警示。例如:心血管疾病常用的药物包括美托洛尔、利多卡因、硝酸酯类药物,而他汀类药物禁用于孕妇、哺乳期妇女;利多卡因禁用于局部麻醉药物过敏者;硝酸酯类药物禁用于青光眼、有机硝化物过敏等患者。当医生对该类患者制定医疗方案时,自动对该类药物进行预警提示(图3-3)。

(二)辅助功能

1.处方、处置医嘱管理　在医生录入处方、检验、检查、治疗处置等信息时自动审核处方的完整性,并记录医生姓名及时间,根据要求对处方和处置的全流程关键节点的数据进行采集和分析,包括开立处方、审核处方、执行处方等。

2.检验、检查申请单管理　通过自动获取医嘱及检验项目字典信息,包括项目名称、采集量、采集标本种类等生成检验申请单。医生可以申请加急、危急值提醒等;同时在录入检查医嘱时,可自动提取患者的基本信息和临床诊疗信息;并通过自动获取医嘱及检查项目字典信息,包括项目名称、检查部位等生成申请单。

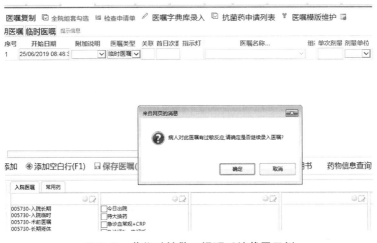

图3-3　药物过敏警示提醒系统截屏示例

二、住院护士工作站

住院护士工作站是临床护理信息系统的关键平台,针对医生开具的医嘱进行分类和执行,对患者的各种病情进行收集整理和记录,协助病房护士对住院患者完成日常护理工作。它将患者在院期间所有临床医疗信息通过计算机进行管理,一般包括病区床位管理、患者临床入出院管理、医嘱执行、日常计费等功能。护士可以通过护士站核对并处理医生下达的长期和临时医嘱,并对医嘱的执行情况进行管理。系统基本功能模块(图3-4)包括以下几个。

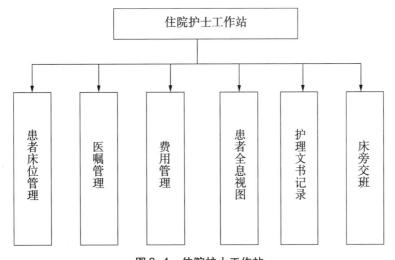

图3-4　住院护士工作站

1. 患者床位管理

(1)床位图管理:电子住院患者床位图管理一般包含床位使用信息、患者基本信息、护理级别、在院人数等信息,并具备床位分配的功能。住院护士工作站中的床位管理浏览图,利用信息化直观显示病区床位情况,患者姓名、性别、年龄、诊断等基本信息,并能根据当前医嘱状态识别更新患者床号、护理级别等信息。电子床位浏览图通常采用不同颜色区分不同性别的患者,例如:男性患者为蓝色,女性患者为粉色,空床为白色;不同标识区分新入院、出院、临床路径、过敏、隔离、护理级别、费用等;可设置新开医嘱提醒、危急值提醒等功能。

（2）患者信息一体化管理:内容通常包含医嘱项目查看、医嘱执行时间、收费明细、患者住院期间生命体征、检验结果、检查结果、护理病历等信息。

2.医嘱管理　医嘱管理系统能够实现住院用药、检查、检验、手术、治疗、输血等业务的全流程管理。其功能主要包括医嘱的审核与执行、医嘱的打印(包括输液单、口服药单、注射单、皮试单、出院带药单、护理单、检验单、检查单、病程记录等)、药品的管理等。其中,药品的管理指根据长期医嘱和临时医嘱自动生成摆药清单,提供发药汇总、明细查询、发药人及发药时间等信息。

3.费用管理　主要包括病区患者每日清单、医嘱费用查询、患者住院费用核查、押金催款单等项目。

4.患者全息视图　是基于集成平台建立的临床数据中心,主要功能是对患者基本信息、患者诊疗信息、患者临床信息等在数据中心进行统一浏览和展示,是对患者全生命周期、疾病和健康数据的全景展现(图3-5),全息视图包含了患者的就诊信息、用药清单、检验检查结果、手术信息等。

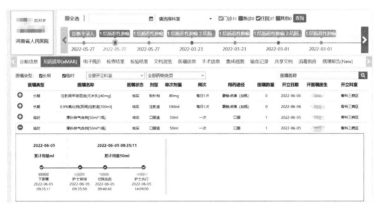

图3-5　全息视图系统截屏示例

5.护理文书记录　该模块通常包括生命体征录入、风险评估、预警提醒、患者病情记录、健康宣教、护理计划、护理交接班等功能,是护士遵医嘱和病情对住院患者从入院到出院期间病情变化、护理观察、各种护理措施、护理结局等客观动态的记录部分系统可提供生命体征临床决策知识库,从而辅助临床护士进行决策(图3-6)。例如:患者体温超过正常水平时,则根据体温高低自动弹出相应的处理措施,指导护士及时处理,保证了临床护理的安全。

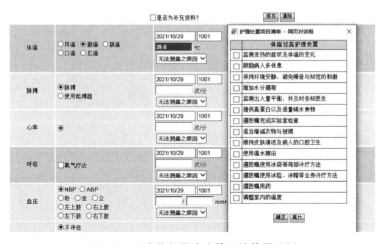

图3-6　生命体征临床决策系统截屏示例

（1）风险评估：主要包括分级护理评估、各项评估（跌倒/坠床、压疮、疼痛、自理能力、静脉血栓栓塞（VTE）风险、管路滑脱护理危险因素、伤口等评估）。

（2）护理交接班记录：通常可自动提取须交班患者的护理病历信息生成交班报告（图3-7）。

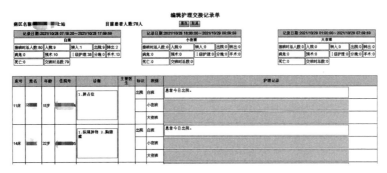

图3-7 护理交接班报告系统截屏示例

（3）预警提醒模块：一般包括检验危急值，可对存在体温、跌倒/坠床、压疮、VTE、疼痛等护理高风险人群预警提醒等功能。例如：患者体温≥37.5℃时（图3-8），在床位列表及床位图内有红色体温计标识，提醒护士关注患者体温变化。

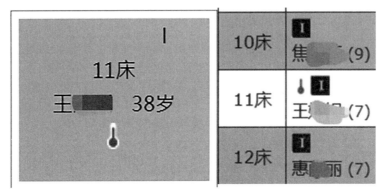

图3-8 体温床位图预警提醒系统截屏示例

（4）护理计划：一般依据护理分类规范、护理诊断的类型构建护理计划知识库。例如：Braden评分≤9分时则表示极度危险，系统会自动弹出护理问题："有皮肤完整性受损的危险"，护士则只需要根据提供的指导性措施勾选即可，以此提高护士观察病情、及时采取护理措施、解决临床问题的能力。

（5）护理记录：主要为一般护理记录。依据院内护理记录标准化语言等统一要求，护士可快速书写护理记录，针对医嘱、检验、检查等结果需在护理记录单内体现的内容可直接提取（图3-9），减少因转抄造成的错误。

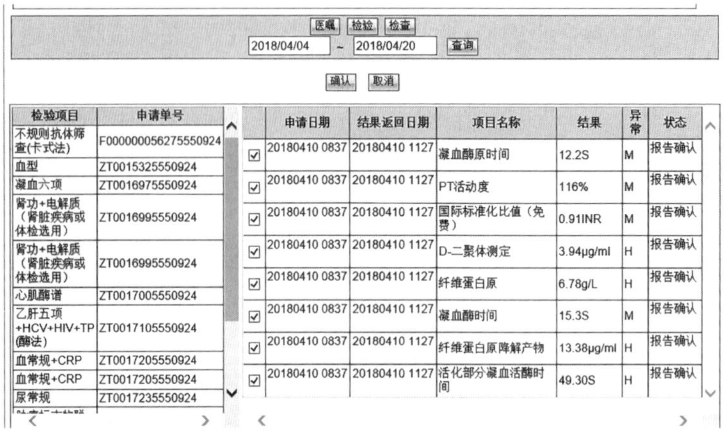

图 3-9 检验检查医嘱自动提取系统截屏示例

（6）宣教记录：主要功能为护士进行新增执行宣教、宣教记录列表、宣教评价及打印等。

（7）工作清单：根据每项待评价目标的评估频次，将单一或全部住院患者在院期间待评价目标查询。例如：患者 Braden 评分≤18 分时，系统根据风险等级自动生成工作清单（图 3-10），即轻度危险（15～18 分）每周评估 1 次；中度危险（13～14 分）每周评估 2 次；高度危险（10～12 分）、极度危险（≤9 分）每周评估 3 次，根据评估频次，系统到期自动以黄色叹号+应评估日期形式预警提醒。

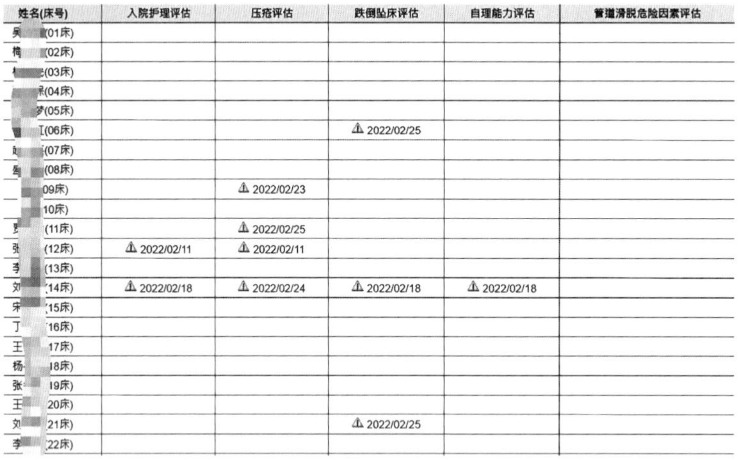

图 3-10 工作清单系统截屏示例

6. 床旁交班　根据患者评估、生命体征等数据实时获取并生成交班内容数据，为接班者自动生成交班留言，保障患者安全。

案例

普通病房入院全流程

患者王某，男，55 岁，以腰部疼痛伴双下肢无力半年余为主诉在骨科门诊就诊，医生根据病情开具住院证，携带纸质版住院证至护士站办理入院手续，主班护士负责床位分配；主管医生负责下达医嘱;主班护士负责审核医嘱、医嘱发送、取药、费用核查等;责任护士需针对患者完善护理文书(如生命体征录入、风险评估、护理记录、宣教记录、护理计划、护理交接班及每日根据工作清单提醒完成风险评估等),主要业务流程见图3-11。

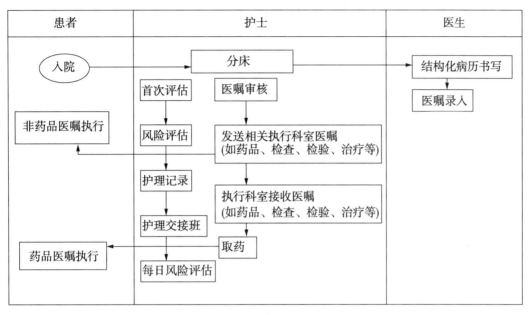

图3-11 患者住院全流程

三、重症监护临床信息管理系统

重症监护临床信息管理系统是一个以数字形式获取重症监护相关信息的计算机系统,它能自动采集监护设备的监测数据信息(如心率、血压、体温、血氧等)、客观实时地记录和显示相关数据,减少医疗差错,并且可以根据相关数据自动采集,各种护理记录单自动生成,形成统一规范护理文书。同时与医院信息系统(HIS)等系统无缝连接,实现监护室护理的现代化、数字化,提高重症监护室护士整体工作效率。系统基本功能如下(图3-12)。

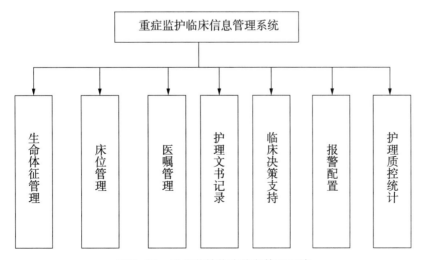

图3-12 重症监护临床信息管理系统

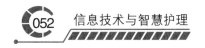

（一）生命体征管理

用连续的曲线图来显示患者的生命体征信息，并可显示体征和出入量的具体数值。

（二）床位管理

主要包括入科管理、出科管理、设置监护仪、取消监护仪、报警个性配置、设置呼吸机、患者基础信息等。

（三）医嘱管理

可无缝连接住院医生工作站医嘱，完成自动导入并生成给药计划，通过医嘱、药品名称及医嘱类型等条件查询医嘱。系统支持药品执行、暂停、修改流速、终止和结束功能及批量功能，提供外来药录入和微量泵自动采集功能。系统可查询和执行住院医生工作站开立的非药品医嘱，显示医嘱执行情况，执行后自动计算出入量并自动记录到护理记录单。根据医嘱状态设置不同颜色，如蓝色表示医嘱已执行，橘黄色表示医嘱完成状态，绿色表示医嘱交班状态，黑色表示医嘱未执行、未完成、未交班。

1. 提取医嘱　从医院信息管理系统中提取每个患者对应的医嘱。

2. 医嘱处理　记录每条医嘱的处理执行情况。系统可根据药品执行、流速等情况自动绘制每个药品每个时刻的给药图，显示所有时刻药品开始、修改流速、暂停及结束等状态。

3. 非药嘱执行　通过勾选或其他快捷模式对非药嘱进行执行登记，登记时自动生成登记时间。

（四）护理文书记录

通过自动采集监护仪、呼吸机、输液泵、血气分析仪及床旁血滤机等床边仪器数据，服务器同步数据存储，数据自动记录到护理记录单，全程采用无纸化信息记录，并使用电子签名。护士可根据不同评估类别勾选相应护理评估项目，系统自动计算总分并保存；护理评估中的护理措施同护理计划相关联。可实现病情分级分类、VTE 风险等级、导管危险因素、压疮危险因素及格拉斯哥评分等的评估和分数自动计算。所有评估分数自动计算并保存到护理记录单内，简单、便捷且不易出错。

同时可以自动记录患者的检查、检验信息，如系统可进行液体药品自动计算每小时结量和累计值（静脉入量、鼻饲或口服入量）、各管路引流量及尿量等。护士可根据需要进行信息查询（如显示具体的血气分析的信息），对出科的历史患者进行查询操作；还可进行查询统计，如可以通过姓名、住院号等方式对患者进行查询，显示患者的基本信息、标签记录等信息。

（五）临床决策支持

重症患者病情变化快，临床信息量大，信息产生速率高，系统可实时将临床数据分析和与疾病最相关的参数按照权重展示给医护人员，并预测病情发展与死亡风险趋势，辅助医生快速进行临床诊疗决策；可利用患者产生的临床大数据定义患者各项临床特征模型，医护人员可以随时抽取多项临床特征生成客观分析图表，实现大数据的有效利用，免去护士频繁通知医生的工作量，提高医疗护理质量。

（六）护理质控统计

护理质控统计主要包括呼吸机相关肺炎发病率、中央导管相关血流感染发病率、导尿管相关感染发病率、非计划拔管率、重症监护病房 48 小时重返率等质量控制指标统计情况、收治患者病情分级分布统计、临床信息查询、患者来源分类、去处分类、出入科总量和住院日数及床位周转的数据统计等。

案例

患者急诊入院,转入重症监护室,主管医生负责下达医嘱;主班护士负责床位及医嘱管理(审核医嘱、药品发送、检验检查处理、费用核查等);责任护士需在住院护士工作站和重症监护临床信息管理系统两个系统模块内针对该患者完善相关护理文书(如住院护士工作站内完成风险评估、住院患者首次护理评估单、宣教记录、危重患者护理计划单等;在重症临床信息管理系统完成生命体征管理、重症护理记录单、重症风险评估、特殊护理交接班等)。同时需要进行常见报警配置(如患者报警配置、床位报警配置、科室报警配置等),主要业务流程如下图(图3-13)。

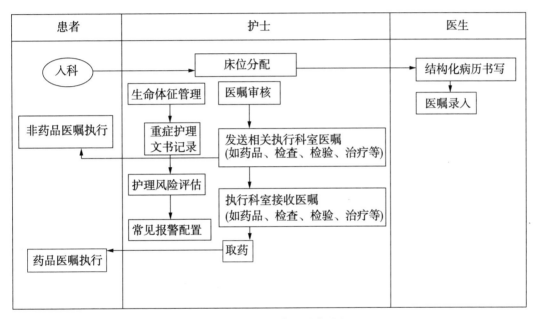

图3-13 重症患者住院全流程

四、手术室手术管理系统

手术室手术管理系统通过相应功能模块的功能实现对手术项目进行管理,达到手术患者数据整合、解决医院手术管理问题。系统从人员(医生、护士、患者、进修人员、外来参观人员)、资源(手术室、设备购置、设备维修、耗材、器械、药物等)、时间(手术计划、手术调整、手术进度等)、成本(人员、设备、资源、时间成本等)等要素管理出发,将手术室、麻醉科、病理科、设备科、库房的数据库进行整合,使与手术相关的人、财、物、时间都作为系统管理的重点。主要功能模块如下(图3-14)。

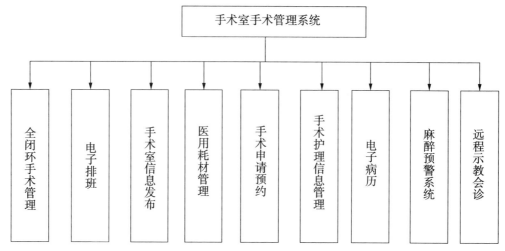

图 3-14　手术室手术管理系统

(一)基本功能

完成手术预约、排队,并返回排队信息;记录和管理手术室情况,包括助手、术前、术中、术后情况;管理麻醉过程,记录麻醉师,麻醉用药等情况;完成手术收费、记账管理等;统计功能,包括期内各科室手术例数等、期内各医生参加手术例数、护士参加手术例数,各分类分情况自定义统计报表等。

1. 全闭环手术管理　包括患者闭环管理、医务人员管理、手术闭环管理、器械耗材管理、手术室、输血、标本管理等,与 HIS、实验室(检验科)信息系统(laboratory information system, LIS)、手术麻醉等管理系统及设备科、输血科、病理标本科等科室无缝连接,准确记录手术流程中的所有事项,达成从手术申请到患者术后恢复全闭环管理的目标。

2. 电子排班　包括系统自动排班功能、排班合理性检查功能、实时统计功能、自动计算功能、实时人力资源分析功能等,能够帮助排班人员快速合理排班,为绩效考核提供数据,有效提高工作效率,实现手术室护士排班管理的信息化和精细化。

3. 手术室信息发布　主要包括及时将患者的手术信息向医护人员和患者家属实时动态发布,医护人员可在手术室显示屏幕上查看患者基本信息,患者家属可在手术室外等候区显示屏幕上查看患者手术进程,"进入手术室、手术中、手术结束、出手术室、进入复苏室、回病房"等信息将连同患者基本信息一起显示。

4. 医用耗材管理　医用耗材管理系统是一种对全院医用耗材的进、消、存进行全程信息化管理,以自动化订单、定制化加工、主动推送、消耗后结算、专业运维团队为特征,对医疗物资全程自动化、可追溯管理的精益化管理模式。

5. 手术申请预约　医生通过医生工作站提出手术申请后,手术室可完成手术房间和辅助人员安排,自动生成手术通知单,并将手术安排情况通过 HIS 反馈给手术申请医生。

6. 手术护理信息管理　面向手术室护士进行手术信息管理,具有辅助完成术前、术中、术后的器械清点、手术费用的确认并向 HIS 传输、生成手术护理文书以及将实时数据提供给患者家属等候区手术状况公告等功能。

7. 电子病历　主要包括各信息系统间的资源数据共享,可将患者病历、术前医嘱、检验结果、检查报告、医学影像等信息显示在手术室的麻醉工作站内查看,随时为医护人员提供患者术前、术中信息数据。

（二）辅助功能

1. 麻醉预警系统　主要包括建立麻醉知识库（药物使用说明和计算公式、危重评分标准、麻醉实施方法说明等），方便麻醉医生随时调阅参考，并可自动对从麻醉监护管理系统中得到的患者数据进行诊断，及时给医护人员报警提示。

2. 远程示教会诊　可将从手术现场获取到的音视频信号传输到音视频服务器中，同时完成数据处理和管理工作。手术室教室的电脑和其他设备通过网络调用服务器里的音视频数据，并在客户端完成数据的重现工作，由此将手术室内实况传输到示教室内，供人员参观和学习，可保证手术室里安静清洁，减少对手术医生的影响。同理，我们也可将示教室里的状况传输到手术室里，实现音视频的交互功能。

案例

5G 网络手术演示

在 2019 年 11 月 9 日河南省人民医院采用了国际领先的 4K 和 3D 设备，通过中国移动的 5G 网络实现了实时现场直播，4 台手术同时进行 5G+4K+3D 的手术演示和讲解（图 3–15），不但是河南省首次，在全国也处于领先地位。

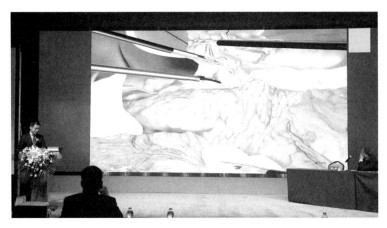

图 3–15　5G 网络手术演示和讲解

五、急诊医疗临床信息系统

急诊医疗临床信息系统为 120 急救指挥中心、急诊医生、急诊护士、出诊医护人员和患者提供了全面的数字化信息统一服务平台，是针对医院急诊科设计的临床信息管理系统，它覆盖了急诊相关的各个临床工作环节，能够将急诊科日常工作标准化、流程化和自动化，极大地降低了医护人员的工作负担，提高了整个工作流程的效率。主要功能模块如下（图 3–16）。

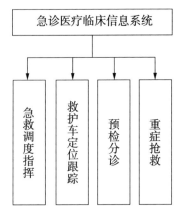

图 3-16 急诊医疗临床信息系统

1. **急救调度指挥** 与 120 急救指挥中心网络信息系统互联互通,做到数据共享、资源共享,建立统一的资源共享、统一的协作救治流程和统一的调度指挥规则。

2. **救护车定位跟踪** 救护车实施 GPS 定位可以随时了解救护车的运行状况,特别是判断到达医院的时间,以便及时做好院内的救治准备工作。

3. **预检分诊** 包括读取患者就诊卡、身份证等信息,可创建外伤及非外伤的分类诊疗知识库。分诊护士可直接从院内 HIS 系统内提取患者基本信息,根据主诉为判断大类,向患者分诊提供向导式的分级分区。

4. **重症抢救** 系统界面内展示患者的姓名、性别、床号、病历号、诊断状态及时间信息等,包括准备抢救、入抢救室、抢救开始、抢救结束及出抢救室。以物联网形式连接心电监护仪等设备自动提取患者的生命体征信息并以波形图形式展示。同时自动提取 HIS 系统内医嘱信息,包括医嘱的类别、开立时间、内容、剂量、单位、途径、频次及执行医嘱时间。

(1)护理记录:常见功能明细包括实时记录急诊患者的生命体征、用药及其他情况的护理记录、临床护理知识库维护等。系统可自动获取心电监护仪等监测设备监测到的生命体征,节约护士书写护理记录单时间。

(2)急诊病历:为急诊科提供特色的专科电子病历、患者信息、体征信息、诊断、自动获取医嘱及检查检验结果信息、主诉、既往史及患者一般情况等。

(3)抢救记录单:记录护士对急诊抢救危重患者护理过程,并可设置护理操作模板,方便快捷地录入护理内容,节省手写护理记录的时间,让护士有更多的时间去照顾患者。

(4)病情交接记录单:患者在抢救区经过一段时间的治疗,病情相对稳定之后就会被送往其他科室入院,系统可对病情记录进行电子化交接,住院护士工作站接收患者时自动弹出抢救区护理记录单,点击确定可完成电子化交接。

(5)质控管理、根据院内不同要求自动统计急诊分诊统计、分诊疾病统计、分诊正确率统计、入科统计、危重患者抢救成功率及急诊抢救室患者死亡率等。

六、移动护理信息系统

移动护理信息系统以掌上电脑(personal digital assistant,PDA)为平台,在医院信息系统的基础上,利用无线局域网进行传输交换信息,充分利用 HIS 的数据资源,将护理工作站从桌面应用推向移动应用,实现移动化、实时化、条码化。移动护理信息系统可随时随地通过患者识别、医嘱执行、体征采集、交班报告、护理文书、护理评估、护理计划、健康宣教等功能模块高效率完成对患者的护理工作,充分确保患者安全,提升护理质量。主要功能模块如下(图3-17)。

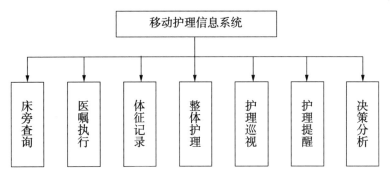

图3-17　移动护理信息系统主要模块

1.床旁查询　系统根据患者数据直观地显示在床位视图内,护士可实时查看本病区所有患者对应的床位列表(图3-18)。在列表内可直接完成基本信息查询、检查检验报告单查阅、医嘱查询及患者费用查询等。如护士可以查看患者所有有效医嘱信息等。

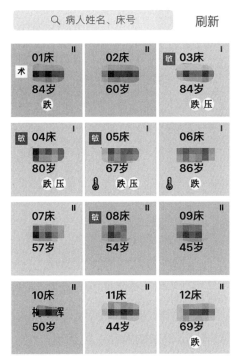

图3-18　患者床位一览表系统截屏示例

2.医嘱执行　通过移动手持终端扫描患者腕带条码信息、瓶签及其他条码信息即可进行自动核对,确保给正确的患者执行正确的医嘱。包括药品医嘱、医护医嘱、治疗医嘱、检验标本采集、膳食医嘱、健康教育、术前访视、术后随访等。信息核对异常时,通过特殊预警(图3-19)进行提示,杜绝给药错误或输错液等情况发生。

3.**体征记录**　通过移动终端实现在床旁对患者的体征信息进行实时采集、录入、统计等功能。

（1）自动进行体征信息的数据统计,并生成统计表单,可实时查看体温单。

（2）体征录入具有智能提示、输入引导、信息纠错等,双重质控,保证数据准确性。

4.**整体护理**　根据患者的生理、心理、社会、文化、精神等多方面的需要,提供最佳护理。护士可在床旁使用移动终端进行入院评估、护理评分、健康宣教、护理计划等工作,拉近护士站到患者床旁的最后 10 米距离。

5.**护理巡视**　按照护理级别定时巡视病房,了解患者去向及患者的病情变化,加强护患交流,杜绝护理差错及事故,提高护理满意度。

（1）输液巡视:实现护士为患者输液巡视(图 3-20)记录的操作。

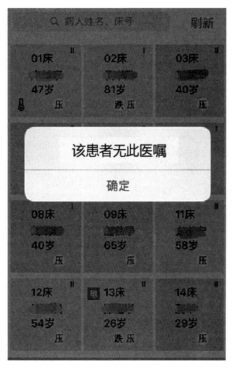

图 3-19　错误医嘱预警系统截屏示例

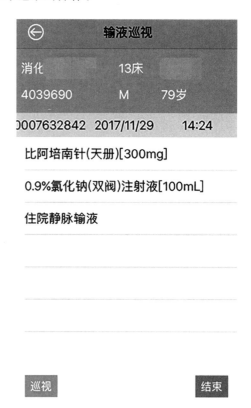

图 3-20　输液巡视系统截屏示例

（2）病房巡视:实现护士为患者巡房记录的操作。按护理等级要求所规定的周期性巡视记录。如:特级护理 24 小时专人负责;一级护理 1 次/小时;二级护理 1 次/2 小时;三级护理 1 次/3 小时等。

（3）夜间巡视:夜间当班护士对有病情变化的患者应随时巡查,观察病情变化,及时发现并解决出现的护理问题。

6.**决策分析**　对比分析不同科室、不同角色、不同护士的工作量,并进行统计报表、图表分析(饼状图、柱状图、折线图)。

案例

安全用药管理闭环

责任护士在床旁执行药物医嘱时,依托移动终端完成用药安全管理目标:将正确的药物,按正确的剂量,用正确的途径,在正确的时间,给予正确的患者。构建安全用药管理闭环流程(图3-21),主要包括医生站、护士站、住院药房,涉及的人员有医生、护士、药师、物流人员等。借助信息技术从医生开具医嘱开始把关,直到把药品医嘱执行到患者身上,在整个过程中信息系统都要进行科学的管理监督,从而保证用药的正确性及准确性。

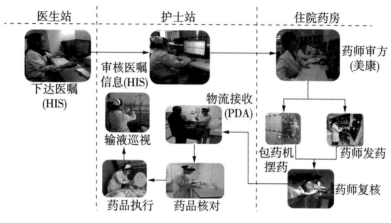

图3-21　安全用药管理闭环流程

第三节　护理管理系统

长期以来我国护士人力资源配置不足,2019年2月《关于开展"互联网+护理服务"试点工作的通知》中明确要求扩大护理服务供给,共享护士资源国内大部分三级医院为补充护理人力不足、应对院内外突发事件,均建立了机动护士库,由护理部统一管理调配,但调配方式多采用数周乃至数月的较长期人员调整,无法满足数小时或数天的临时用人需求;且机动护士对所派科室缺乏自主选择权。护理部调配时,从沟通、排班、通知到数据汇总、绩效发放多靠人工统计,效率不高。信息化的飞速发展给护理管理模式也带来一定的冲击,护理管理也逐渐由传统的手工、纸质、低效管理模式转变为信息化、智能化的高效智能管理模式。目前在医院信息化及护理信息化建设中,护理管理系统是其重要的组成部分。

护理管理系统是指应用于护理管理工作过程中的系统,它可以实现护士长排班、工作量统计、危重患者访视、护理质控检查、护士培训考核、意外事件上报等功能,同时可自动生成各类月度、季度、半年、全年统计图表,如意外事件发生率、平均满意度与排名、考核结果、培训情况、三级护理质量检查合格率、全院人员考勤与值班小时数等。护理管理系统主要包括护理人力资源管理系统、护理质量控制管理系统和医院物资管理系统等。它的主要任务是使用信息技术实现对护理活动的规范化、科学化、现代化管理。为管理者及时动态掌控护理过程中所涉及的人、财、物、业务等信息,并利用数据对护理信息资源进行整合和优化配置,辅助临床护理决策,降低护理管理成本,提升护理质量和效率,提供了有效的途径。

一、护理人力资源管理系统

护理人力资源管理是卫生服务组织利用护理学和相关学科的知识,对组织中的护士进行规划、培训、开发和利用的过程,从而达到实现组织目标,提高服务水平的目的。护理人力资源管理系统具有管理全院护理人力资源(包括实习生、进修生等)的功能,可满足护理部门管理需要,同时符合医院等级评审的要求。在医院建设过程中可根据医院实际管理需求提供全面的技术支持,确保项目能够正常应用。通过护理人力资源管理系统,可以实现对护士档案的电子化管理、护士排班、护士调配等,实现了护理人力资源管理的规范化、科学化、信息化,主要功能模块如下(图3-22)。

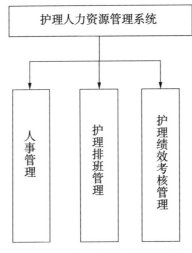

图3-22　护理人力资源管理系统

1. 人事管理　主要包括护士档案信息的收集与储存。档案信息内容包括姓名、性别、工号等基本信息,以及职称、职务、学历、继续教育、工作经历、护理教育及护理科研工作开展情况等;档案信息的定期维护与更新管理;记录护士的人事变动,如从入职到离职、不同部门间的人员调动、职称及职位变动等。可以输出打印多角度统计分析报表:床护比统计分析报表、职称职务统计分析报表、工作年限统计分析报表、层级统计分析报表、离职率统计分析报表等。

2. 护理排班管理　根据不同工作场景提供科室排班管理、自动计算护士每月累计请假数据、自动显示护士调班信息。

3. 护理绩效考核管理　依据等级医院评价标准,构建基于护理工作量(图3-23)、护理质量、住院患者满意度并结合护理难度、技术要求等要素的绩效考核制度,并将考核结果与护士薪酬分配相结合,充分调动护士积极性。主要功能有绩效核算、护理单元绩效统计、个人工作量统计等。

护理站	CVC				导尿管				胃管			
	置管总人数	带管总日数	滑脱次	滑脱率	置管总人数	带管总日数	滑脱次	滑脱率	置管总人数	带管总日数	滑脱次	滑脱率
胸外科一护士站	140	483			99	91			11	48		
胸外科三护士站	43	212			45	55			10	53		
胸外科二护士站	87	458			67	67			15	76	1	0
神经外科一护士站	63	424			73	215			6	56		
神经外科二护士站	37	194			42	131			5	8		
神经外科三护士站	67	349			63	145			5	24		
神经外科五护士站	29	116			4	16			1	9		
神经外科ICU护士站	2	44			6	83			4	35		

图3-23　护理工作量系统截屏示例

二、护理质量控制管理系统

护理质量是患者安全的重要保障,是衡量医院服务质量的重要标志之一,是护理管理的核心和重要内容。护理质量管理是指按照护理质量形成过程和规律,对构成护理质量的各个要素进行计划、组织、协调和控制,以保证护理服务达到规定的标准和满足服务对象需要的活动过程。借助信息化技术构建护理质量控制管理体系,可以实现全面的护理质量管理。护理质量控制系统通过建立网络化、无纸化、过程化的护理质控平台,可实现护理操作实时记录和实时护理查询,显著减少护士工作压力,缩短工作时间,及时提升、改善护理质量,提高临床护理质量及护理工作效率。护理质量控制管理系统常见模块及功能(图3-24)如下。

```
        ┌──────────────────────────┐
        │   护理质量控制管理系统      │
        └──────────────────────────┘
   ┌────┬────┬────┬────┬────┬────┬────┐
 护理  院内  护理  护士  护理  不良  质量
 三级  满意  敏感  长工  规章  事件  管控
 质控  度调  指标  作手  制度  管理
 管理  查    管理  册    管理
```

图 3-24　护理质量控制管理系统

1.护理三级质控管理　系统整合完整的质量检查指标与管理细则,涵盖了医院所有病区科室的护理质量安全要求。护理质量检查内容主要包括质量检查(图3-25)、夜查房、病区自查等,可以实现多个维度质量检查管控,同时将检查过程中发现的问题汇总、分析成因、明确改进、效果评测,实现问题全过程的闭环管理,全面提升医院的护理质量管理水平。

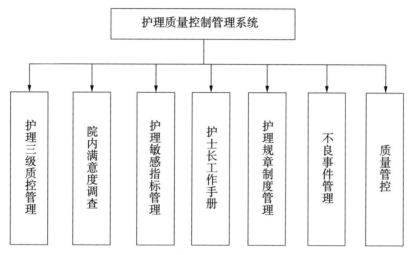

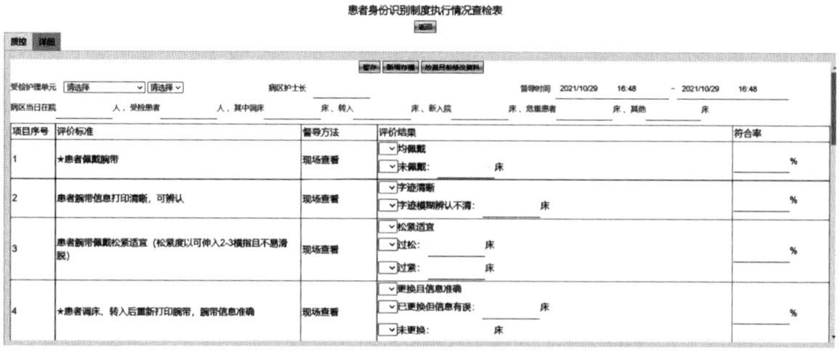

图 3-25　护理检查表系统截屏示例

2.院内满意度调查　根据院内满意度调查流程,自动生成评价分值,根据不同需求可做不同维度的统计。

3.护理敏感指标管理　依据三级甲等医院评审标准及院内常用指标,构建根据时间段统计的数据,依据不同人员需求,可以制作折线图、饼状图、柱状图、雷达图等。

4.护士长工作手册 通过该模块可以实现护士长日常工作事务(人员管理、计划、总结、危重患者讨论、不良事件分析等),提高护理工作效率和护理工作质量。

5.护理规章制度管理 根据不同层级要求制定临床护士查看、执行的有关制度、流程、执行细则等。

6.不良事件管理 常用不良事件包括通用不良事件上报报表、压疮不良事件上报、跌倒坠床不良事件上报、导管不良事件上报、护理安全不良事件上报。不良事件信息化管理系统可实现对不良事件的跟踪处理,包括存在问题、分析问题原因、提出整改要求和目标、科室整改效果评估等,同时可将不良事件类型统计分析报表、不良事件原因统计分析报表等多角度统计分析报表输出打印。

7.质量分析 通过将检查结果的录入,可实现计算机对信息的存储、分析和评价。主要包括2个方面的内容。

(1)重点护理质量报表:如压疮(带入例数、新发例次)、意外伤害例次、输血例次、投诉例次、事故例次、安全隐患例次等自动汇成各科室结果。

(2)主要质量问题及分析:安全隐患评估、改进措施、落实情况及相关建议等。

案例

河南省人民医院护理部按计划每日对 5～6 个病区夜间护理质量进行督导,次日反馈督导结果,重要问题当即与病区护士长沟通并要求改进,每月实现病区夜间护理质量督导全覆盖,全院年度夜间护理质量平均得分展示柱状图见图3-26。

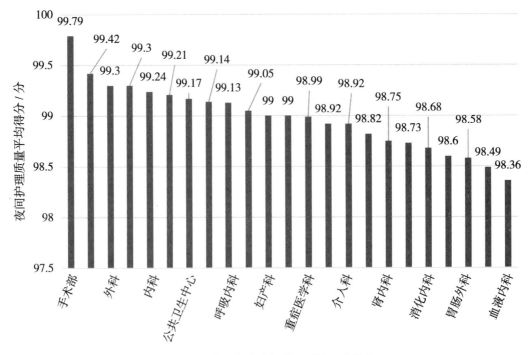

图3-26 全院年度夜间护理质量平均得分

三、医院物资管理系统

医院物资管理系统是医院为完成医疗、护理、教学、科研等工作,对所需的各种物资进行计划、采购、保管、供应、维修等各项组织管理工作的系统。物资管理系统是医院信息管理系统中的重要组成部分,它主要实现了医院物资管理的系统化、规范化和自动化。医院物资管理的好坏,直接反映耗材等物资成本的高低、使用率,是衡量医院管理效能的主要指标之一。物资管理系统将既往医院物资的采购、验收、入库、领用以及出库等均需手动输入单一的资源进行整合,有利于完善医院物资质量监管体系,确保物资使用全过程有数据记载,根据物资管理系统信息的准确性,确保物资预算的准确性,减少不必要的支出,实现医院物资的科学分配目标。医院物资管理系统主要常见模块及功能如下(图3-27)。

1. 科室日常业务　包括科室物资请领管理和科室固定资产报废管理两部分。在科室物资请领管理中可以进行科室物资请领、物资请领订单查询;科室固定资产报废管理中可以进行科室物资报废申请、科室物资报废审核和报废单打印。

2. 资产中心库房业务　包括入库、出库、转科、报损、单据冲红等。其中,入库业务中包含新建入库单、查询入库单、采购合同入库、删除入库单、修改入库单、审核入库单和入库单记账。出库业务中包含新建出库单、查询出库单、新建领用退货单和查询领用退货单。转科业务中包含新建转科单和查询转科单操作。报损业务中包含新建报损单和查询报损单操作。

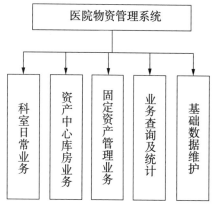

图3-27　医院物资管理系统

3. 固定资产管理业务　包括台账管理和资产管理两部分。台账管理中可建立固定资产台账、固定资产台账审核、附件登记、台账查询、打印标签。资产管理中可进行资产退货、资产转科、资产报废和资产退库。

4. 业务查询及统计　包括业务查询和统计分析两部分。可查询科室物资清单、单据查询、库存批次查询、业务明细账查询、会计账簿查询、库房库存清单查询。统计分析中可查看收支报表、查询入库汇总报表和查询出库汇总报表。

5. 基础数据维护　为了提高系统的可维护性和可扩展性,便于操作使用,设置用户权限分配、字典维护、系统参数设置等。通过该模块可以使用户快速完成系统初始设置与日常运行维护工作。同时,利用该系统,在具体实施中可通过权限设置对使用流程进行优化,对系统的自动化管理及优化采购具有积极效果。

第四节　医院其他护理相关信息系统

一、临床辅助决策支持系统

护理信息系统是护理信息化建设的主要内容。护理信息系统采用结构化数据录入方式,具有护理决策支持功能,它可以利用已采集的信息,经过分析、处理,为护士做出护理诊断、护理计划、护理评估,直接服务于患者。护理信息需要院内集成与互操作,医生需要患者实时的体征信息辅助决

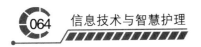
策,护士需要患者全方位的临床信息以正确执行医嘱、辅助护理计划。人工智能、数据挖掘与知识管理,这些计算机科学迅速发展的理念与技术正在成为临床护理决策支持类应用的催化剂。

临床辅助决策支持系统(clinical decision support system,CDSS)是护理信息化建设的新方向。CDSS是通过模拟医学专家诊断和治疗疾病思维过程编制的计算机程序,它充分运用可供利用的、合适的计算机技术,针对半结构化或非结构化医学问题,通过人机交互方式改善和提高决策效率的系统。护理领域CDSS的开发主题主要包括辅助护理程序、智能提醒与警告、辅助健康教育及优化护理管理等,已证实具有整合与利用数据、保障患者安全、促进护理记录标准化等优势。

(一)架构体系

临床辅助决策支持系统通过构建的医学知识库、方法库和数据库为基础,利用的技术包括数据挖掘技术和联机分析技术对临床辅助数据进行综合分析处理,并输出决策结果的决策支持系统。目前的临床辅助决策支持系统形式主要有两种:①基于知识库的临床辅助决策支持系统;②基于非知识库的临床辅助决策支持系统。大多数临床辅助决策支持系统由3部分组成,即知识库、推理机和人机交流接口部分,其通常采用IF-THEN规则来储存和管理知识。而基于非知识库的临床辅助决策支持系统则多采用基于人工神经网络或遗传算法的人工智能形式。

(二)构建方法

为提高临床辅助决策支持系统在卫生保健组织中的作用,Sirajuddin等将构建临床辅助决策支持系统的实施步骤归纳为6个步骤:①确定临床辅助决策支持系统的受益者及期望达到的目标;②对卫生保健组织中现有的信息系统进行分类,并确定其中可被临床辅助决策支持系统利用的工具;③选择帮助实现预期目标的干预措施;④检验干预措施是否能按受益者要求的水平实现预期目标;⑤检测临床辅助决策支持系统调度到患者照护环境后的有效性;⑥评价程序运行的过程及期望目标是否达到,并针对出现的问题进行调整。

(三)设计思路

将CDSS植入护理电子病历,规范护理记录,指导护士工作是系统开发的目的。CDSS是一种通过数据、模型等,以人机交互辅助临床工作人员决策的计算机应用系统,是人工智能在医学中的运用。

(四)CDSS对护理实践的影响

1. 对护理工作的影响　CDSS可通过提醒、预警、辅助决策等功能提高护理记录的准确性和全面性,增强护士决策自主权、专业满意度和职业归属感。同时,开发者将循证指南嵌入CDSS,可提高护士对指南的依从性,从而规范护士行为,提升护理质量。

2. 对患者的影响　CDSS能够显著提高患者舒适度和生活质量,但对慢性病患者症状管理影响较小。究其原因,可能为慢性病病程较长且病情复杂,症状改善是治疗、专业护理、日常照护等共同作用的结果,而CDSS应用于护理领域,更多关注的是患者护理问题。

3. 对护理资源的影响　CDSS虽提高了护士工作效率,但也增加了护士计算机使用时长,一定程度上减少了护患沟通时长,可能会不利于良好护患关系的建立。关于经济效益,考虑到系统实施前期需要计算系统开发、人员培训、人力支持等成本输出,尽管护理和患者结局得到有效改善,但未能监测到短期内成本效益。

二、静脉血栓栓塞风险评估与预警监控系统

静脉血栓栓塞(VTE)严重危害患者安全,严重影响医疗质量。构建适应医院实际情况、规范化的VTE防治体系是国内外先进医院的通行做法,也是我国三甲医院质量管理与控制的指标之一。

通过建立医院内 VTE 防治体系,使全院各临床专科应用信息系统进行 VTE 风险评估,使用标准化干预路径,可提升 VTE 专项防治水平,进一步丰富医院整体质量管理体系。VTE 风险评估与预警监控系统常见模块及功能(图 3-28)如下。

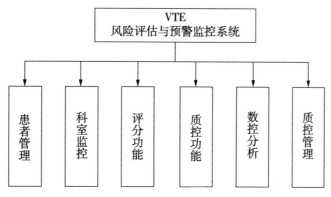

图 3-28　VTE 风险评估与预警监控系统

1. 患者管理　该系统与医院相关信息系统对接,并以列表展示住院患者信息(包括既往住院信息和 VTE 评估状况),必要时可直接导出患者相关信息。

2. 科室监控　对科室进行实时监控,对每个住院患者 VTE 风险评估状态进行监控,主要针对科室在院患者进行独立监控,并且对本科室所有存在 VTE 中危和高危风险患者的风险程度弹框或列表显示,提醒医生及时进行处理。

3. 评分功能　使用统一的 VTE 风险评估量表进行准确评估,评分包含 Caprini 评分、出血风险评分、机械预防风险评估等,对同一患者进行多个时间点的多次自动评分,并针对有 VTE 风险的住院患者提供适合的药物预防和机械预防措施等推荐方案,例如:系统根据患者手术等医嘱信息自动进行 VTE 风险评估,当风险评估分数≥3 分时,系统自动弹框提醒医生进行 VTE 预防措施处理(图 3-29)。

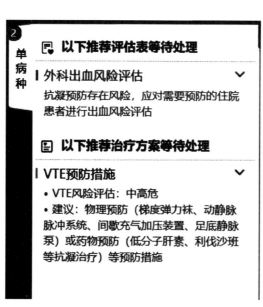

图 3-29　VTE 预防措施提醒系统截屏示例

4.质控功能　可对相关评估数据可进行自动分析和统计,并可以进行动态监测和评估;对已经产生 VTE 的患者需要有相应的质控指标:基础监测指标,内容包括评分分数、评分率、预防措施、出血评估率等内容;对包含重点监测的过程指标,如 VTE 风险评估率、预防措施实施率等;医院重点监测的结局指标,如医院相关性 VTE 发生率、VTE 相关病死率等。

5.数据分析　对整个数据库进行横断面研究,横断面研究可自定义研究内容,横断面研究需导出 Excel 文件进行下载查阅分析。

6.质控管理　通常基于临床路径方法建立标准化干预诊疗路径,从而实现患者评估、预防、诊断、治疗等全过程各个节点的全面质控,避免了人工查询费时费力的弊端,进一步丰富并完善医院病种质量全面管理体系。

案例

河南省人民医院通过网络信息中心、医务处、护理部、院内 VTE 学组及第三方工程师等多部门人员通力协作,通过自动提取病历数据,优化了院内 VTE 防治流程(图 3-30),将原有 VTE 防治流程内护士评估转化为现在的系统 AI 自动评估,将信息化实施前的事后管理改变为实施后的利用临床辅助决策支持系统自动监管及汇总,动态管理 VTE 风险变化,将事后管理改变为事中干预,根据患者的医嘱判断预防措施实施情况。

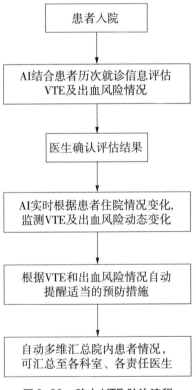

图 3-30　院内 VTE 防治流程

三、合理用药监测管理系统

合理用药是医疗机构药事管理的目标,是提高医疗质量、保障医疗安全的必然要求,也是深化医药卫生体制改革、建设健康中国的重要内容。为保障患者用药安全,促进临床遵循药品临床应用指导原则、临床诊疗指南和药品说明书等合理用药,充分利用信息化,发挥药师在合理用药方面的作用,为临床医师提供技术支持,保障药品的安全、有效、可及,结合国家相关管理规范的要求,运用信息化手段实现医院合理、合规用药管理的医院药学综合管理平台。用药管理监测系统常见的模块及功能如图3-31。

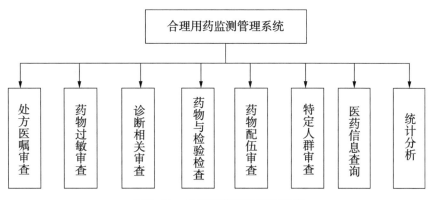

图3-31　合理用药监测管理系统

1.处方医嘱审查　结合患者的具体情况,提供个体化、精细化的用药提示,全方位监测不合理用药。从药物的剂量范围、给药途径、肝损害剂量、肝肾功能损害剂量(图3-32)等针对医生医嘱进行审查,例如:环磷酰胺针对肝功能不全或肝功能损害的患者不推荐使用,系统根据患者针对或检验结果自动弹框提醒医生该药物针对该患者不推荐使用。

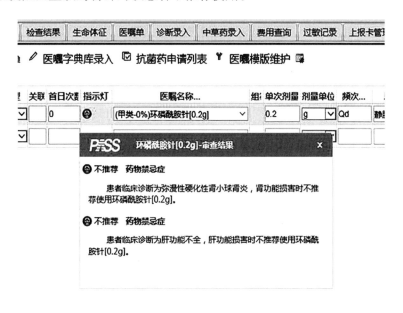

图3-32　大剂量药物审查结果预警提醒系统截屏示例

2. 药物过敏审查　主要针对药物的交叉过敏、成分过敏,包括药物与敷料或食物的过敏信息等基本信息。

3. 诊断相关审查　依据患者疾病针对医生医嘱内的药物对超适应证、禁忌证、不良反应等相关内容进行审核。

4. 药物与检验检查　主要针对医生越权用药、围术期用药、细菌耐药率等进行审方提示;依据患者检验结果值异常不适宜药品进行审查,包括医生医嘱内的检验检查申请单同时进行核查,确保临床用药安全。

5. 药物配伍审查　根据《国家药典》提供的药品配伍禁忌(图3-33)、配伍浓度、钾离子监测、TPN 审查等做药物配伍审查。

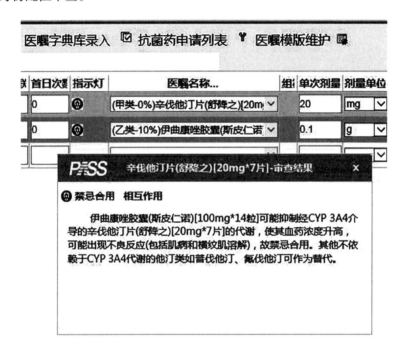

图 3-33　药物禁忌预警提醒系统截屏示例

6. 特定人群审查　根据患者性别用药、成人用药、老人、儿童、妊娠期/哺乳期妇女用药等进行合理的审查。例如:儿科医生对一例 3 岁患儿下达酚麻美敏混悬液(泰诺)4 mL,每天 2 次口服,根据用药说明,2～4 岁儿童推荐每次口服剂量为 2.5～3.5 mL,系统自动弹框提醒(图3-34)医生超剂量开药,则审方不通过。

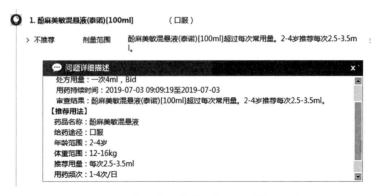

图 3-34　儿童用药预警弹框提醒系统截屏示例

7.医药信息查询　从临床实际出发,根据医生常用药物使用情况,为临床医生提供常用药品的药品说明书、中药材专论、重要提示信息查询功能。

8.统计分析　提供全面药物监测结果统计分析功能,为医院相关部门提供用药管理的数据信息。

▶ **本章小结** ◀

在护理信息需求与国家政策推动下,我国护理信息化快速发展。临床护理信息系统着重于患者信息与临床护理相关信息的管理,实现了护士电子化办公的功能。它不仅能快速采集、大量储存并灵活处理和传输护理信息,而且通过缩短间接护理时间提高护理服务效率,通过避免医嘱的人工转抄减少护理差错的发生,优化护理服务流程,改善护理服务体验,实现科学护理管理。随着护理信息系统不断完善,专科护理信息系统开始出现并越来越多地应用于临床,同时无线网络、PDA、移动电脑、平板电脑等移动设备的普及使我国护理信息系统逐渐由基于电子医嘱录入和处理的护士工作站向移动护理信息系统转变。移动护理信息系统的启用,将结果质量控制转变为环节质量控制,并通过前馈、反馈和现场控制实现了持续质量改进。但护理信息系统的实施在为护理工作带来诸多益处的同时也因其潜在问题影响护理工作和患者安全,护理信息化面临着严峻的挑战。在2021年十大医疗技术危害中,"输入字段后自动补充药名的系统可能导致致命的用药错误"已位列第2位。通过对护理信息系统进行科学、客观地评估以及时发现信息系统现存的问题,是进一步推动护理信息化发展的重要环节。

思考题

1.护理信息系统主要包含哪些模块? 其主要的功能是什么?

2.护理信息化还可以从哪些方面提升护理工作的效率?

3.护理信息系统的发展,产生了大量的护理信息数据,如何有效地利用这些数据资源?

情境与思考

2021 年 7 月 22 日,谷歌旗下 Deepmind 公司的研究团队在《自然》杂志上发表了一篇报告:该公司开发的人工智能序"Alphafold"预测出了 98.5% 的人类蛋白质结构,而此前数十年,全球科学家合力才攻克了三分之一,消息一出,学界震动。通过深度机器学习等技术,人工智能系统可以在几天至几个月内,完成传统计算机软件需要上百年甚至更长时间才能完成的计算量,较为精准地预测出蛋白质三维结构,这对于人类攻克医学难题有着划时代的意义。

请思考:①机器学习和深度学习、人工智能的关系是什么?②人工智能技术在医学专业领域的应用现状如何?

第一节　机器学习的概况、应用现状

机器学习(machine learning, ML)是一门研究计算机如何从数据中学习并挖掘信息的科学学科,是人工智能的本质,涉及概率论、统计学、逼近论、计算复杂性理论等多门学科,它是指利用计算机模拟人的思维方式,使其像人一样具备学习能力,从而能够在没有任何明确编程的情况下,基于大量的训练数据进行学习,利用系统本身进行自我改进,逐步提高性能,然后根据学习的行为做出复杂的决策,是计算机具有智能的根本途径。机器学习通过自行探索,能够挖掘数据间更深层次的隐含规律,捕获与处理变量之间多层次、交互的非线性关系,建立关联因子模型,不仅在效率和准确性方面更具有优越性,并且能够契合实际临床工作全面性、复杂性的特点,做出更准确的预判与决策。

简而言之,机器学习即是寻找一个数学公式,以利用该公式和一组输入数据(训练数据)进行运算,并与正确结果进行比较。目前已广泛应用于疾病诊断预测、医疗决策支持、护理效果评价等领域。

一、机器学习的简介

(一)机器学习的发展及概念

1950 年,计算机科学、人工智能之父阿兰·图灵(Alan Turing)在论文"计算机与智能"中提出一个问题"机器能够思考吗?",这篇论文描述了图灵测试,即法官将自己的问题输入终端程序,并与另外两个选手对话,选手和计算机均需要做出回答,法官据此判断哪个是计算机,哪个是人,如果法官无法准确判断,则为计算机挑战成功。图灵测试为机器学习的发展奠定了基础。1956 年,美国计算机游戏和人工智能领域先驱之一亚瑟·塞谬尔(Arther Samuel)在达特茅斯会议上,首次提出"机器学习"一词。1959 年,亚瑟·塞谬尔给出了机器学习的笼统定义:"机器学习是研究如何让计算机不需要明确的程序也能具备学习能力。"汤姆 M. 米切尔(Tom M. Mitchell)作为卡内基梅隆大学机器学习的主席,1997 年编著了《机器学习》一书,并将机器学习定义为:假设用 P 来评估计算机程序在某类任务 T 上的性能,若一个程序通过利用经验 E 在 T 任务上获得了性能改善,则我们就说关于 T 和 P,该程序对 E 进行了学习。该定义被人们广为引用,其实质是指随着训练次数的增加,这个系统可以在性能上不断学习和改进,通过优化该学习模型,能够基于先前学习得到的参数来预测相关问题的输出。

综上,机器学习本质是基于某种算法指导计算机利用已知数据得出适当的模型,并利用此模型对新的情境给出判断的过程。机器学习是一门专注于计算机掌握现有知识并通过与外界信息数据交互获取新知识和新技能的科学学科,起源于统计学、信息学和计算机科学的交叉领域,该领域旨在从数据和计算机科学中学习关系,其核心是高效的算法模型。

(二)机器学习的类型

机器学习的类型大致分为以下 4 种:监督学习(supervised learning,SL)、半监督学习(semi-supervised learning,SSL)、非监督学习(unsupervised learning,UL)及强化学习(reinforcement learning,RL)。

1. 监督学习　监督学习是指在训练数据中,数据集(dataset)既包含特征向量(feature vector),也附带对应的结局指标,是最常见的机器学习方法。常用于分类(决策树、支持向量机、朴素贝叶斯等)和回归(线性回归、广义线性回归、支持向量回归、高斯过程回归、集成学习等),其中神经网络可同时用于分类和回归。

监督学习所输入数据集的全部样本均为有标签样本(labeled example),每个元素 X_i 为一个特征向量(即研究对象),特征向量每个维度的值称为特征(feature),表示为"X"(即自变量),例如一个人的特征包括身高、性别、体重等。此外,标签 Y_i 即为特征向量的结局指标(即因变量),通常为一个实数值,也可以是图片、文本等,如果我们用监督学习方法检测患者罹患糖尿病的情况,标签可以分为"罹患糖尿病"和"没有患糖尿病"两类。

监督学习算法(supervised learning algorithm)利用有标签数据集生成一个模型,以一个样本的特征向量作为输入,模型可以输出用于判断该样本标签的信息。例如,对于一个脑卒中复发预测模型,可以通过输入某一患者的特征向量,输出该患者复发脑卒中的概率。

2. 半监督学习　半监督学习可利用掺杂着有标签和无标签样本的数据集进行学习。通常情况下,无标签样本的数量远超过有标签样本。半监督学习算法(semi-supervised learning algorithm)试图对未标识数据进行建模,在此基础上对标识的数据进行预测。半监督学习的基本规律在于:数据的分布必然不是完全随机的,通过一些有标签数据的局部特征,以及更多无标签数据的整体分布,

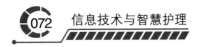

可得到接受度、准确性较好的分类结果。

3. 非监督学习 非监督学习只需要包含无标签样本的数据集(即不需要附带对应的结局指标)。非监督学习算法(unsupervised learning algorithm)所产生的模型同样接受一个特征向量 X 为输入信息,通过数学转换使其变成另一个更有用的向量或数值。相对于监督学习,非监督学习使用无标签的数据。机器会主动学习数据的特征,并将它们分为若干类别,相当于形成未知的标签。常用于聚类分析[算法包括原型聚类(K 均值聚类、高斯混合聚类)、密度聚类、层次聚类]。

4. 强化学习 强化学习没有已标记的样本集,并且参与元素的数量也不同,用于描述和解决智能体(agent)在与环境的交互过程中通过学习策略以达成回报最大化或实现特定目标的问题。强化学习算法(reinforcement learning algorithm)的思路非常简单,以游戏为例,如果在游戏中采取某种策略可以取得较高的得分,那么就进一步强化这种策略,以期继续取得较好的结果。这种策略与日常生活中的各种绩效奖励非常类似。在医学影像领域常用于病灶/目标定位与检测、图像配准、目标追踪、图像分类和超参数调整等。与监督学习模型相似的是,强化学习中的策略同样是一个函数,以特征向量作为输入,输出一个当前状态下最优的可执行动作。

二、机器学习的算法

随着机器学习的不断改进与发展,已经衍生出了多种机器学习的算法。目前在医学研究领域,常用的算法包括支持向量机、决策树、随机森林等,本部分将简单介绍每类机器学习算法的原理及其模型构建流程。

(一)支持向量机

支持向量机(support vector machine,SVM)的初始模型源于 1992 年博瑟(Boser)等学者提出的最优边界分类训练算法;1995 年,弗拉基米尔·瓦普尼克(Vladimir Vapnik)首次提出支持向量机。支持向量机是基于统计学习理论提出的着重解决小样本、非线性和高维度的新型机器学习方法,已经广泛应用于模式识别、信号处理、非线性回归、图像分析等领域。在医学领域,支持向量机常被应用于蛋白质分类,美国国立卫生研究院(National Institute of Health)甚至建立了一个支持向量机的软件函数库,该网络工具可将某蛋白质分类到其对应的功能家族。

1. 支持向量机的原理 SVM 作为一种监督和半监督学习的方法,广泛应用于模式识别(分类问题、判别分析)和回归问题(时间序列分析)。支持向量机最初是解决二分类问题的一种方法,其原理是利用间隔最大化思想来实现结构风险最小化原则,在样本空间或者特征空间构造出最优超平面(决策分界面),使得训练样本集不同类别的点位于超平面(hyperplane)两侧,并且要尽可能保证边界样本点距离这个分界线足够远。如图 4-1 所示,圆形和正方形分别位于最优超平面两侧,边界点(黑色的圆形或正方形)称为支持向量,支持向量的连线为边界分界面(虚线),训练时需寻找一个最优超平面以有效地区分圆形和正方形,并尽量保证边界分界面距离最优超平面尽量远的同时,也保证分类的正确性。

2. 支持向量机的分类类型

(1)线性分类:以一个基本分类问题为例引入,假如您想判断这里的动物哪些是猫、哪些是狗,此处仅涉及两种结果,即是或不是某种动物,这就是一个简单的二分类问题,可以将他们划分为 0 或 1。为了确定某个对象属于哪一组,可使用一个线性分类器确定物体位置,然后在适当位置看是否存在一条简洁的分界线——即超平面,使一组物体位于分界线一侧,另一组在其对侧,以图 4-1 为例,支持向量机就是需要寻找一条线,能够有效地区分圆形和正方形。

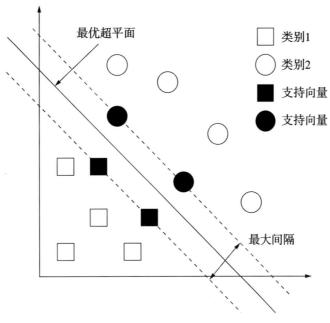

图4-1 支持向量机的原理

常见的线性分类器包括以下两种。①Hard-margin SVM:基本的支持向量机类型,不能处理不同类别相互交融的情况。②Soft-margin SVM:可以处理数据集线性不可分的情况,即没有办法直接找到两个边界分界面,此时需强制允许对一些样本的错误分类,即容错率。

(2)非线性分类:如果向图4-1中加入两个三角形,如图4-2所示,此时二分类就将变成多分类问题,超平面已不能很好地将三者区分开来,这时应采用核方法以解决分类任务中线性不可分的问题,引入核函数(如线性核函数、多项式核函数、Guass径向基核函数、Sigmoid函数等),使用算法来匹配得到特征空间中超平面的最大间隔。常见的非线性分类器是Kernel SVM,主要用于求解线性完全不可分的情况,即将当前的数据映射到更高的维度中,应用线性超平面来求解SVM。

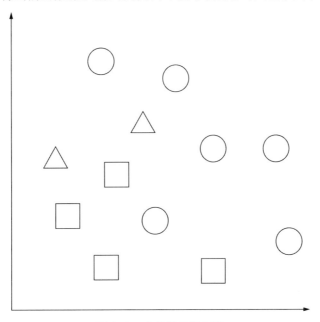

图4-2 非线性分类示意

核函数的主要思想并不是直接将低维数据映射到高维数据中,而是采用一些更为简单的非线性映射,将原始数据通过某种转化,放入适合对其进行分类的高维空间中,以实现线性可分,再通过已有的较为简单的线性学习方法对数据进行分析和处理,以某一平面作为分类超平面。

与传统的直接使用维度增高相比,引入核方法具有以下两点优势:①常用的非线性分类方法对于具体问题的描述不够直观。核方法作为一种非线性映射,便于使用通用的分类器处理具体问题。将复杂的映射关系内化到核函数的计算中,使得计算复杂度与高维特征空间的维数无关。②与非线性分类器相比,线性分类器对于过拟合有更好的控制性能,从而保证了分类器良好的泛化性能。

3. 支持向量机模型的构建流程　支持向量机模型的构建流程包括建立临床特征数据库、确定分类器、参数优化、构建预测模型、模型预测 5 个步骤,可利用 Libsvm 机器学习软件包建立 SVM 预测模型,所构建的模型性能优异、分类精确度高,对样本量较小的数据集也能准确分类,且可以得到样本趋于无穷时的最优值。以采用支持向量机构建反复发作抑郁症患者 5-羟色胺选择性复摄取抑制剂(serotonin -selective reuptake inhibitor,SSRI)抵抗的预测模型为例进行简单介绍如下。

(1)建立临床特征数据库:研究者采用回顾性研究的方法从 2005 年 11 月至 2014 年 4 月住院或门诊患者中,依据入组、排除、SSRI 抵抗筛选标准选择研究对象,收集患者的人口学资料、临床特征评定、首程 SSRI 抗抑郁治疗的效应特征、心理测量指标、随访资料等临床特征数据,对纳入的研究样本进行筛选,其中 857 例使用了 SSRI,符合本课题的纳入标准。此外,研究者也可以通过问卷调查、病历资料提取等多种渠道收集数据,建立临床特征数据库。

(2)确定核函数类型:目前核函数的选择没有专业的理论支撑,研究者可将数据分别带入不同的核函数中,根据核函数的精确度进行选择。本研究采用了多项式核函数构建预测模型,其重要参数包括 c 和 γ,c 是惩罚系数,即对误差的宽容度,c 越高说明越不能容忍出现误差,越容易过拟合,c 越小越容易欠拟合,c 过大或过小均易致使泛化能力变差;γ 隐含地决定了数据映射到新特征空间后的分布,γ 越大支持向量越少,γ 值越小支持向量越多,支持向量的个数影响训练与预测的速度。

(3)参数优化:将训练集分成 K 个子集,每个子集分别作为测试集,其余子集样本作为训练集,即建模 K 次,用 K 次的平均绝对误差评估模型性能,对于每对(c,γ)采用交叉验证法逐个尝试,选择交叉验证准确率最好的(c,γ)。本研究将 857 例研究样本按 SSRI 终末疗效从低到高依次排序,其中 302 例符合 SSRI 抵抗(SSRI Resistance,SSRI-R)标准,304 例符合 SSRI 有效(SSRI non-resistance,SSRI-NR)标准,将 302 例 SSRI-R 和 304 例 SSRI-NR 研究样本混合,按 5∶1 的比例随机分为训练样本和测试样本,采用多重交叉验证的方法和网格搜索法寻找 c 和 γ,得出预测模型核参数取值范围在 $\log_2 c = -3 \sim 15$,$\log_2 c = -15 \sim 13$ 的区域内,交叉验证准确度为 59.60% ~90.38%。

(4)建立预测模型:用训练样本训练具有优化参数的 SVM 分类器,获得支持向量,建立 SVM 预测模型。本研究对 SSRI-R 与 SSRI-NR 两组间临床变量进行比较,发现精神运动阻滞、精神病性症状、自杀、体重下降、首程平均耐量、首程疗效、睡眠障碍、残留症状、个性倾向性、起病年龄、发作频度、发作时限等 12 个变量组间差异有显著意义,将其作为初级预测变量进行随机组合,利用 SVM 训练每个队列中每一组得到预测模型,取每一队列预测准确度较高(准确度>60.0%)的模型作为该队列的预测模型,最终选出了 10 个预测模型。

(5)模型预测:用训练得到的最优模型进行预测,在分析之前对所有入选变量进行归一化处理,以消除由于数据绝对值的差异引起的权重偏倚。

(二)决策树

决策树(decision tree,DT)是一类常见的机器学习算法,主要用于数据分类,并通过树形图表示分类结果。决策树代表了对象属性与对象值之间的一种映射关系,其目的是建立可工作的模型,以一组输入数据为基础,使用该模型对目标变量进行预测。一棵决策树通常包括一个根节点、多个内部节点与叶节点,内部节点对应特征或属性,叶节点表示决策结果。

简而言之,决策树就是一个类似流程图的树形结构,采用自上向下的递归方式,从树的根节点开始,在内部节点上进行属性值的测试比较,然后按照给定实例的属性值确定对应的分支,最后在决策树的叶子节点得到结论。这个过程也将在以新的节点为根的子树上重复,见图4-3。

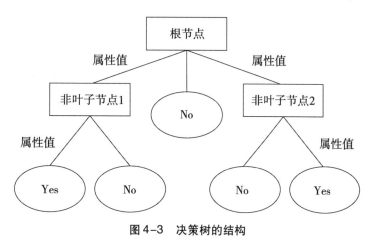

图4-3　决策树的结构

以生成体检决策过程为例,其决策树见图4-4。根节点为年龄,属性值为人员年龄是否大于65岁,依据此将根节点分为两个分支。决定人员的年龄后接下来会发生什么呢? 如果人员年龄小于等于65岁,决策树会提示您去检查一下他是否为慢性病患者,如果罹患慢性疾病,则可以参加体检,否则不体检;如果客户年龄大于65岁,决策树会提醒该患者需要体检。

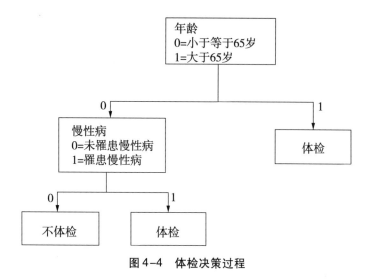

图4-4　体检决策过程

1.决策树的原理　　决策树是基于已知问题的各个因素发生概率,通过对因素的概率判断形成决策树,以求取整体期望值的概率,是直观运用概率分析的一种图解法。建立决策树模型是通过训练样本集,输入与因变量有关的所有自变量的概率参数,决策树模型对每个自变量结局进行顺序分类,模型的目标是寻找一条最优拟合路径,以尽可能减少偏倚风险。在医疗领域,决策树模型常被用于诊断血液感染、预测胸痛患者心脏病发作概率等,决策树的变量包括诊断数据、治疗数据和患者信息等。决策树运行速度较快,能同时处理连续性和离散型数据,且可依据生成的可视化分析结果推理出相应的逻辑表达式。

2.决策树模型的构建流程　决策树构建的主要步骤包括特征选择、模型初步构建、决策树剪枝,可利用 R 语言的 Rpart 包建立 CART 模型。以采用 CART 算法构建证候要素"气虚"辅助诊断模型为例进行描述。

(1)构建特征数据集:分为收集数据和准备数据两个阶段。由于决策树的算法只适用于离散型数据(不连续的),因此此时需要对连续性的数据离散化。通俗地讲,离散化是指在不改变数据相对大小的条件下,对数据进行相应的缩小。连续数据的离散化结果可以分为两类:①将连续数据划分为特定区间的集合,如将老年人年龄分为(60,70)、(70,80)、(80,90)、(>90);②将连续数据划分为特定类别,如将学历分为 Class_A、Class_B、Class_C。"气虚"辅助诊断模型从证候要素-症状数据表中筛选与"气虚"有关的症状,使用"0"和"1"对症状进行赋值(有此症状定义为"1",无此症状定义为"0"),使用"Yes"和"No"对证候要素"气虚"进行赋值(诊断为"气虚"记为"Yes",否则为"No")。以症状作为自变量,"气虚"作为因变量,构建数据集。

(2)特征选择和属性划分:在构建模型之前需要选定决策树算法,常用的算法包括 ID3、C4.5 与 CART 算法。ID3 与 C4.5 算法应用信息增益与信息增益率进行特征选择与属性划分,CART 决策树使用基尼系数(Gini coefficient)代替信息增益对数据集的纯度进行度量,从而进行特征选择与属性划分。本研究计算了所有"气虚"症状的基尼系数,选择基尼系数最小的症状作为根节点,对根节点进行分裂,并依据基尼指数选取了排序前 15 的症状作为关键特征变量。

(3)重复每个症状,直到每个症状都对应到叶子结点为止,生成决策树。

(4)基于测试集对已生成的决策树进行剪枝并选择最优子树。剪枝的方法包括两种。①预剪枝:在训练开始前规定条件,如设置树的深度。②后剪枝:先构建好决策树,再依据一定的条件去掉一部分分支,如限制叶子节点个数。Rpart 包利用复杂度参数(complexity parameter,CP)和误差(Xerror)对决策树进行剪枝,CP 用来反映树的复杂程度,随模型复杂程度增加而减小,Xerror 用来反映模型误差。因此,CP 值需要尽可能大,但 Xerror 值需要尽可能小,经过综合比较,选择最佳的 CP 值对决策树进行剪枝。

(5)生成分类决策树。

(三)随机森林

随机森林(random forest,RF)是使用自主抽样法、随机特征子集和平均投票进行预测,该算法是由许多相互独立、互不关联的决策树组成的集成模型,其在 Bagging 集成的基础上,进一步引入随机属性选择,主要应用于回归与分类。在医疗领域,随机森林常被用作构建疾病预测模型。

1.随机森林的原理　随机森林中的自主抽样是指对训练样本进行多次有效放回的随机抽样,以得到随机森林中单棵决策树的训练集。随机森林通过对每棵决策树的特征属性进行随机选择,形成随机特征子集,然后将随机特征子集输入决策树中进行计算。随机森林的最终分类回归结果通过平均投票来决定,平均投票是以少数服从多数为原则进行投票,综合投票结果,得出最优选项。随机森林模型示意图见图 4-5。

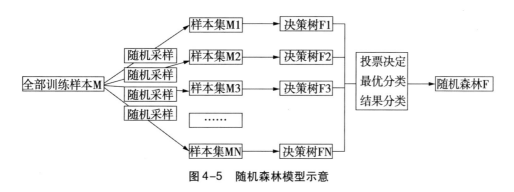

图 4-5 随机森林模型示意

随机森林算法可以简单地理解为,将同一个数据集建立的不同决策树整合在一起构建的模型,与传统的决策树相比较,其优势在于传统的决策树为了防止数据出现过拟合或者欠拟合的情况,会依据算法对纳入指标(疾病的危险因素类别)进行删减(剪枝),随机森林模型则很好地避免了此类情况,在模型构建的过程中,每一棵决策树成为分类属性和标签,使得处理较高维度或者存在异常值数据的效果优于其他算法。

2. 随机森林模型的构建过程　随机森林的形成主要分为 3 个步骤:为每棵决策树抽样产生训练集、构建每棵决策树、形成森林及执行算法,可利用 R 语言中的随机森林包建立随机森林模型,使用网格搜索算法寻找 RF 算法 ntree 和 mtry 最优参数,构建流程,如图 4-6 所示,以乳腺癌预测模型的构建为例阐述详细步骤如下。

(1)数据集构建及分析:本研究基于南斯拉夫卢布尔雅那大学医疗中心肿瘤研究所分享的乳腺数据集展开,该数据集共包含 569 个实例样本,30 个特征属性,本研究将诊断结果重新定义,"0"表示良性,"1"表示恶性,按照 7∶3 比例将数据划分为训练集与测试集。随机森林对变量共线性不做要求,处理分类、线性变量时效果明显,可将全部候选变量直接纳入模型。

(2)抽取子数据集:包括两种方式。①将抽取的数据集重新放回,再抽取另一个子数据集。②将抽取的数据集去除后,再从原数据集中抽取另一个子数据集。随机森林常用的数据子集抽取方法为 Bagging 方法,即先随机从数据集中采集固定数量的数据样本形成一个子集,用这个子集训练一棵决策树,再把这个子集放回到原数据集中,再次随机选取相同数量的数据样本形成另一个子集。重复上述过程,直到训练出需要的决策树数量。这种方法抽取的数据子集可以保证训练出的每一棵树都互不关联,以降低算法过拟合的风险,每个用于训练决策树的子数据集大小固定在原数据集的 2/3 左右。

(3)构建决策树:本研究采用 Bootstrap 方法独立采样 $k=10\ 000$ 次形成新的集合$(X*,Y*)$,整个森林共有 10 000 棵树。本研究通过比较$[1,30]$各个深度的模型准确率(准确率为训练集和测试集二者准确率的平均值),确定当深度为 5 时最优,平均准确率最大(97.4%),因此设定每颗决策树的深度为 5。对数据集合重复训练生成多棵树,构成一个森林。

(4)当树的数量达到所需数量时停止,这样就建立了大量不同的决策树,将这些树组合起来,对每一棵树的分类结果按照一定规则进行投票,得票最多的决策树模型就是随机森林算法最终的分类结果。本研究将细胞核的三维特征作为判断恶性及良性的重要依据,通过不同模型算法及不同参数的设定可构建准确率更高且预测速度更快的模型,为乳腺癌治疗提供便捷、科学的手段,提高了救治效率。

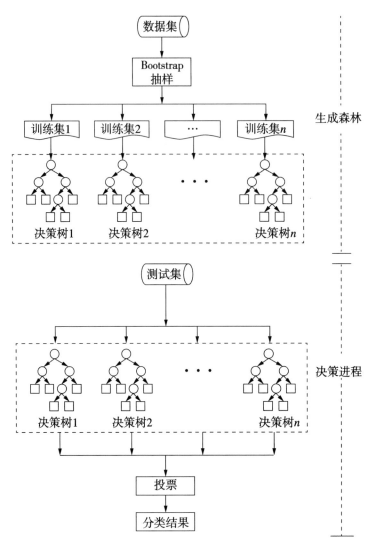

图 4-6　随机森林构建流程

三、机器学习的过程

机器学习可被定义为一套解决实际问题的流程,基于算法对收集到的数据进行统计建模,以利用构建好的统计模型解决具体问题。机器学习具体步骤如图4-7所示,以基于机器学习构建皮肤损伤护理不良事件预测模型为例,简单介绍机器学习过程。

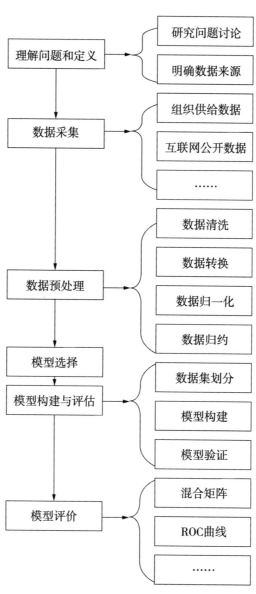

图4-7 机器学习的步骤

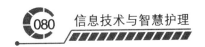

(一)理解问题和定义

机器学习项目均是以问题为导向,研究者需进行可行性讨论与头脑风暴,提前对数据和工作量进行分析和评估。主要从以下几个方面进行思考:目前需要解决的问题是什么? 当前的信息渠道是什么? 如何简化数据采集方式? 输入的数据是完整的吗? 是否有空缺? 为了获取和处理更多变量,还可以合并哪些额外的数据源? 数据是否周期性出现? 或者是否可以实时获取数据? 对于特定问题,时间的最小代表单位是什么? 问题中需要描述的行为特征是否改变? 或者其基本特征在一定时间内是否稳定?

基于对上述问题的思考,以明确研究问题及可能影响模型构建的所有信息源,当以上两方面内容确定后,就需要生成一个具有某种组织形式和结构的变量集合,并以此作为模型的输入,经过数据清洗和处理过程成为可用的数据集。以构建皮肤损伤护理不良事件预测模型为例,研究者为基于大数据技术验证影响皮肤损伤问题的因素,特将某三级甲等医院近 4 年的全部皮肤损伤护理不良事件(包括压疮和皮肤破溃)作为数据源。

(二)数据采集与预处理

确定模型构建所需的数据源后,需将所有原始信息转换为同类集合。机器学习能够处理多种类型的数据,包括图形、图像、视频、音频、文本、数值等,可归结为抽取、转换和加载过程(extraction transform load,ETL),即将原始数据转换为有效数据。ETL 包括 3 个步骤。①抽取:从源系统中抽取数据。②转换:应用函数使数据符合标准维度模式。③加载:经过数据融合、数据变换之后,形成列表数据,包括数据和标签。

1. 数据采集　在医疗领域中,常见的数据源有医疗电子病历系统、护理信息系统、医疗大数据平台等,以收集患者的 CT 图像、X 射线、心电图、病理结果等数据,例如研究者从医院开发的"医疗不良事件系统""医生工作站"及"护理工作站"中便捷提取了 5 814 例皮肤损伤不良事件的数据,并按照同期、同科室住院的原则随机纳入未发生任何不良事件的住院患者为对照组,从病历中采集相关特征数据。

2. 数据预处理　在真实世界中,通过各种途径采集到的数据通常是不一致、不完整且非常容易受到噪声侵扰的。对于医学数据,鉴于医院数据库建设时选择的厂商和数据模型不同、采取临床数据标准和单位不同、医生书写习惯不同等原因,均易导致生成数据中包含错误值和异常值,致使原始医学数据很难直接用于统计分析,需要对数据进行统一格式化及数据归一化预处理,以满足后续机器学习对数据格式的要求并提升机器学习效果。

(1)数据清洗:数据清洗主要解决数据冗余、缺失和异常问题,一般将缺失率≤20%的指标选用相关算法进行填补,>20%的指标则排除,对于数据单位不一致而导致数据值相差过大的指标,通过转换规则将其标准化。解决缺失数据的方法有很多,需要研究者根据问题本身选择,常用的方法包括:①简单地将缺失数据设置为零,前提是假设数据分布的均值为 0;②将缺失数据与周围内容相关联,即将缺失位置的数据设为整列或间隔为 n 的同列元素的平均值;③使用同列数据的中位数或众数;④采用鲁棒法、K 近邻算法、MissForest 算法等填补。

皮肤损伤护理不良事件预测模型构建过程中排除了整体数据缺失值大于 20%的事件,由两位数据处理员分别对识别结果进行数据清洗,剔除发生护理不良事件当天无任何数据、重复上报的病例、无法处理的非结构数据、非相关数据。

随后进行缺失值填补:①取护理不良事件上报当日内相应结构数据的平均值;②如上报当日无数据资料,取上报前 3 个自然日内结构数据的平均值。最后核对清洗结果,形成"皮肤损伤护理不良事件直接发生原因"。

(2)数据转换:数据转换的目的是将原始数据转换为可以用于直接分析的数据形式,需要将原

始数据进行编码转换成数值型数据,常见的数据转换方法如下:

连续变量:例如收集每位患者年龄时,数据常为61、62、63等连续性数值,则年龄这一变量就称为连续变量。①如果变量与结果之间的关系是线性的,则可以在回归公式中包含连续变量,否则需将连续变量变成二分变量或有序分类变量,然后将它们放入回归公式中,常用的方法有两类分组(例如<60岁赋值为1;≥60岁赋值为2)、等距分组(例如以10为间距,60~70岁赋值为1;71~80岁赋值为2)和临床截断值分组(例如计算一组数据的中位数,以中位数 Z 为截断值,小于 Z 复赋值为1;不小于 Z 赋值为2)。②如果变量不服从正态分布,可进行函数转换,如平方根、对数等,使数据归一化。此外,如果连续变量以原始形式直接引入模型时影响较弱,差异没有统计学意义,则可将数据扩大或者缩小固定增量的单位,对应的原始数据也扩大或者缩小多少倍,例如采用标准化缩放法将数据扩大100倍。

有序多分类变量:例如收集每位患者居住地时,数据常为农村、乡镇、城市等具有递增/递减特征的数值,则居住地这一变量就称为有序多分类变量。当有序多类别变量处于Logistic回归模型中时,这些变量不建议直接作为连续变量引入,建议将有序多类别变量视为哑变量,将每个级别与另一个级别进行比较。

无序多分类变量:例如收集每位患者的职业信息时,数据常为公务员、医护人员、农民、工人等不具有递增/递减特征的数值,则职业这一变量就称为无序多分类变量。当无序多类变量在Logistic或Cox回归模型中时,需要在引入模型之前设置哑变量。

(3)数据归一化:将数据映射到同一数据集内,如[0,1]或[-1,1]区间或其他区间,例如神经网络通常以tanh为激活函数,主要对[-1,1]或[0,1]范围的参数敏感。数据归一化的方法包括以下几种。①变尺度法:对于数据资料没有过多要求,通常是将数值加上或减去某一个常数后,再乘以或除以某一个常数。②标准化法:一是数据符合正态分布时,则可以进行标准正态转换,使得均数为0,标准差为1,二是将数据归一化到[-1,1]范围。③规范化法:将数据压缩在[0,1]之间,规范化法适合分类资料。

(4)数据归约:数据归约是在尽可能保证数据所包含信息量的情况下,最大限度地对数据进行精简。数据归约主要有维归约和数量归约两种方式。以构建皮肤损伤护理不良事件预测模型为例,研究组和对照组比例为1∶2.48,数据不平衡性不明显,故其通过独立样本 t 检验、单因素方差分析和多元Logistic回归分析进行维归约,从初步纳入的34项指标中,选择19个差异有统计学意义的变量作为独立危险因素,并将危险因素分成直接发生原因、生命体征、护理评估、疾病诊断4个方面。

(三)模型选择

机器学习基于训练模型解决问题,研究者可根据拟解决的问题类型、研究目的选择相应的机器学习算法。皮肤损伤护理不良事件预测模型共选择了支持向量机、决策树、随机森林、人工神经网络4种算法进行建模。典型的模型选择决策问题如下:①是否有明确的分组类别,如果有,则是分类,如果没有,则为聚类。②是实时地预测变量结果,还是将数据标记或分类成组? 如果是前者,说明正在解决的是回归问题,如果是后者,则是分类问题范畴。③是否要检测数据或模式的空间分布? 此时常见的解决算法为卷积神经网络(详见本章第二节)。④如果函数能够用一个单变量或多变量函数表示,就可以应用线性、多项式或逻辑回归等方法。⑤如果需要使用复杂的非线性问题,则可以选择多层神经网络以进行复杂的非线性回归。

(四)模型构建与评估

该步骤旨在继续训练和验证建立的模型,首先对原始数据集进行划分,将前期纳入的指标数据带入进行模型构建,并进一步验证模型的准确率、精确率等。具体步骤如下:

1. 数据集划分　在训练模型时要进行数据集划分,通常将所有获取的数据分为3组。①训练集:从建模的数据集中提取样本,用于调整模型参数。②测试集:在验证已完成的模型时,从样本数据集中保留的用于内部验证的样本,用于测量所选模型的准确性。③验证集:抽取的新数据集,以对模型进行外部验证(当只考虑单一模型和架构时,则可以忽略它)。

分组方法包括:①早停止策略是将数据划分为训练集、验证集与测试集三部分,划分标准常为6∶2∶2;②贝叶斯规则是将数据划分为训练集与测试集两部分,划分标准常为7∶3或8∶2。数据集的划分无特定限制,通常情况下将数据集按照7∶2∶1的比例,划分为训练集、测试集和验证集。需要保证训练组与测试组参与者相关特征具有可比性,各个有意义的相关因素在两组内分布均匀。此外,训练样本应服从正态分布,以保证训练结果不存在偏倚。

2. 模型构建　将数据归约出来的最终指标和机器学习算法相结合,利用训练集数据建立模型,测试集用于验证模型的分类性能,根据模型评价指标对训练完成的模型进行评价,选择性能最优的分类模型。常用的机器学习软件有 R 软件和 Weka 等。

3. 模型验证　模型验证主要分为内部验证、外部验证两部分,具体方法如下。

(1)内部验证

分半法:随机将现有数据分为两部分,一部分用于建立模型,另一部分用于验证模型。数据按"内部验证"半分法分为两部分。由于只有一半数据用于构建模型,所以模型相对不稳定。因此,小样本量的研究不适合这种方法。

交叉验证方法:这种方法是分半法的进一步演变。常用的是半折交叉验证和十折交叉验证。半折交叉验证方法是将原始数据分为两部分,一部分用于建立,另一部分用于验证模型。然后交换两部分数据,相互验证。十折交叉验证法是将数据分为 10 份,使用 9 份建立模型,1 份用于验证模型。通过 10 次建立和验证模型,以构建一个相对稳定的模型。

引导方法:传统的 Bootstrap 内部效度分析方法是在原始数据集中随机抽取一定数量的可回归案例进行模型构建,然后利用原始数据集对模型进行验证。通过 500～1 000 次的随机抽样、建立和验证,以构建 500～1 000 个模型,并对模型的参数分布进行总结。

(2)外部验证

不同数据集验证:例如采用 2005—2010 年的样本进行建模,使用 2010—2015 年的样本进行模型验证,以评估模型随时间推移的预测准确性。

跨建模技术:对于某一数据集,可以采用不同的建模方法,结合测试数据,并比较每种模型的准确率、精准率、召回率等数值,从中选择最佳模型。有学者基于独立危险因素,运用支持向量机、决策树、随机森林和人工神经网络算法分别构建皮肤损伤护理不良事件预测模型,并对预测模型的预测效果进行评价和对比,最终发现随机森林算法最适合构建皮肤损伤护理不良事件预测模型。

(五)模型评价

评价指标是评估机器学习模型对已经完成任务效果好坏的重要标准,该步骤能评估所使用算法的有效性和性能。通常研究者会根据机器学习任务的不同,选择相关的评价指标,目前在医疗领域最常见的评价指标如下。

1. 混合矩阵　又称为可能性表格或是错误矩阵,通常用于衡量一个分类器的准确程度,对于一个二元分类问题,数据集存在肯定类别与否定类别,而分类模型会做出阳性(Yes,判断记录属于肯定类别)或阴性(No,判断记录属于否定类别)两种判断,基于判断结果计算真阳性(true positive, TP)、真阴性(true negative, TN)、假阳性(false positive, FP)、假阴性(false negative, FN)4 个数值,并可延伸出其他评价分类器性能的评估指标:准确率、精确率、召回率、F1-Score 和约登指数。

2. 受试者工作特征曲线　受试者工作特征(receiver operating characteristic, ROC)曲线是目前医疗领域研究最常用的一种模型评价方法。它能由坐标图展现模型对任务的适配程度,二维曲线中横坐标表示假正率(FP_rate),即实际值为负样本,模型错误地预测为正样本的数目占原始负样本的比例;二维曲线中纵坐标表示真正率(TP_rate),即实际为正样本,模型预测值为正样本的数目占原始正样本的比例。

ROC 曲线通过曲线下面积(area under curve,AUC)来评估分类结果,曲线下面积越大,分类器分类效果越好,通过 AUC 值对模型性能判断的标准如下:①若 AUC=1,表明分类器为完美分类器,采用这个预测模型时,存在至少一个阈值可以得出完美预测,绝大多数预测的场合不存在完美分类器;②若 0.5<AUC<1,说明预测模型有较高的预测价值;③若 AUC<0.5,说明模型没有预测价值。

四、机器学习的应用现状

随着计算机技术和生物信息学的快速发展,大数据为医疗行业改革提供了强大助力。在临床医学领域,信息化的飞速发展给临床工作者带来了大量复杂的医疗数据,而机器学习具有强大的数据信息提取能力,为智能数据的采集、分析、存储和预测提供了大量有价值的工具。目前,机器学习在疾病诊断预测、医疗决策支持等方面应用广泛。

(一)疾病诊断预测

疾病诊断预测是机器学习常见的应用方向之一,目前已有大量研究使用机器学习算法进行疾病风险预测、疾病早期诊断、疾病危险分层、疾病预后预测,证明了其对临床疾病管理与决策具有积极的辅助作用。

1. 疾病风险预测　疾病风险预测是以疾病的多风险因素为基础,按影响程度大小划分分值,利用数学公式计算某个人未来发生某个事件的概率,例如基于机器学习构建住院患者急性肾损伤(acute kidney injury,AKI)预测模型,其在 AKI 发病时和发病前 12 小时的预测能力分别为 87.2% 和 80%,与传统评估工具进行比较,证实了基于机器学习构建的模型效果更为出色。除此之外,还有研究将机器学习技术应用于预测尿路感染、心搏骤停、ICU 再入院、压疮、跌倒等各种护理不良事件,以及抑郁、自杀等心理事件的发生风险,并获得了令人满意的效果。医护人员作为患者的主要照顾者,在病情观察以及疾病预测过程中处于关键位置,其可借助风险预测模型对不同风险概率的群体实施针对性护理干预,对促进医护人员早期干预以改善患者结局具有重要意义。

2. 疾病早期诊断　机器学习算法可用于早期识别、辅助诊断某种疾病的常见急症,例如利用决策树及 Logistic 回归模型协助早期识别胸痛就诊人群中的急性心肌梗死患者;使用人工神经网络构建急性冠脉综合征预测模型;利用循环神经网络、随机森林、Logistic 回归等预测院内心搏骤停;利用支持向量机诊断百草枯中毒等。目前,机器学习在临床疾病早期诊断中的应用逐渐增多,能有效提高工作效率、减少漏诊率及医疗资源浪费。

3. 疾病危险分层　通过疾病危险分层,以早期识别、干预急危重症患者。例如使用随机森林算法构建 eTRIAGE 分诊器,以预测急诊患者的结局及对重症监护、急诊医疗程序或住院的需要程度,并将风险转化为分诊等级,与美国常用的急诊严重程度评分进行比较,该模型能够更准确及快速地对患者进行分类与风险管理。此外,为应对新型冠状病毒肺炎(COVID-19)的巨大冲击,我国学者构建了 COVID-19 患者死亡风险预测模型,该模型能够提前 20 天对 COVID-19 患者进行生理恶化的预测与死亡风险的分层,有利于促进医务人员对高风险的 COVID-19 患者进行及时的干预与治疗,可优化医疗资源管理与分配,有效增强医疗卫生系统应对突发重大公共卫生事件的能力。

4. 疾病预后预测　患者的疾病预后预测是一个重要临床问题。机器学习作为一种强大的算法框架,可快速、准确预测患者的疾病结果,在急诊分诊、预测慢性病进展、预测患者治疗效果等方面应用广泛。①急诊分诊:基于机器学习技术对患者进行风险预测与分层,根据患者预后严重程度对

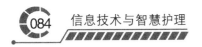

患者进行分类,以准确区分危重患者和稳定患者。②预测慢性病进展:基于移动健康 APP、传感器、可穿戴监测设备等产生的健康数据,采用支持向量机、决策树和随机森林等算法构建高血压患者并发症、低血糖预测模型等,并有针对性地为患者实施科学的慢性病管理,制定个性化管理方案。③预测患者治疗效果:医务人员将患者资料及历史病例输入机器学习模型,根据这些包含异质性的患者数据,模型可推断出患者在接受和不接受治疗时的结果,医护人员由此决定此干预是否有益,例如基于循环神经网络建立 AI 医生,可使用患者的历史病历预测干预治疗后的结果;开发机器学习模型以预测新辅助化疗措施用于治疗乳腺癌患者的效果等。

(二)医疗决策支持

机器学习模型有助于临床工作者做出更好的临床决策。许多初创公司正在研究使用机器学习与大数据结合的优势,为医疗保健专业人士提供大量优越数据以辅助其进行有价值的临床决策。医生使用 IBM 公司的沃森作为云服务,可以访问学习数百万医学研究页面和几十万条医学数据信息。有研究根据临床诊断流程,综合了患者基本信息、临床表现、临床检查结果、病理报告结果等大数据构建自动诊断专家模型,利用多种信息模拟临床诊断过程得出准确的诊断及预后预测结果,辅助医生临床决策。此外,学者指出机器学习支持决策的作用,可协助护士独立与患者充分解释病情,全科医生可借用机器学习处理专科疾病,充分发挥人力资源的作用。

(三)其他应用现状

机器学习在医疗领域的其他方面也应用广泛,进一步扩展了医生的执业环境,促进资源的合理利用。例如新发皮疹的患者可以通过手机发送照片以获得诊断,从而减少对紧急医疗资源的占用;急诊科患者可以通过自动分诊系统引导选择科室就诊;对于偏远或者医疗资源相对不发达的地区,医生和患者可以通过机器学习获得专业的医疗知识,借助监护仪或传感器远程传导、收集和分析用户的心脏、脉搏、血压、血糖等数据,以实现患者居家医疗照护。此外,在护理领域,有学者基于机器学习算法的 Logistic 回归、人工神经网络、C5.0 决策树、贝叶斯网络和支持向量机建立护理人员心理健康状况的预测模型,引入机器学习技术对手术压疮的术前护理预防效果进行预测,或采取大数据驱动的机器学习技术开发老年人护理需求预测模型等,以精准地掌握护理人员、患者的生活状态变化,早期识别和干预高危人群。

第二节 深度学习的概况、应用现状

2012 年,Geoffrey Hinton 教授团队在 ImageNet 大赛中一举夺魁,让神经网络以"深度学习"的名字重生。深度学习让计算机可以像人一样不断学习,不断拥有新的智慧,为人类开启了人工智能的大门。有专家曾说:深度学习就是机器学习中的一个工具。深度学习模拟了人类大脑自动学习的过程,是人工神经网络的升级版,神经网络是深度学习的基础。

一、深度学习的简介

深度学习是基于神经网络算法发展而来的。2006 年,Geoffrey Hinton 教授提出了深度学习,其核心仍是人工神经网络算法。

(一)人工神经网络的原理

人工神经网络(artificial neural networks,ANN),通常称为神经网络(neural network,NN),是基于

人类对大脑神经网络的研究,通过人工构建的一种类似于大脑神经突触连接的结构进行信息处理的数学模型,以试图达到信息记忆、处理并解决特定问题的目的。国际著名的神经网络专家 Hecht-Nielson 将其定义为:"神经网络是一个以有向图为拓扑结构的动态系统,通过对连续或断续式的输入作状态响应而进行信息处理。"神经元是神经网络的基本组成单元,人工神经网络就是由大量神经元相互连接而成的,具有高度自适应的非线性系统。传统的人工神经网络大多为浅层结构网络,如图 4-8 所示,层数较少,每层神经元个数也有限,分为输入层、隐藏层、输出层。

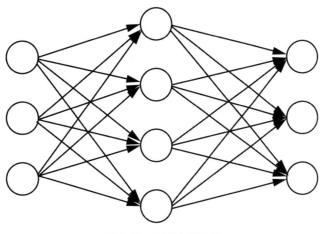

图 4-8　浅层神经网络

计算机技术的突飞猛进,为人工神经网络训练提供了强大的算法支持,逐渐从单层神经网络(又称感知机),发展出两层神经网络(多层感知机)及多层神经网络,具体分类见图 4-9。多层感知机(multilayer perceptron,MLP)是传统神经网络模型中最为知名的一种,与浅层网络结构相比较,其隐藏层增加到了 5 层,与此同时也增加了大量的网络参数。当一个神经网络模型包含多个隐藏层时,它通常被认为是"深层"神经网络,因此被称为"深层学习"(图 4-10)。目前,伴随着云计算、大数据等技术的飞速发展,多层神经网络研究已进入深度学习领域,包括卷积神经网络、深度信念网络等,其在基于医学 X 射线片、CT 图像、MRI 图像、超声、病理等检查结果进行病灶识别与诊断方面,已超过了资深影像学专家与病理专家。

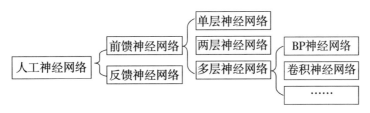

图 4-9　人工神经网络分类

输出层

隐藏层

输入层

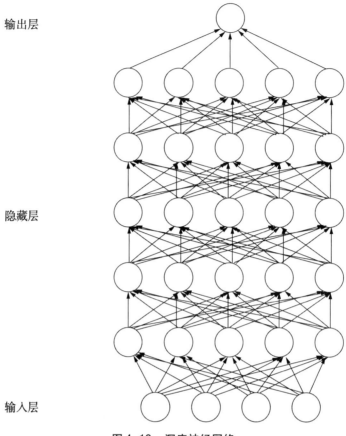

图 4-10　深度神经网络

(二)深度学习的概念和特点

1. 深度学习的概念　深度学习是指通过数据驱动的方式,采用一系列非线性变换,从原始数据中自动提取由低层到高层、由具体到抽象、由一般到特定语义的多层特征。深度学习网络可理解为传统神经网络的延伸,通过深层非线性网络结构无限逼近复杂函数,以获取数据的原始特征,进而取代传统人工提取数据特征的方法,实现机器自主学习并进行数据提取。深度学习旨在通过构建多个隐含层的机器学习模型和海量训练数据来学习更有用的特征,从而提高分类或预测的准确性。

2. 深度学习的特点　与传统的浅层学习相比,深度学习具有如下特点。

(1)特征学习:深度学习能够从训练集中包含的有限特征集合中推断出新的特征。也就是说,它将搜索并找到与已知特征相关的其他特征。

(2)深层结构:深度学习模型结构深,通常拥有 5 层甚至更多隐藏层。给予众多的非线性变换,使得拟合复杂模型的能力大大增强。

(3)自动分类:当对数据集进行无监督学习时,即输入的数据没有标签信息(即没有结局数据),深度学习可基于内在的一些特征和联系将数据自动分类,以替代手动获取特征。

二、深度学习的算法

深度学习作为机器学习的一个分支,其与传统的机器学习算法具有不同的数据处理途径,深度学习基于模拟人脑处理信息的方法构建模型,最为核心的算法称为卷积神经网络(convolutional neural network,CNN)。

（一）BP 神经网络

BP（back propagation）神经网络是一种误差反向传播的多层前馈型神经网络模型，主要由输入层、隐藏层、输出层以及多个神经元组成，其隐藏层可扩展为多层。BP 神经网络具有从不完整的信息中恢复原始完整信息的能力，能较好地进行非线性分类，已广泛应用于图像复原、语言处理、模式识别等方面。

1. BP 神经网络的原理　BP 神经网络的主要特点是：工作信号是前向传播，而误差运算是反向传播。本部分以一个具有 2 个输入、1 个输出的 3 层神经网络为例，对 BP 神经网络的原理进行分析。BP 神经网络中每个神经元由两个单位组成，详见图 4-11，第一个单位对自变量赋予权重系数及求和，第二单位进行非线性函数运算，称为神经元激活。

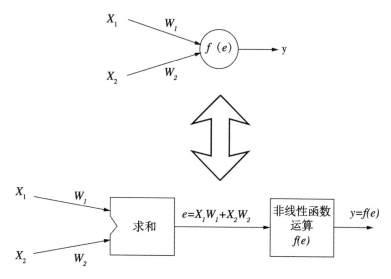

图 4-11　神经元单位

激活神经元后开始正向传播，输入样本从输入层传入，经隐藏层逐层处理后，传向输出层。若输出层的实际输出与期望输出不符，则转向误差的反向传播阶段，详见图 4-12。

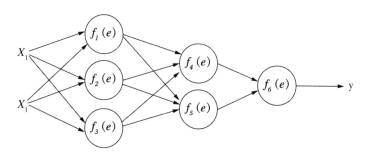

图 4-12　BP 神经网络的正向传播

将网络 Y 的输出信号 z 与所需的输出值（目标）y 进行比较，差异称为输出层神经元的误差信号 δ。然后开始误差的反向传播。误差的反向传播是将输出误差以某种形式通过隐藏层向输入层逐层反传，并将误差分摊给各层的所有单元，从而获得各层单元的误差信号，此误差信号即作为修正各单元权值的依据。循环进行，直到输出的误差达到设定的最小误差线，或者达到训练次数，详见图 4-13。

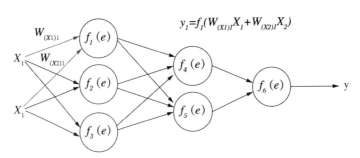

$$y_1 = f_1(W_{(X1)1}X_1 + W_{(X2)1}X_2)$$

图 4-13 BP 神经网络的误差反向传播

2.BP 神经网络模型的构建过程 BP 神经网络模型的构建遵循机器学习过程,分为理解问题与定义、数据采集与处理、模型建立与评估、模型评价等步骤,研究者可利用 Weka 软件、R 语言中的 AMORE、nnet、neuralnet 包构建模型,以基于 BP 神经网络构建甲状腺结节良恶属性预测模型为例,简单介绍其构建过程及参数选择如下。

(1)选择激活函数:BP 神经网络的激活函数包括 Log-sigmoid 型函数、Tan-sigmoid 型传递函数、线性传递函数 purelin,研究者可根据输入数据的类型选择相应的激活函数,并在数据处理阶段,根据激活函数要求对数据进行归一化处理。BP 神经网络的隐藏层神经元均采用 sigmoid 型函数,输出层神经元则采用线性传递函数。

(2)设置神经元参数:输入层和输出层的神经元个数根据具体研究问题确定。输入变量的个数,根据研究最终纳入的特征向量决定。隐藏层一般选择 1~2 层即可,理论上一个 3 层 BP 神经网络就可以满足建模需求,但隐藏层神经元的个数并没有明确的确定方法,通常采用公式计算或控制变量法,取不同的隐藏层神经元个数进行实验,选取 BP 神经网络性能最佳时的神经元个数。输出层设计需要根据研究的结局指标个数决定。本研究将甲状腺的边界、形态、回声、钙化、血流 5 项超声指标特征作为输入数据,以对结节进行良恶属性的判别,输入层的神经元个数为 40,所用的输出数据为用一位数字"0"或"1"(恶或良)表示的病理结果,因此输出层的神经元个数为 1。

(3)数据集划分:参照本章第一节"机器学习的过程"内容。

(4)设置初始化权值和阈值:默认系统设置,通常为-1~1 之间的某一个随机数值。

(5)设定学习速度与期望误差:学习速度一般在 0.01~0.08 之间,优化算法根据系统设定选择梯度下降。学习速度过大容易导致网络不稳定,过小可能导致训练时间变长、收敛速度慢等问题;期望误差过大会导致训练效果差,过小又影响训练时间。

(6)设定 SSE(误差性能指标)目标值为 0.05。

(7)训练步长设定:运算步数最大值为 1 000,达到 1 000 时训练集停止。

(8)训练与仿真:利用测试集来测试所建立的模型并进行推广训练。

(二)卷积神经网络

卷积神经网络(convolutional neural network,CNN)于 1998 年在纽约大学问世,是一种具有监督学习结构的多层神经网络,由以下两部分组成:自动特征提取器和可训练的分类器。自动特征提取器主要包含的是特征映射层,在特征映射层通过卷积和池化两种操作从原始图像中提取具有一定区别度的图像数据特征,主要目的有以下几点。①卷积运算:通过卷积层,可以自动提取图像的高维度且有效的特征。②池化操作:减少卷积层提取的特征个数,增加特征的稳定性或降维。分类器以及自动特征提取器中学习到的相关权重值通过反向传播算法进行训练。

1.卷积神经网络的原理 卷积神经网络是一种前馈神经网络,专门用来处理图像等具有网格结构的数据。卷积神经网络与传统神经网络不同,卷积神经网络一般由输入层、卷积层、激励层、池化层、全连接层等组成。①输入层:对输入的数据进行预处理,包括去均值、归一化等。②卷积层:是卷积神经网络的核心,在输入层的基础上进行特征提取。③激励层:把卷积层输出结果做非线性映射。④池化层:负责压缩数据和参数的量,避免过拟合。⑤全连接层:位于卷积神经网络的尾部,与传统神经网络的连接方式相同。卷积神经网络具有自主提取特征的优势,且局部感知功能对图像的旋转、位移和拉伸识别率很高,能充分保持样本原有的局部特性,泛化能力极强,在图像处理及分类中具有较高的准确性,被广泛应用于医学影像分析。

卷积神经网络模型见图4-14,本部分选用卷积窗口大小为5×5的CNN模型为例展开介绍,共有5层组成,输入层L_1是大小为$P_1×P_1$的标准化集中模式表示的图像矩阵,L_2和L_3均称为特征映射层,并分别使用不同大小的分辨率来计算图像数据的特征,图中分别表示其大小为$P_2×P_2$和$P_3×P_3$。特征图上的每个神经元将输入变量与其前一层相连接。在这个CNN模型中,一个特征映射层中的所有神经元共享相同的卷积核和连接权值,这种方式也称为"权值共享"。CNN模型中可训练分类器实际上是一个完全连接的多层感知机(multi layer perceptron,MLP),在图中显示为两个隐藏层L_4和L_5。

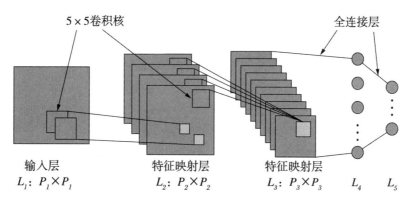

图4-14　卷积神经网络模型

2. 卷积神经网络的构建过程　卷积神经网络的运行遵循机器学习的过程,初步可分为数据采集、数据处理、模型构建与验证等步骤,以基于卷积神经网络构建适用于肺部X射图像筛查模型为例展开介绍,具体可以分为以下几个步骤。

(1)构建数据集,获取大量有效的肺部X射线图像。

(2)对获取数据样本进行清洗,进行图像翻转等操作以达到增强数据集的目的,有利于提高分类的准确率。

(3)对所有试验数据样本进行统一格式化处理,并将其按照一定比例划分为训练集和测试集。对图像的大小进行归一化,在输入网络前,将图像尺寸统一调整为256×256像素,并转换为软件能够识别的向量格式。

(4)采用深度学习算法搭建神经网络肺部X射线图像分类架构。然后根据训练结果,运用训练卷积神经网络的技巧调节参数,使效果达到最优,以构建肺部X射线图像分类模型。

(5)设计适当的评估标准,将测试集的样本集数据输入分类模型,对模型的泛化能力进行评估,常见的测评指标详见本章第一节。

三、深度学习的应用现状

深度学习是机器学习的一个分支,用于揭示样本数据的内在规律和表示层次,被广泛应用于计算机视觉、数据挖掘、自然语言处理等领域。在医学领域,众多研究者逐渐把目光投向医学图像处理,深度学习凭借其优势迅速成为目前智能医疗研究的热点。当前医学超声图像应用最广泛的模型有卷积神经网络(CNN)、循环神经网络、深度置信网络等,它们常用于超声图像的分割、检测、分类、配准等任务,为拓展医学影像的临床应用范围提供了巨大机遇。此外,深度学习也引起相关专家及公司的重视,如 Google 子公司 DeepMing 研发 DeepMind Health 健康;IBM 公司提出 Watson for Oncology,通过学习大量数据分析患者的肿瘤影像信息,进而为医生制定可靠的医疗方案提供帮助。然而,深度学习在护理领域的应用仍十分稀缺,较典型的案例为研究者采用卷积神经网络构建情感分类模型,用于识别抑郁症患者的情感类别,并构建个性化护理措施,实现精准化护理;还有学者基于深度学习构建智慧护理机器人,进一步优化卷积神经网络的反向输出环节,极大地提高了护理机器人系统的物体识别率。深度学习是人工智能快速发展的产物,为护理学者们创新研究方法提供了科研思路。

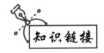

Weka 软件的实操应用

Weka 的全名是怀卡托智能分析环境(Waikato environment for knowledge analysis),是一款免费的,非商业化的,基于 JAVA 环境下开源的机器学习以及数据挖掘软件。Weka 作为一个公开的数据挖掘工作平台,集合了大量能承担数据挖掘任务的机器学习算法,包括对数据进行预处理、分类、回归、聚类、关联规则及在新的交互式界面上的可视化。它和它的源代码可在其官方网站下载(https://www.cs.waikato.ac.nz/ml/weka/),该软件已对每种机器学习算法的代码进行了编辑,用户直接选择对应的算法即可。具体的软件界面和操作流程如下。

1.软件界面如下。

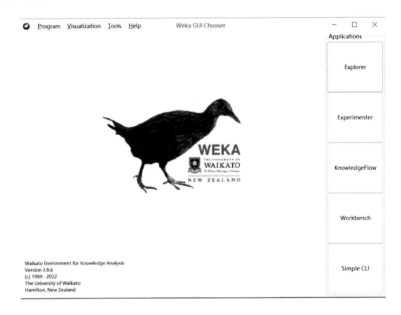

2.点击 Explorer 按钮,打开 Explorer 界面,点击 Open file 打开对应的数据集。

(1)区域 1 的几个选项卡是用来切换不同的挖掘任务面板。以下介绍"Preprocess"面板。

(2)区域 2 是一些常用按钮。包括打开数据,保存及编辑功能。可以通过它将 csv 转 arff。

(3)区域 3 中"Choose"某个"Filter",可以实现筛选数据或者对数据进行某种变换。数据预处理主要就利用它来实现。

（4）区域 4 展示了数据集的一些基本情况。

（5）区域 5 中列出了数据集的所有属性。勾选一些属性并"Remove"就可以删除它们，删除后还可以利用区域 2 的"Undo"按钮找回。区域 5 上方的一排按钮是用来实现快速勾选的。

（6）在区域 5 中选中某个属性，则区域 6 中有关于这个属性的摘要。注意对于数值属性和分类属性，摘要的方式是不一样的。图中显示的是对数值属性"income"的摘要。

（7）区域 7 是区域 5 中选中属性的直方图。若数据集的最后一个属性（我们说过这是分类或回归任务的默认目标变量）是分类变量（这里的"pep"正好是），直方图中的每个长方形就会按照该变量的比例分成不同颜色的段。要想换个分段的依据，在区域 7 上方的下拉框中选个不同的分类属性就可以了。下拉框里选上"No Class"或者一个数值属性会变成黑白的直方图。

（8）区域 8 是状态栏，可以查看 Log 以判断是否有错。右边的 Weka 鸟在动的话说明 Weka 正在执行挖掘任务。右键点击状态栏还可以执行 Java 内存的垃圾回收。

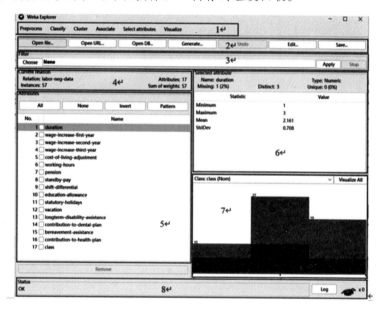

3. 选择所有属性，点击 Classify，选择应用的机器学习算法，以随机森林 Random Forest 为例。

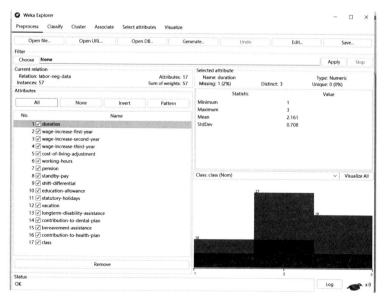

4. 交叉验证次数默认为 10 次, 点击 Start, 开始机器学习运算。

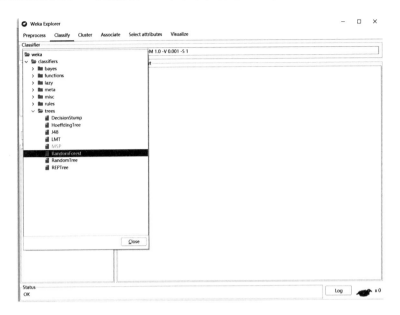

5. 查看结果, 包括报告所需的交叉验证、混淆矩阵、按类别分列的详细准确度。

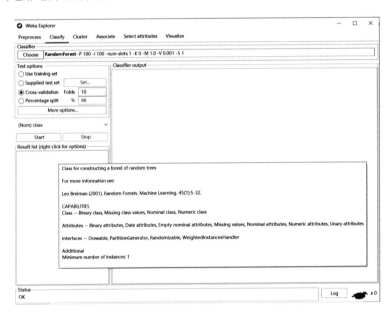

第三节 人工智能与云计算

情境与思考

　　人口老龄化的日益加剧对国家养老体系和服务提出了较大的挑战,而我国大多数老年人选择的仍是传统居家养老模式。上海师范大学周伟教授及其团队提出了一种基于人工智能计算的虚拟养老院研究,运用人工智能领域的云计算等多种技术,设计出一个功能完善的虚拟养老院系统,该系统通过采集居家老人的信息,获取老人的服务请求,在老人出现意外事故时,通知亲属,或者直接采取救护措施。例如,在正常情况下,该系统会收集老人居家直立状态特征并生成骨骼点数据,通过实施监测老人的中心点下降的速度以及两髋中心点的高度和记录时间,根据跌倒事件发生条件判断老人是否发生跌倒并立即通知工作人员第一时间进行救助。一旦满足跌倒事件发生条件即跌倒事件发生,老人无法自己提交申请,系统直接认定为紧急状态,立即通知距离最近的工作人员进行救助服务,将风险降到最低,最大限度地救护老人。虚拟养老院作为国家养老机制的新兴发展分支,是国家发展迈向新高度的关键一步,然而在实际应用过程中,系统仍然还存在许多问题,如遮挡(自遮挡和他人遮挡)、光线、信号干扰等。在未来的研究中,还应继续基于深度学习的多人体姿态估计进行研究,以使系统可以应对更复杂的实际生活场景。

　　请思考:请结合本节内容探讨基于云计算的人工智能技术在医学领域中的应用前景与挑战。

　　随着科学技术的不断发展和完善,人类社会已经进入了人工智能时代。在云计算环境下,人工智能有可能改变人们的日常生活和工作模式。随着人工智能和云计算的深度结合,未来社会将发生翻天覆地的变化。本节以云计算和人工智能为主体,分析了云计算和人工智能的相关概念,探讨了它们之间的密切关系,并从云计算时代的角度分析了人工智能应用领域的技术研究和发展存在的问题,并对促进云计算和人工智能的发展具有重要的指导意义。

一、云计算相关概念

　　云计算平台也称为云平台,指用户通过云计算技术实现快捷、随时随地对网络中共享的电子信息资源进行访问的服务平台。从根本上来看,云计算是计算机技术、网络技术等现代化技术发展到一定阶段的产物,信息终端技术、互联网技术、虚拟化技术等是其核心技术。在医疗领域,云计算通过借助虚拟化技术把所有系统的运算任务分布在服务器和存储形成的云服务平台资源池之中,使医院的各种应用系统能够结合自身需求来获取相关系统资源和信息服务,提升医院的信息化建设及管理水平。例如,传统的医院就诊时,患者无序流动,就诊信息难以共享,不同级别的医院之间相互独立,导致患者就医成本增加,从而导致看病难和看病贵的问题。然而,利用云计算技术建设区域云服务平台,即建立服务器与数据存储中心,并完成区域医疗云服务平台的基础设施,最终使得二三级医院、社区医院的个人健康数据、医疗数据等进行集中存放,给卫生监督部门以及个人家庭用户进行信息查询与监督,实现医院与社区医疗机构之间在信息、资源和知识等方面的共享,不断创新医院之间的服务模式。同时,采取远程会诊、双向转诊、双向服务预约等服务模式,从传统的无序管理变成有序管理,推动远程医学会诊得到实施,为患者提供便利,不断提升基层医生的实践经验。

二、云计算与人工智能的联系

云计算和人工智能之间有着密切的关系。随着互联网技术高速发展,云计算具备较强的数据处理能力,能够深层次地挖掘网络数据,并完成数据分析、数据整合及应用,提升数据处理效率,实现长期性的数据存储目标,为人工智能的发展奠定基础。例如,针对传统图书信息检索系统通过本地服务器提供信息检索,其检索速率与结果准确率低,且受本地计算设施性能影响较大等问题,宝鸡文理学院的龙飞等采用云计算以及人工智能技术开发了高效的图书信息检索系统,通过布置云端服务器,将图书信息检索系统的计算部署在云端服务器上,本地设施只需接收云端服务器的计算结果,大幅度减小了本地设备对信息检索结果的限制。在当前技术发展背景下,云计算、人工智能的应用领域、范围逐步扩大,在工业、农业等各个领域都获得了良好的应用效果,推动了行业现代化发展进程。

三、云计算时代下的人工智能应用

云计算主要依托于数据存储空间、数据虚拟技术、高速互联网处理器等技术以及计算机体系的支持,成熟的自动化网络技术和一定规模的硬件设施是实现计算服务的两大基础要素。云计算时代下的人工智能主要包括机器人操控阶段、数据挖掘阶段和具备遗传基因的专家系统阶段。

(一)机器人操控阶段

在机器人操控阶段,需首先将相应的供求平台构建在云端之上。而用户在相应云端平台上可以发布任务,比如清洁任务、维修任务等。此外,其他拥有完成任务能力的相关人员,可以在专有平台内承接用户所发布各种任务,而远程操控能够为发布任务的人员提供便捷,发挥着重要的辅助作用,以保障相关任务的有效执行。同时,云计算下的机器人操控涉及了云端用户的个人安全、费用支付等内容,因此必须要实施实名注册,一旦用户在使用过程中存在犯错现象,就需要承担一定的法律责任。

(二)数据挖掘阶段

云计算时代下人工智能技术的发展中,数据挖掘阶段是第二阶段,机器人操控阶段主要是进行了专业云平台的构建,而在数据挖掘阶段,主要是要保障人工智能基础化建设的实现。具体来说,在此阶段,应用专业化的数据采集系统,就能够通过用户端来进行各种任务数据采集,而当获得相应数据以后,就能够及时将这些采集的数据传输到平台中心,平台中心在接收到这些数据以后,就可以对这些数据实施专业化的分析与计算,进而从中提取有价值的信息,用于决策支持。在医学领域,大数据挖掘与精准医学相关的大项目已经有了较好的规划,奥巴马版的精准医学报告直接建议"百万美国人基因组计划""糖尿病代谢组计划""建立评估基因检测的新方法""癌症基因组计划"等。这些项目的完成离不开其对生物信息学大数据的获取和高效地挖掘。

(三)具备遗传基因的专家系统阶段

遗传基因的专家系统阶段,体现了人工智能的进一步发展。DNA基因分型软件是DNA检测技术体系不可缺少的一环,公安部第一研究所郭甜利及其团队基于已掌握的DNA片段定长和基因分型数据处理解决方法及相关核心算法,使用JAVA语言和MySQL数据库研制了一套DNA基因分型专家系统,该系统可进行软件设定、数据分析与比对、图谱查看与编辑,是一套完整的DNA片段分析流程和直观的数据审核工具,可代替国外产品、有效支撑国产遗传分析仪相关系列型号的数据分析,能满足侦破案件、DNA数据库建设的需要,充分体现了人工智能的技术优势。

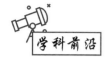

基于云计算的家庭健康监护系统

家庭健康监护系统是利用云计算技术,采用附着在人体的智能生理参数传感器连接进行监测和记录生理数据,实现健康风险评估和个性化家庭健康监护方案定制。家庭健康监护系统包括家庭健康监测网络、家庭健康监护系统和"健康云"。其中健康监测网络本质上是物联网,它由一系列智能生理参数传感器节点构成(包括血氧传感器、腕表型血糖传感器和加速度器等),连续监视生理信号和记录人体健康信号(包括心电、血氧饱和度、脉搏等参数),融合先进网络协议(如 Bluetooth 或 WiFi),可实现生理检测数据实时上传到家庭健康管理系统。该系统还与厦门市心脏中心合作,调取了厦门市集美区 55 ~ 65 岁男性的健康档案,采用马尔科夫模型和灰色预测等方法,预测出该区的糖尿病总发病率接近 5% ,5 年内糖尿病绝对危险度为 78.78%。同时,在"健康云"数据中心支持下,基于健康风险评估模型为该区市民提供个体健康状况评估,并由后台特约医生、功能医疗小队和营养师等提供个性化的健康服务。

第四节 图像处理及语音识别技术的概念及应用现状

情境与思考

浅表性食管鳞状细胞癌是中国最主要的恶性食管疾病类型,约占中国 EC 患者总病例的 90%。由于食管癌早期症状表现极少,特异性诊断生物标志物有限,大多数患者在晚期才被诊断出来,因此,不再适合于可治愈的切除手术,使得浅表性食管鳞状细胞癌在中国的 5 年生存率仅为 15% 左右。然而,如果能在早期发现癌症并在内镜下进行切除,5 年生存率可高达 85%。鲍瀛等运用图像识别技术,在食管白光内镜影像数据集上做迁移学习,自动提取疾病相关的病灶特征,完成对正常、反流性食管炎和浅表性食管鳞状细胞癌的分类建模,该模式对食管癌的早筛准确率达到 89.83%,且敏感性(95.18%)和特异性(97.99%)均明显高于资深内镜医生。然而,该模型的效能仅在国内南方两家三甲医院的患者实施验证,如果将该模型推广应用于其他地区人群的食管癌筛查,其准确性和灵敏度仍有待进一步探索。

请思考:结合以上案例,探讨数字图像处理技术在医疗工作实践中的应用现状。

数字图像处理技术、语音识别技术是人工智能领域的主要研究方向,这些技术已被广泛应用于智能交通、航空航天、生物医学、工业检测等领域。数字图像处理技术主要以新技术的互相融合作为融合的发展目标。按照预期设定的方法与模式,在特定的一个环境里可以进行自主运行。随着新技术的不断融合方向的发展,数字图像处理技术已经进入了快速发展阶段。

一、数字图像处理的概念及应用现状

(一)数字图像处理的基本概念和特点

1. 数字图像处理的概念 数字图像处理(digital image processing)是指用数字计算机及其他相关的数字技术,对数字图像施加某种或某些运算和处理,从而达到某种预期处理目的。随着医学影像智能化诊断的快速发展,为了满足愈加复杂的医学图像分析和处理要求,人工智能方法成为近年来医学图像处理技术发展的一个研究热点,主要在医学图像分割、图像配准、图像融合、图像压缩、图像重建等领域;包括蚁群算法、模糊集合、人工神经网络、粒子群算法、遗传算法、进化计算、人工免疫算法、粒计算等;涉及 MRI 图像、超声图像、PET 图像、CT 图像和医学红外图像等多种医学图像。

2. 数字图像处理的常见概念和术语 由模拟图像得到数字图像的过程,是将空间上连续和亮度上连续的模拟图像进行离散化处理,也就是数字化。数字化得到的数字图像,由行和列双向排列的像素组成,像素的值就是灰度值,彩色图像的像素值是三基色颜色值。下面介绍与数字图像相关的重要概念和术语。

(1)景物:通常把人眼所看到的客观存在的世界称为景物,或者把相机所拍摄的客观世界称为景物。

(2)图像:图像就是视觉景物的某种形式的表示和记录。

(3)数字图像:数字图像是由模拟图像数字化得到的、以像素为基本元素、可以用数字计算机或数字电路存储和处理的图像。

(4)像素:像素(或像元,pixel)是数字图像的基本元素,像素是在模拟图像数字化时对连续空间进行离散化得到的。每个像素具有整数行(高)和列(宽)位置坐标,同时每个像素都具有整数灰度值或颜色值。

(5)灰度:灰度表示像素所在位置的亮度,灰度值是在模拟图像数字化时对亮度进行离散化得到的。彩色图像一般采用红、绿、蓝三基色的颜色值。

(6)数字化:将一幅图像从其原来的模拟形式转换成数字形式的处理过程,称作数字化。在数字信号学中,数字化也称为 A/D 转换(数字图像是分布在二维空间坐标上的数字信号)。

(7)空间分辨率:数字图像的空间分辨率是数字图像的重要参数之一,又分为绝对分辨率和相对分辨率。绝对分辨率描述的是每个像素所对应的实际物理尺寸的大小;相对分辨率描述的是图像数字化过程中对空间坐标离散化处理的精确度,也就是相对同样的景物采用不同大小的点阵去采样。空间分辨率越高,数字图像所表达的景物细节越丰富,但图像的数字化、存储、传输和处理代价也就越大。工程上,为每种应用选择适当和折中的图像空间分辨率是一个极为重要且敏感的问题。

(二)数字图像处理的主要应用与发展趋势

视觉是人类观察世界、认知世界的重要功能和手段。图像无处不在,数字图像由视觉图像、传感器图像数字化得到,数字图像同样是人类或机器从外界获得信息的重要来源,其重要性和广泛应用是必然的。数字图像处理,则是用数字电路或数字计算机对数字图像进行运算、处理或识别。

1. 数字图像处理的主要应用 图像是人类感官系统的重要信息来源。通过应用计算机图像处理技术辅助医学诊断与治疗,在很大程度上提高了诊疗质量,其已成为当今的热点研究之一。

(1)计算机辅助诊断:Ledley 在 1966 年首次提出"计算机辅助诊断"的概念,经过多年的发展之后形成了现在的计量医学。而将数字图像技术应用于医疗诊断之中需遵循以下流程:临床取得计算机影像资料—在电脑上进行数据库比对和数据分析—就此情况给出相应反馈。虚拟内窥镜

（virtual endoscope，VE）是利用CT或者超声波技术来获取人体内部的二维影像的，而后使用计算机技术还原为三维的立体影像。这样可以无差别地在计算机上模拟患者体内的实际情况，从而获取类似于内窥镜但远远要比内窥镜安全、精确的效果。这种方法使患者不再承受内窥镜设备所带来的种种不适，而且还在很大程度上拓宽了医疗检查范围。

（2）计算机辅助外科手术：计算机辅助外科手术是将现代化的数字影像技术应用到外科手术过程中的产物。首先运用相关设备取得患者伤病处的二维数字影像，而后使用计算机解析这组影像，模拟手术过程，从而帮助医生在手术之前进一步确定手术方案，有助于预防在手术中可能出现的突发情况。使用图像技术对原始二维影像进行进一步处理可以取得品质更高的图像，有助于医生对患者病情细节的确认。这在很大程度上提升了临床手术的安全性。

（3）医学图像技术的应用：医院里与图像相关的科室很多，如放射影像科、超声科、胃肠镜科、气管镜科、病理科等，其中所用的医学成像设备包括X射线、CR/DR、CT、MRI、剪影机、造影机、黑白/彩色B超、电子显微镜、胃肠镜、气管镜等。此外，影像存储与传输系统（PACS）更是将患者的检查图像传送到每个大夫的计算机中。所以，数字图像与数字图像处理技术，在基础医学和临床实践中都具有广泛的应用潜力，并已经开始发挥重要作用。例如，在对生物医学显微图像的处理分析方面（血检、尿检等），红细胞、白细胞、细菌、杂质等的分析原来都是采用显微镜目视判读，所以检验结果基本都是定性的。采用数字图像处理和分析系统以后，由计算机处理和识别软件代替人眼，不仅大大减少了目视判读工作量，检验结果也实现了定量化，精确度大幅提高。CT的中文含义是计算机断层扫描，其核心是对人体断层进行多角度X射线成像。然后利用这些多角度数据计算人体断层上每个点的密度值，最终得到断层图像。CT技术是数字图像处理的分支——图像重建理论和方法的重要应用，该技术不仅能够优化图像效果适当提高图像的对比度，同时还能够实现三维图像的图像重建，以及定量估值进行后期处理。

（4）中医药信息化应用：图像处理技术在中医四诊客观化中的应用研究主要集中在望诊方面。望诊中的面象、舌象等包含了丰富的信息，利用图像处理技术提取人眼不易观察到的与中医诊疗相关的面部特征信息，有助于提取具有证候鉴别意义的望诊特征信息。刘文兰等采用数码摄像技术对亚健康状态大学生及慢性乙型肝炎肝肾阴虚证受试者的面部、手掌、舌象进行拍照，在"中医舌诊专家系统"中检测其红、绿、蓝色（RGB）值，结果亚健康状态及慢性乙型肝炎肝肾阴虚证在色诊方面存在着明显的区别。但研究中没有考虑到图像样本的色彩标准化问题。

（5）人脸识别中的应用：人脸识别技术系统以目标脸部特征为基础，首先对人脸存在与否做出判断，如果存在再根据目标人脸给出相应的大小、位置及各关键面部器官的位置信息。同时对目标人脸所具备的身份特征进行提取，并将其同已知人脸对比，由此完成对目标人脸身份的有效识别，与指纹、视网膜、虹膜、基因、掌形等其他人体生物特征识别系统相比，人脸识别系统更加直接、友好，使用者无任何心理障碍，并且通过人脸的表情腔态分析，还能获得其他识别系统难以得到的一些信息。在医院的信息化管理中，针对患者身份甄别，在原来证件核实、指纹识别的基础上，再加上人脸识别，以实现快速可靠的"三重"身份信息核对，减少了证件识别身份存疑对象的识别耗时，提升了工作效能，并在一定程度上威慑到代孕、私自供精等不良医疗行为，避免可能导致的医患纠纷及其带来的相应法律和伦理问题，提高了医疗护理安全，减轻了医护人员的负担。

2. 数字图像处理的发展趋势

（1）从低分辨率向高分辨率发展：随着图像传感器分辨率和计算机运算速度的不断提高，图像存储器内存、计算机内存及外部设备存储容量的不断增大。数字图像由低分辨率向高分辨率不断发展。数字图像处理的运算量也越来越大，对处理和显示设备的要求也越来越高。

例如，数字照相机的分辨率由最早的640×480像素（30万像素，20世纪90年代初）发展到现在的2 000万~3 000万像素，已经完全达到普通135胶片相机的出图质量，成为家用相机首选。

（2）从二维（2D）向三维（3D）发展：三维图像获取及处理技术主要通过全息摄影实现，或通过断层扫描与图像重建实现。随着图像技术和计算机技术的发展，三维图像不再只是科幻电影中某个镜头，而是已经在军事上得到广泛应用，并已逐步进入人们的日常生活。例如现代医院的CT、MRI等设备都是三维成像与重建设备，高档的超声设备也出现了三维成像与重建功能，这些设备对于人们身体检查和治疗正发挥着日益重要的作用。

（3）从单台图像向多态图像发展：多态图像是指对于同一目标、景物或场景，采用不同的图像传感器或不同条件下获取图像，然后对这些图像进行综合处理和应用。例如，医院为了有效检查某种疑难杂症，可以将病灶位置的CT、MRI、超声图像进行综合比对与分析。

二、语音识别技术的概念及应用现状

（一）语音识别技术的基本概念

人类和人工智能之间，当下最流行的交互方式就是使用语音识别。因为语音交互不需要用户面对复杂的屏幕面板，也不需要用户详细阅读说明书，只需要简单的语言，便可以产生对话，引导用户表达自己的想法并被系统执行。语音识别已经进入到生态化、产业化时代。人工智能接收到模糊的声音信号后转换成明确的信息指令，这个过程属于语音识别范畴，即通过语言沟通让机器能像人类一样听懂对方所传达的信息。本节主要介绍语音识别技术的概念、基本原理与方法，并对语音识别技术应用较为广泛的几个领域和发展前景进行阐述。

1. 语音识别的概念　语音是人类最自然的交互方式。计算机发明之后，让机器能够"听懂"人类的语言，理解语言的内在含义，并能做出正确的回答成为人们的追求目标。这个过程中主要涉及3种技术：即自动语音识别（automatic speech recognition，ASR）；自然语言处理（natural language processing，NLP），目的是让机器能理解人的意图；语音合成（speech synthesis，SS），目的是让机器能说话。语音识别技术的目的是让机器能听懂人类的语音，是一个典型的交叉学科任务，涉及模式识别、信号处理、物理声学、生理学、心理学、计算机科学和语言学等多个学科。

语音识别是以语音为研究对象，通过语音信号处理和模式识别让机器自动识别和理解人类口述的语言或者文字。语音识别是一门涉及面很广的交叉学科，它与声学、语音学、语言学、信息理论、模式识别理论及神经生物学等学科都有非常密切的关系。语音识别目前是人工智能领域最成熟也是落地最快的技术。如今，语音识别系统在现代社会中的应用也越来越广泛，特别是在人机交互方面，如智能手机、智能家居等设备中各类语音助手（苹果Siri、天猫精灵等）；智能语音识别技术经过数十年的发展，已经从实验室研究阶段发展到产品化应用阶段，并且在医疗领域迅速推广。如何让智能语音技术应用到更多的医院业务场景，服务于更多的科室和业务部门，成为人工智能技术在医疗领域新的探索方向。

2. 语音识别技术的主要原理

（1）模型匹配法：为了识别语音并转换成信号，很多智能设备采用了模型匹配法。首先，智能设备会先通过麦克风，收集我们发出的声音，将声音振动信息转化成电流强弱，就转换成了模拟信号，其次，把模拟信号给转换成数字信号后，对这个信号进行处理。因为除了噪声，每个人说话声音的响度、节奏都是不一样的，所以需要在语音音量和语速上做等效处理，这样做可以让后面的识别更加容易。再次，将等效处理后的语音切分成为较短的片段，提取每一片段特征信息并处理。最后提取出来放到另一个语音模型里面。这个语音模型包含了大量的能收集到的词组、句型、常用搭配等。语音识别系统通过对比人说话的声音和语音模型中的语音，选择出最接近于人类的发音匹配。总之，是人工智能设备通过程序模块吸收用户发出的声音信息，并对用户声音信息进行波段频率的拆解，从而与云存储器中的音素进行一一对应与对比，判断用户的语法与语序，从而快速对用户的指令进行判断。不过这种方法局限性比较大,而且对语音清晰度有很高的要求。转换后效果错误率较高。

(2)统计模型法:新的统计模型技术方法中,首先建立了一个模型库,模型库中储存着很多"小场景",这些"小场景"得益于海量的语言词汇数据量。在声音信号特征提取后,通过算法计算"小场景"与信号特征的相似度,最终得到相似度最高的"小场景"。输入的语音、模型库中"小场景"的数据量越多,计算的准确度越高,计算速度越快,语音识别技术水平也就越高。马尔可夫模型可以解决不可能依次计算出所有的已有"小场景"的情况。简单来说,马尔可夫模型就是构建出一个"小场景"网络,"小场景"和声音信号有相似部分的,就归类到同一网络中,这样就能迅速找到与之相邻的一个"小场景"。搭建"小场景"网络,并计算对比的过程叫作"训练"。欲识别任意语音,需要模型库中储备无限多个"小场景",并且通过不断训练,针对单独某一门语言寻找统计规律,来不断提升语音识别的正确率。伴随语音识别技术的发展,我们不仅应该考虑技术层面的问题,还应该思考如何为用户提供理想的语音理解,比如对不同声源做出相应的反馈,互不干扰。深度学习技术目前可以认为是语义理解最好的处理方式,它在一定程度上改善了因数据不足、词面不匹配等问题所造成的语义误解情况。

(二)语音识别技术在医疗卫生领域中的应用

语音识别作为较成熟的人工智能技术之一,有着广泛的应用前景。语音识别技术最大的应用就是语音助手。可以通过简单的语音,发出特定的指令,使得智能设备做出相应的反应。目前,语音识别已经在一些领域有了令人满意的应用。人们预计,语音识别技术将进入工业、家电、通信、汽车电子、医疗、家庭服务、消费电子产品等各个领域。接下来,简单地介绍语音识别技术在医疗卫生领域中的应用。

在医疗过程中,有时候患者的个性化信息需要医务人员用纸笔记录,这严重影响了医生的工作效率,增加了成本。随着医疗信息化的不断推进,将信息录入计算机平台改变了传统的纸笔记录方式。但是,不少富有医疗经验的医护人员对智能设备并不熟悉,并且手工录入需要敲击键盘,操作复杂的电脑界面。这一过程甚至比纸笔记录还要低效。采用语音识别技术,可以将医患对话直接分析整理成相应的数据,做好备案和记录,直接存入医疗诊断系统。语音识别技术的应用在一定程度上可降低临床医师工作强度、提高工作效率以及降低医院日常运作成本。并且,通过大数据技术对计算机中患者信息的比对筛选,可以更好地为患者诊病,得出更准确的病因。此外,采用语音识别技术对门诊患者进行导诊,能够提高患者就诊效率,提升就诊体验和满意度。

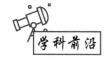

康复护理机器床的人脸识别系统

目前康复中心、医疗机构、社区或者家庭的护理主要还是依靠护理人员人工护理,自动化集成度高、智能化康复护理机器设备的应用尚未普及。上海工程技术大学梁冬梅及其团队以康复护理机器人为研究背景,针对目前康复护理机器床控制方式单一、对护工依赖性太强、自动化程度低的现状,在深入研究人脸检测、人脸识别、表情识别的基础上,对以表情识别专家系统为核心的康复护理机器床中人脸识别系统进行了深入研究,并构建了康复护理机器人床中人脸识别系统,并通过5名测试者5种表情的10幅表情图像对系统进行了测试,系统准确率高达90.4%。该系统用户可通过表情自行操作康复护理机器床,可减轻医疗人员的工作强度,提高护理人员工作效率,提升用

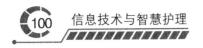
户的满意度,同时也使患者得到更可靠的看护,极具社会推广价值。

(三)展望

20世纪90年代以来,随着人类社会需求的增加,人脸识别技术在医学领域成为一个热门研究话题,具有较好的临床应用前景。其在遗传综合征、库欣综合征和肢端肥大症的识别效力已得到肯定,亦有望推广至内分泌疾病和遗传病以外的其他疾病(如慢性疲劳综合征和胎儿酒精综合征等有面部改变的疾病)。此外,在医疗诊断的应用过程中,普通或高危人群中的筛查效力尚需更大样本群进行验证。未来,尚需不同学科研究领域的科学家共同不懈努力,扩大人脸识别技术疾病识别范围,建立年龄匹配、BMI匹配的人脸识别数据库等,从而使计算机方便准确地进行人脸识别。

第五节 超级计算机与智能医学、智慧护理

情境与思考

美国硅谷的非营利第三脑研究院(Third Brain Research Institute)的创始人兼执行官Steve Chen曾指出,目前超级计算机(又称巨型计算机)还是没有人类的大脑强大,但已经可以应用到医疗领域,比如帕金森病患者通过对大脑深层的刺激来缓解症状,以及在癌症研究中的应用。在从手术到化疗再到下一阶段的T细胞免疫治疗的发展过程中,已经可以初步看到疗效,免疫细胞可以找到并且杀死癌症细胞,90%以上的实验可以达到治疗效果。Steve Chen的母亲因为已经80多岁了,所以她血液里的细胞不一定质量够好,但他依旧认为,大脑里面的信息可以用来直接杀死癌细胞,我也需要更多的时间来证明。他的目标是在世界各地包括中低收入国家、发展中国家等,收集大量的癌症患者数据,然后通过计算机分析以发明新的疗法。

请思考:请结合本节内容探讨超级计算机在护理实践中的应用前景。

一、超级计算机概述

超级计算机(super computer)指的是计算机中功能最强、运算速度最快、存储容量最大的一类计算机。这类计算机内存可能达到TB级,外存可达到几千TB的量级,它一般应用在高科技领域和尖端技术研究,如气象、军事、金融、能源等。在信息化社会的今天,一个国家超级计算机的计算力和所拥有的超级计算机数量,从侧面反映了一个国家在信息化社会中的技术实力,是一个国家科技发展水平和综合国力的重要标志。中国在1983年就研制出第一台超级计算机"银河一号",成为继美国、日本之后第三个能独立设计和研制超级计算机的国家;之后,中国的超级计算机突破了一系列关键核心技术,也多次夺得TOP500全球第一超级计算机的名号。在即将到来的人工智能和大数据时代,超级计算机的应用将会更加广泛,同时也在向着更高性能、更快互联、更高可靠性等方向发展。

二、超级计算机在智能医学中的应用

高性能计算机能够达到每秒亿亿次的浮点运算速度,已经成功应用于生物计算与精准医疗等

领域,并取得相当成果。爱尔兰高端计算中心主管代斯普拉特博士提出超级计算机将能够分析我们复杂的基因密码并帮助研发更多的个性化药物,从而让我们的预期寿命至少延长10年以上。

(一)超级计算机与生物医学计算

根据国家超级计算广州中心的内部统计,生物医学相关应用现在是超级计算中心的主要客户。生物医学研究主要包括生物大分子的结构模拟与功能建模、药物设计与筛选、蛋白质序列分析、基因调控网络的分析与建模、医疗卫生的双数据分析及生物医学文献挖掘等。方翔等人利用高性能计算机,构建了由基因组与转录组测序数据分析、蛋白质结构预测和分子动力学模拟3个功能模块组成的生物信息平台分析水产病原,对约氏黄杆菌等多种水生动物病原进行生物信息学分析。Yang等人强调了在现代超级计算机上增强大数据支持的必要性,提出只需单个命令或单个shell脚本就能使当前大数据在高性能计算机上运行,并且支持多个用户同时处理多个任务的作为高性能计算机的大数据平台。该平台可以根据大数据处理用户需求,合理分配所需的资源量。

(二)超级计算机与医学诊断

世界范围内的人口迁移或外来动物物种携带的病原体都增加了可传染的生物威胁爆发的可能性。面对新发未知的生物威胁,需要做到高精度确论证和溯源分析,得到有关病原微生物的耐药性、毒力等关键信息,为研制疫苗药物等争取宝贵时间,从而减少病死率,使生物威胁得到有效控制。利用超级算法构建的移动测序平台,将大大简化现有的微生物侦检系统。微生物侦检是生物威胁防御的关键环节,通过快速、准确的微生物检测,能够降低防御体系成本,有效控制传染病疫情。周子寒等从快速微生物侦检和移动测序的背景出发,利用军事医学科学院高性能计算平台和天河二号超级计算机的支撑作用,设计并实现了面向移动测序的检测计算平台建立完备的未知微生物检测计算平台。该研究还将配合未来可能出现的新型便携式移动测序仪,完成移动病原微生物侦检系统建设。

(三)超级计算机与医学多模态信息系统

超级计算机能够通过深度学习人工智能技术,快速读取我们的基因组信息以及我们的整个遗传密码数据,并帮助医生针对特定病患给出个性化诊疗手段和药物建议。未来医生依据超级计算机的运算给出的诊疗方案将更加准确,诊断速度也将提升,从而极大改善人类健康并延长预期寿命。在重症治疗方面,现在都是由医生给出治疗方案,而借助超级计算可以直接对医生的方案进行模拟,并根据患者情况纠正方案不足之处,甚至直接提出解决方案。如通过药物之间的关系,对药物的治疗作用和效果进行模拟,即分子生物学模拟,或者通过基因分析,对最佳用药或治疗方案进行预测。

(四)超级计算机与新药研发

在基于高性能计算机技术的药物设计领域中,高性能的计算技术为药物设计提供了新的方式。计算机辅助药物设计的方法主要分为两类:直接药物设计和间接药物设计。直接药物设计也称为基于结构的药物设计,它依据受体结构三维信息及其活性位点,预测受体与配体之间的相互作用、结合能量及空间相互作用等,可有效发现新的化学实体用于后续发展。间接药物设计也称为基于配体的药物设计,依据已知活性小分子的结构,通过修饰或者改造得到毒性更低、活性更好的新的药物分子。上海药物所通过虚拟筛选方法,针对靶标利用基于结构的虚拟筛选先导化合物取得了很多成果,对如糖尿病、老年痴呆等重要疾病相关数十个蛋白靶标进行虚拟筛选获得了上千个活性化合物,有些化合物进入了临床试验阶段。

(五)超级计算机与病理生理学

随着高性能计算的发展,利用大规模计算资源模拟细胞生理行为,并在计算机上数学建模,从

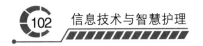

而模拟身体各种疾病。例如,心电模型模拟对一些复杂假说进行验证、预测、指导实验研究,对研究心脏电生理学、心律不齐、药物作用,以及心脏疾病的预防和治疗具有非常重要的作用。然而,必须有足够的模拟精度才能有效地模拟心肌行为问题。杨静等针对有限差分心脏模型模拟的数值方法在高性能计算加速平台下,对典型的心脏模型的任务负载、通信优化、并行加速等方面进行了探索研究。研究选取了一个简单的基于有限差分求解的心脏模型模拟应用,探索实现了在通用多核CPU平台上和单MIC平台上的并行编程与优化技术。该课题研究为心脏细胞模拟应用在基于MIC平台上的研究和实现提供了初始参考,特别是研究了单节点多MIC平台上如何高效地实现数据通信,其经验还可为其他应用移植到本类平台提供借鉴意义。

三、超级计算机在智慧护理中的应用

在信息技术快速发展的环境下,超级计算机作为一种新型的技术设备越发受到人们关注。在护理领域也逐渐展现其优势,为更好地开展护理项目提供了有利条件。目前超级计算机主要应用在智慧护理教育、智慧护理信息管理系统方面。湖南大学龙明生团队提出一种基于超级计算机和AR技术的远程医疗工作流系统。该系统包括至少一台护理设备,能够实现视频摄取与生理参数监测,主要采用远端超级计算机与近端边缘计算相配合,将需要实时处理的数据流在近端边缘的计算设备进行处理,将平稳的数据流较大、处理时间较长的数据分组传递给远端超级计算机进行处理,从而获取视频数据流以及生理监测数据流。该设备运用超级计算机和AR技术搭建医疗护理信息系统,提升了医疗信息系统数据的传输和处理速度。国家超级计算天津中心正依托国家工信部大数据产业发展试点示范项目"天河医疗健康大数据产业化平台"建设,打造区域医疗健康大数据中心,为医学数据的安全高效利用提供服务;基于智能开放平台和工具构建天河智能医学影像云,已形成集大规模影像数据安全高效汇聚管理、人工智能医学智能影像辅助诊断、云端影像多角色多终端协同诊察为一体的系统化应用,目前也处于落地服务阶段。目前,"天河"系列科技创新平台作为新型科技创新载体已全面为我国智慧医疗创新发展提供新一代信息技术应用支撑,尤其新冠肺炎疫情期间,依托天河人工智能开源开放平台(国家工信部揭榜项目)构建了世界首个新冠影像智能辅诊系统,已为百余家医疗机构提供服务。此外,基于天河新一代超级计算机的新冠肺炎药物筛选也已取得重要进展,同时天津超算中心联合天津中医药大学张伯礼院士团队正在开展治疗新冠的中药有效成分筛选工作,推动中药现代化研究。由于贡献突出,国家超级计算天津中心也荣获国家科技部颁布的"全国科技系统抗击新冠肺炎疫情先进集体"称号。

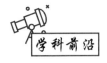

超级计算机

计算机学科与健康产业直接对接,具有无限美好的产业化前景。例如,中国科学技术大学计算机科学与技术学院的"平平、安安、健健、康康"四位科普大使集体亮相,向社会公众展示了超级计算与人工智能、大数据分析等尖端和前沿计算机技术相结合将如何改变临床医学的未来。其中"平平"展示了由超级计算机训练出来的医学影像阅片机器人,借助医学影像大数据智能分析引擎,辅助影像科医生提高阅片的速度和准确度;"康康"展示了数字病理图片智能分析助理,实现数字病理全切片多模态配准、恶性区域分割、恶性细胞计数,从而得到患者Ki-67增殖指数,帮助医生为患者提供更精准的放化疗方案和预后分析,解决人工病理分析存在的主观、耗时、无法定量、缺乏一致性等缺陷。计算机学科与健康产业直接对接,具有无限美好的产业化前景。

随着医学研究的不断深入,在医疗保健网络化服务、大脑与癌症研究、基因工程、精准医学与癌症免疫疗法等领域,超级计算机也将是研究热点。未来以高性能超级计算机为基础的计算平台,分析肿瘤相关的多组学和图像数据、探索肿瘤的生物靶点、发现发病机制等,将有助于改善对患者的全面系统分析,为精确诊断和治疗提供理论和技术支持。

◥ 本章小结 ◤

当前,我国正面临着人口老龄化、少子化、慢性病患者增多等趋势,大中型医院主要针对疾病的诊断和治疗,很难承担社区居民日常的医疗保健服务、健康咨询以及紧急情况下的医疗援助任务。因此,为适应国家医疗信息化的发展需求,云计算的医疗信息服务平台亟需逐步实现居民健康档案的云端管理、健康咨询、健康膳食等居民医疗保健服务。建立适合本地化健康风险评估模型,提高相对危险性和绝对危险性预测的准确性,解决家庭健康监测对象的隐私保护问题,进一步完善家庭健康系统等也成为该领域的研究重点。同时,语音识别和数字图像技术在提高诊疗效率、提升医疗护理服务质量等方面也不断发挥出不可或缺的作用。此外,随着医学研究的不断深入,在医疗保健网络化服务、大脑与癌症研究、基因工程、精准医学与癌症免疫疗法等领域,超级计算机也将是研究热点。未来以高性能超级计算机为基础的计算平台,将应用于肿瘤相关的多组学和图像数据分析、肿瘤的生物靶点及发病机制的探索等,为精确诊断和治疗提供理论和技术支持。

思考题

1. 机器学习、深度学习、人工智能有什么联系和区别?
2. 机器学习的运行过程是什么? 请选择一个方向进行研究设计。
3. 探讨数字图像、语音识别技术在医疗护理领域的应用现状。
4. 请结合本节内容探讨超级计算机在护理实践中的应用前景。

- ●知识目标:①掌握医学人工智能的概念。②熟悉目前人工智能在医学领域的准入管理。③了解医学人工智能的应用场景。
- ●能力目标:①能根据患者疾病特点合理应用医学人工智能与医学影像辅助诊断。②能够在本章节学习到智能医学在医学方面的现存问题。
- ●素质目标:对人工智能在医学领域的未来发展方向展开思考。

第一节　医学人工智能的应用现状

情境与思考

在未来,医学人工智能将从以下几个方面对患者进行健康管理:获取信息并运用人工智能技术进行分析,识别疾病发生的风险及提供预防措施;收集患者的饮食习惯、锻炼周期、服药习惯等个人生活信息,评估患者整体状态并协助规划日常生活;运用人工智能技术从语言、表情、声音等数据进行情感识别;结合人工智能技术提供远程医疗服务;运用 AI 对用户体征数据进行分析,制订健康管理计划。

请思考:①为什么医学人工智能会使患者得到更加优质、精准的服务? ②除了智能健康管理,医学人工智能还可以用于哪些方面?

一、医学人工智能简介

人工智能(artificial intelligence,AI)是研究、开发用于模拟、延伸和扩展人的智能的理论、方法、技术及应用系统的一门新的技术科学。人工智能分为弱人工智能、强人工智能、超人工智能 3 类。其中弱人工智能,也称限制领域人工智能或者应用型人工智能,指专注于且只能解决特定领域问题的人工智能,比如阿尔法围棋(AlphaGo)。强人工智能又称通用人工智能或者完全人工智能,指可以胜任人类所有工作的人工智能,一个可以称得上强人工智能的程序,需要具备以下几个方面的能力:①存在不确定因素时进行推理,使用策略,解决问题,制定决策的能力;②知识表示的能力,包括常识性知识表示的能力;③规划能力;④学习能力;⑤有使用自然语言进行交流沟通的能力;⑥将上述能力整合起来,实现既定目标的能力。超人工智能是一种比最强人大脑更聪明的智力,他们拥有高超的创造力、智力以及社交能力。准确、合理地认识人工智能的本质及其发展,有助于我们把握当前形势,预测未来趋势,为更好地发展人工智能做准备。随着医学科技的发展,各种新技术逐渐渗透到医疗领域,人工智能在医疗领域的应用可以解决诸多医疗问题,比如能够快速筛查疾病,帮助医生进行疾病诊断,从而提高医务人员的工作效率。

二、国外医学人工智能的发展历程

当前,人工智能的发展迎来了"认知智能+健康大数据"时代,它的研究开发已应用到多个领域。1972 年,利兹大学研究开发的 AAP Help,是医学领域第一个人工智能系统,主要用来帮助诊断腹部剧烈疼痛并需要做手术的患者。随后匹兹堡大学研发的 INTERNIST-L 相继推出,主要用于复杂内科疾病的辅助诊断。1976 年,斯坦福大学研制的血液感染患者诊断和抗生素治疗专家系统(MYCIN),帮助医生诊断住院的血液感染患者,并选择使用抗生素治疗。如今,国际商业机构 Watson 系统(IBM,Watson)已经能够识别自然语言,比如,在肿瘤治疗领域,能够在几秒内,从 150 万癌症治疗历史中筛选出患者的病历,并为医生提供基于证据的治疗方案。更有甚者,谷歌于 2016 年推出了一个关于深度思考的医疗部门,它和英国的国家卫生系统一起帮助他们做决策、提高效率和缩短时间。同年,人工智能公司 DeepMind 宣布利用区块链技术追踪个人健康数据,以帮助解决患者隐私问题。2020 年,J. M. Puaschunder 指出人工智能(AI)、机器人和大数据彻底改变了世界,数字化在医疗保健领域开启了前所未有的机遇和潜力。

三、国内医学人工智能的发展历程

我国有关人工智能在医学领域的发展研究始于 20 世纪 80 年代。1978 年,北京中医医院关幼波教授与计算机专家合作,开发了"关幼波肝病诊断程序",首次将医学专家系统应用于我国传统中医领域,获 1981 年北京市科技成果一等奖。近几年来,受政策鼓励和科技发展趋势的影响,国内许多机构都在积极进行人工智能的研究。2015 年,人工智能+医疗产业开始布局。2016 年,百度宣布开启智能医疗时代,并将其引入医疗大脑。2017 年 7 月,阿里健康发布了医药"Doctor You"人工智能系统,致力于基础科学研究和技术创新,该系统首批公布的研究领域主要包括人工智能的相关研究,如人机交互、自然语言处理、机器学习等。近两年来,主要研究成果为"三产品+一平台",即智能医疗助理员、语音电子病历、影像辅助诊断系统、人工智能辅助诊疗平台。2017 年 11 月确定了 4 个国家创新平台,以百度、阿里云、腾讯、科大讯飞 4 家企业为依托,开发自动驾驶、城市大脑、医疗影像等技术。2018 年至今,区块链技术开始迭代发展,行业发展聚焦于更为安全的技术架构的搭建与更加良好的基础性能的提升。

据蛋壳研究院(VBR)统计,国内与国外人工智能+医疗初创企业一共 192 家,其中国内 83 家,国外 109 家(不包括基因技术为主的企业数据)。其中,109 家国外企业在医疗应用场景上呈现出比较均衡的态势,84 家国内企业中有 40 家涉及医学影像,远高于其他几种应用场景。我国医学人工智能集中于医学影像,这主要是由 4 个方面造成的:①深度学习技术在图像识别领域中发展迅速;②医疗影像数据丰富,90% 以上的医疗数据是影像数据,并以每年 63% 的速度递增,海量的数据资源为模型训练提供了丰富的数据训练集,有利于系统开发;③企业的商业定位,医疗影像能够相对较快地实现从试验向临床应用的转变;④我国在新药研发等高精技术领域相对国外的研发能力较弱,研发周期较长,相关的研发投入不如国外,人工智能的应用与布局也不足。

四、医学人工智能的现存问题

医学 AI 的应用经历了 3 个阶段:一是数据整合阶段,这一阶段保健数据标准化程度低,共享机制薄弱,人工智能在医疗产业中的应用范围和效果明显受限。二是"数据共享+感知智能"阶段,这一阶段在一定程度上融合医学数据,并研究开发各种辅助诊断、图像识别等商品化产品。三是"认知智能+健康大数据"阶段,这一阶段人类将进入个性化医疗时代,降低获取健康大数据的成本。当前,国内很多医院已经涉足医学成像领域,取得了一定的成果,但总体上还没有完成初步的数据整合,医学数据标准化程度低,共享机制不健全。

关于数据隐私保护问题,美国于 1996 年颁布了《健康保险流通与责任法案》(*Health Insurance Portability and Act*,HIPAA),对全国范围内医疗信息安全和隐私权实行电子医疗交易保障系统。该法案最大限度地保护了患者的隐私,使医疗服务公司和医疗保险机构可以获得卫生信息,并对其进行控制、监控。后来,美国颁布了《安全和创新法案》《个人可识别健康信息的隐私标准》《移动医疗应用程序指南草案》等,更加全面地规定了网络时代的电子医疗信息安全。

从临床来看,很多疾病都表现出相同的症状,复杂的临床诊断增加了诊断的难度。同时,现代医学还面临着许多尚未突破的医学难题,而医学人工智能主要是建立在人类现有的知识基础上,不能为人类当前未知的问题提供相关建议。

在医疗保险支付方面,医学人工智能的发展和引进会给医疗开发者和使用者带来更高的费用,医疗机构引进医疗人工智能系统的积极性不高,很多医院缺乏动力,认为引进的成本太高。将人工智能系统纳入医保体系,有利于政府加强对医疗卫生体制改革的监管,有利于推进医疗卫生体制改革。此外,责任风险也是医学人工智能存在的一个问题,主要是在医学人工智能系统安全风险尚未确定的情况下,医学人工智能系统诊断结果的签署权问题。伴随着人工智能的不断发展,传统的医学人才培养模式也需要变革,人工智能也许无法取代医生,但不懂人工智能的医生必将被其所取代。

李洪军从医学人工智能运行原理出发,提出了一些引人深思的问题。人工智能在医疗领域的运用离不开数据、算法,以及结论的执行,每个环节都可能存在问题。第一是数据真伪问题,人工智能医疗运用的起点是数据,但数据的来源、记录、整合等方面都可能存在漏洞。有研究机构指出电子病案系统中 80% 左右医疗信息是粘贴和复制的,存在着许多疾病信息编码、疾病描述的非标准化错误。此外,医疗机构之间存在数据孤岛现象,"私心"问题、全数据库共享权限等均会制约人工智能的发展。第二是算法有"偏见",人工智能医疗运用算法的对象是否具有代表性,算法开发者、设计者有无代码"歧视"和"偏见",这些看似无关的问题,实际上影响最终的结果,受人的主观意识控制。如保险行业运用人工智能提高某些人群的保额或者拒保某一特定人群。三是过程缺乏科学评价,人工智能医疗运用中的数据、算法本身是否具有科学性?谁来评价这些数据?算法本身是否科学?如果数据、算法本身都存在问题,其结论的科学性就无从谈起。若数据和算法都没有问题,结论有无科学性也是引人深思的问题,需要科学地评价工具评价结论的科学性。

相信随着对医学人工智能在应用中存在问题的不断挖掘和思考,这些问题将随着技术的自我革新、数据的制度化管理、伦理法律等制度的不断健全而解决。

五、人工智能在医学领域的准入管理

(一)国外准入管理

研究表明,在放射学诊断中,CAD 是一种被广泛接受的计算机辅助成像系统,可以提高放射科医生的读片效率。在 2012 年,FDA 发布了一组相对明确的审查指标,用于审查基于机器学习算法的软件,包括算法设计、特征、模型、用于训练和测试算法的数据集以及使用的测试数据"卫生程度"。2015 年,FDA 将可控制心脏消融导管远程控制系统定义为 II 级中等风险。FDA 致力于加速满足患者需求的创新医疗设备的机会,把部分在产品研发过程中收集到的证据转移到技术上市之后。目前,大多数医疗器械评价主要分为两类:高风险器械(也称 III 类),通常通过上市前批准评估,制造商必须进行至少一次临床研究,然后将相关数据提交 FDA。对低、中等风险产品(I 和 II 级)的审查,通常将评估其是否与市场上的产品一样,这些产品只是偶尔需要临床试验数据。2016 年,FDA 发布了关于未来医学创新的三项重要规范:①低风险、普遍适用的卫生产品的法律规范;②为支持医疗器械管理决策,提供具有实践基础的实际循证的法律规范;③医疗设备进入临床试验适应性设计规范。上述 3 项原则为未来人工智能在医学领域的创新提供了框架性指导建议。2017 年,FDA 增设新部门,人员包括软件工程师、开发人员、人工智能技术和云计算专家,为 FDA 制定规范和标准、规划智能医疗机器人、有机器学习特质的医疗设备的监管和审批途径,并对人工智能产品和有机器学习功能的医疗健康设备、器械或医用软件进行审评。

(二)国内准入管理

2017 年 2 月,国家卫生和计划生育委员会修订"限制临床应用"15 条,其中包括人工智能辅助诊断的技术管理规范和质量控制指标。2017 年 10 月,中共中央办公厅、国务院办公厅印发了《关于深化审评审批制度改革鼓励药品医疗器械创新的意见》,指出要进一步完善和落实药品检验数据保护制度,实施一定的数据"保护期";完善技术审评制度,组建药品审评团队负责新药审评,设立医疗器械审评团队负责创新医疗器械审评。国家药品监督管理局也制定了一系列监管措施,涉及决策支持、辅助诊断的医用软件为 III 类医疗器械。此外,2015 版《医疗器械软件注册技术审查指导原则》规定了软件描述文件的基本信息、实现流程和核心算法。2017 年 7 月,国务院发布了新一代人工智能的发展规划,较详细地制定出人工智能三步发展的战略目标。第一步,到 2020 年人工智能总体技术和应用与世界先进水平同步;第二步,到 2025 年人工智能基础理论实现重大突破,部分技术与应用达到世界领先水平;第三步,到 2030 年人工智能理论、技术与应用总体达到世界领先水平。同时,2017 年 8 月发布的《药品数据管理规范》(征求意见稿)规定了产品生命周期内所有活动的数据管理,并最终由高层管理人员负责药物数据的可靠性。2017 年 9 月,国家药品监督管理局规定,申请人须通过总局医疗器械标准管理中心分类信息系统进行分类界定。2017 年 12 月,工信部印发《促进新一代人工智能产业发展三年行动计划(2018—2020 年)》,其中明确提出重点培育和发展医疗影像辅助诊断系统等智能化产品,推动智能产品在经济社会的集成应用。2018 年,《关于改革完善医疗卫生行业综合监管制度的指导意见》(国办发〔2018〕63 号)强调,强化国家卫生技术评估支持力量,发挥其在医疗技术、药品、医疗器械等的临床准入、规范应用、停用、淘汰等方面的决策支持作用。同年,中国国家神经系统疾病临床医学研究中心开展了神经影像人机大战。百度已正式对外发布医疗大脑,腾讯与深圳市南山人民医院合作,在广东开展食管癌早期的筛查系统试点,阿里也试图对许多疾病进行智能诊断。2022 年 1 月,深圳市发展和改革委员会发布《关于组织实施药品和医疗器械市场准入专项扶持计划申报的通知》,启动实施药品和医疗器械市场准入专项扶持计划申报,对在国内外进行临床试验或取得注册上市资格的创新药物、医疗器械产品进行资助,而推动医药产业发展。

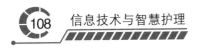

标准、审批流程的逐渐完善为影像 AI 的发展提供了方向与保障,而影像 AI 本身也随着企业研究的不断深入而愈发成熟。2020 年 6 月后,影像 AI 获得 NMPA 三类证成了常态。但在数字医学和人工智能技术审查方面,建立全职管理机构十分必要,目前尚无新的专门领域,美国已开始组建相关部门,以展望人工智能的未来发展及其对社会的广泛影响。

人工智能的应用能极大弥补医院人力资源的不足,医学人工智能也能够做到持续监测,从而做到早发现、早治疗;此外海量数据的处理,也能够提高医疗的准确度,进而达到辅助诊断的目的,与此同时其不确定的威胁也给我们的应用带来挑战,如何在促进法治、监管、技术、标准中找到一条应用医学人工智能的最佳路径仍需我们努力探索。

第二节　医学人工智能与医学影像

一、医学影像的发展需要医学人工智能

现代医学已不再是"望、闻、问、切"的年代,仅凭观察无法全面了解患者病情,医学影像已与临床各专业密切联系。医学影像主要包括医学成像系统和医学图像处理两个方面。医学成像系统是指在已有的图像处理过程中,涉及图像机制、成像设备、图像系统分析等方面的问题,医学图像处理是对已有图像的进一步处理。

大型影像诊断设备主要有数字 X 射线成像(DR)、数字减影血管造影(DSA)、数字乳腺 X 线成像系统、数字胃肠机、计算机体层成像(CT)、磁共振成像(MRI)及核医学类(PET、SPECT、PET/MRI)等,小型影像诊断设备包括超声和内镜。由于成像原理不同,不同的影像学诊断方法在临床应用上各有优势。过去半个世纪以来,医学影像设备和计算机相关技术的发展,使得医学影像资料的数据量成倍激增,医生在图像调阅、图像质量控制等方面也更加掌握了主动性,改变了影像医师工作的关键模式。随着海量图像数据的处理需要,人工智能在医学影像中的应用也日益凸显。

医学影像领域已成为医学 AI 与大数据在医疗领域应用发展最快的方向之一。基于循证医学指南的临床决策模式是目前医学决策的主流,并成为其指导原则。AI 在医学影像领域的应用主要是图像分割、分类、配准、识别和深度学习系统等,即通过分析影像获取有意义的信息,并进行大量的影像数据对比,进行算法训练,逐步掌握诊断能力。医学影像是一项高强度的技术性工作,在日常工作中,医务人员必须准确、高效地完成大量临床检查。目前,新一代人工智能系统已逐渐显示出越来越强大的能力,有望彻底改变这一现状。

二、医学人工智能在医学影像中的探索过程

医学影像是疾病筛查和诊断、治疗决策的最主要的信息来源。基于医学影像的诊断和治疗是一个典型的长链条、专业化的领域,涵盖了医学影像成像、图像处理与分析、图像可视化、疾病早期筛查、风险预测、疾病辅助检测与诊断、手术计划制订、术中辅助导航、随访跟踪与分析、康复计划制订等一系列方向。

自 20 世纪 90 年代初期,医学影像学的研究开始受到人们的重视,如图像、信号处理、自然语言处理等。目前医学 AI 已成为医学影像领域最具创新性的应用。早期 AI 在医学影像中的探索主要关注基于模型的分割和分类、基于知识的病变检测,而现代 AI 在医学影像中的探索则是以数据驱动的机器学习为基础。目前,医院存储的信息超过 90% 是影像信息,影像信息已经形成了巨大的数据

积累,这为机器学习提供了海量的数据源。新一代人工智能系统在影像领域已逐渐显示出越来越强大的能力,有望彻底改善医务人员高强度、高精准性的大量临床检查现状。

医学影像链分为成像和图像挖掘两部分。首先,作为信息源头的医学成像设备,其成像质量会对后续疾病的检测、诊断与治疗起到至关重要的作用。利用医学 AI 技术可以实现医学影像成像质量的提升,医学 AI 优化的扫描工作流可以显著提高扫描效率,并使成像质量趋于标准化,从而给整个医疗健康链条带来深远的影响,具有重要的临床与科研价值。其次,理解医学图像、提取其中具有诊断和治疗决策价值的关键信息是诊疗过程中非常重要的环节。医学 AI 辅助诊断可以承担烦琐的病灶筛查工作,迅速地从海量数据中提取出与诊断相关的有价值的信息,同时避免人工阅片带来的主观性差异。医学 AI 辅助图像处理算法还可以迅速地完成分割配准等复杂功能,为用以治疗的医疗设备(例如手术导航和手术机器人)提供精准的病灶结构信息。

但医学 AI 专家和影像专家对人工智能的感受和判断并不一致,尽管专家们认为影像医生有可能被取代,但目前主流的观点是,医学的复杂性,使影像医师难以取代;另一方面,影像医师也应积极主动地接受人工智能,以提升其现有服务品质。

三、医学人工智能在医学影像中主要应用

1. 影像成像设备的图像重建　通过人工智能算法的图像重建技术,用低剂量 CT 采集的原始图像重建得到相当于常规剂量 CT 的高质量图像,用降采集(从 K 空间快速采集少量的信号)的 MRI 图像重建得到与全采样图像同样质量的图像,其速度明显优于传统的全迭代重建方法。

2. 胸部 X 射线(包括 X 射线胸片和胸部 CT)影像诊断　通过人工智能对 X 射线胸片或胸部 CT 进行辅助阅读分析,协助医生完成多种疾病的医学影像筛选,或对医生阅片顺序进行智能筛选,从而提高医生的阅片效率和诊断精度。有关肺结节的影像人工智能产品是目前医学影像人工智能产品中落地较多的,大部分临床应用效果较好;有些产品宣称 3 毫米以上的结节检出率接近 99%;假阳性平均每个患者 2 个以内,磨玻璃结节检出率 95% 以上,可进行结节体积测量、CT 值精确测量;可以自动生成结构化的图文报告,每一个患者都有机会获得高质量的 CT 图像。

3. 眼底图像检测　糖尿病视网膜病变是糖尿病最主要的并发症之一,也是中老年人致盲的重要原因。早期发现和治疗能使糖尿病的风险降低 95%,但只有不到 50% 的糖尿病患者会定期进行眼保健。2018 年 4 月,FDA 批准了人工智能系统 IDx-DR,为糖尿病视网膜病变提供医疗级人工智能系统 IDx-DR。本系统由美国爱荷华大学眼科医生设计,可以对高危患者的视网膜进行扫描及分析,无须人工辅助。IDx-DR 系统临床试验的数据发表在 *Nature Digit AI Medicine* 杂志上。对于 AI 组,通过机器人摄像头采集患者视网膜图像,可以帮助操作者获得高质量的图像。完成 4 幅图像后,IDx-DR 可在 20 秒内进行临床诊断。DR 系统检测灵敏度为 87.2%,特异性为 90.7%(>82.5%),96.1% 的检出率为 96.1%,其稳定性明显优于预期的初级护理终点指标。医疗人工智能用于眼底检查的优势体现在:DR 系统能准确地识别患者;划分病区并分类;对患者进行疾病分级;区分视图图像,确定病情严重程度等。

4. 脑区分割和神经系统疾病诊断　脑出血探查、血肿的自动绘制和体积精确估算,在许多医学影像公司中已发展出一种比较成熟的产品。而脑卒中专家预测,未来如果脑出血的神经影像技术能够达到 85% 的准确率,那么很可能会改变急诊决策。2018 年 3 月,来自美国、德国、意大利等 100 多个实验室的近 150 位科学家在 Nature 上联合发表了关于人工智能辅助脑肿瘤分析的文章。该人工智能系统以肿瘤 DNA 甲基化数据为基础,可以准确地识别将近 100 个中枢神经系统肿瘤,同时还可以通过机器学习发现临床指南中没有提及的新分类。

5. 智能放射治疗　世界卫生组织(WHO)发表的器官分割和目标区域图表明,大约 70% 的肿瘤

患者在治疗期间需要放射治疗,而接受放射治疗的患者中40%得到临床治愈。美国63%的肿瘤患者接受了放射治疗,但国内接受放射治疗者仅占20%,其主要原因是放射治疗服务能力不足。在智能放射治疗规划中,肿瘤自动识别、自动器官绘制、自动分割、自动计划设计、自动质量控制等方面有着很好的应用效能。通常从绘制靶区域开始治疗需要3~7天时间,而成熟的人工智能应该能在半小时内完成,而且质量更好。

6. 骨龄和骨折探查   影像医师尤其儿科影像医师缺口大,个体工作负荷重,尤其对儿童骨龄检测的需求都非常大,如果单靠医生的鉴定,骨龄评定十分费时。引入 AI 技术,可以每小时的秒级速度自动找出平片内的骨骺,对其进行打分,然后代入公式,用数值比出骨龄。该系统能直观地观察骨质受损情况,对多种骨折征象进行智能识别,自动标注可疑的骨折部位,多角度清晰、直观地显示骨折部位,有助于医生快速、准确地诊断出骨折部位。近期,FDA 向一家名为 Imagen 的公司发布了一项人工智能技术"OsteoDetect",用于检测骨折。一个基于人工智能的诊断工具,能迅速发现桡骨远端腕骨骨折。

7. 乳腺疾病诊断   人工智能技术能准确分割乳房和致密腺体组织,准确定量乳腺密度,辅助评估乳腺癌的风险,提高病灶的检出率并定位病变部位,而且能够自动生成乳腺影像报告和数据系统(BI-RADS 分类)和报告文本。

8. 超声辅助诊断   超声诊断在我国应用十分广泛,尤其是基层医院。对于超声图像,融合人工智能技术可以辅助诊断乳腺病变和甲状腺结节良恶性病变等。同时超声设备进入云计算,实现技术处理资源的无限扩展,有效地提高系统处理速度,优化系统资源配置,实现各种终端的互联互通。目前三甲医院医师的平均诊断正确率为60%~70%,基层医院更低,人工智能辅助诊断系统准确率可达85%以上。我国于 2018 年 7 月 7 日批准了安克监(AmCAD-UTDetection,二类医疗器械6 870类医疗器械)用于甲状腺肿瘤超声辅助检测。

9. 病理切片分析   病理切片分析是医学界的金标准,也是许多疾病诊断的最终确定指标。但是,病理医生需要花费大量的时间检查病理切片,因为需要在上亿级像素的病理图片中识别微小的癌细胞。而且对于同一种疾病的病理诊断,不同的医生往往会得出不同的判断结论。使用人工智能进行病理切片分析,可以发现肉眼不易观察的细节。此外,通过对病理切片细胞层面的特征,还可以不断完善病理医师和数字病理诊断的知识体系,对免疫组织化学、分子检测数据和临床信息的整合可以得出整合相关信息的最后病理诊断报告,为患者提供预后信息和精准的药物治疗指导。谷歌和百度都有人工智能辅助病理切片分析的平台,根据 2018 年 *Nature* 子刊的报道,开发基于病理切片的人工智能系统,肺癌分型准确率达97%,还能识别六大肺癌常见突变基因。

医学人工智能在医学影像中应用在临床得到广泛应用,主要以影像诊断为主,其应用减轻医务人员工作量、提高诊断效率、提高诊断准确率、辅助疾病预测、提高医疗服务能力。

第三节　医学人工智能与传统医学、疾病风险管理、药物挖掘

伴随着计算机应用技术的发展和成熟,人工智能迎来了发展的繁荣时期。医学人工智能在多领域崭露头角,在中医药创新、疾病大数据管理、药物研发领域得到广泛应用并发挥巨大作用。一系列的创新应用不仅推动了传统医疗技术的革新,也催化出诸多创造性的新成果,本章节将重点围绕医学人工智能在传统医学、疾病风险管理、药物挖掘领域的创新应用展开阐述。

一、医学人工智能与传统医学

随着人工智能、大数据、移动互联网、临床医学机器人等信息科技的快速发展,综合数据挖掘技术、机器学习等技术也逐步深入应用到传统医学辨证论治研究学习中。传统中医诊断是通过四诊所收集的症状、体征等信息进行综合分析,辨清疾病的病因、病性、病位与邪正关系。近年来国内一些知名的中医药大学与人工智能科研机构,以中医以"望、闻、问、切"诊疗为基础,研发了智能决策支持、四诊合参、针灸机器人等辅助诊疗系统及设备,推进传统医学的变革与发展,符合中医诊疗技术化的总体发展目标。

(一)智能中医决策支持系统的研发

智能中医决策系统是传统医学与人工智能领域结合的一个重要探索领域,涵盖了传统中医诊治体系、病情病因辨清方法、诊治经验传承等多个重要方面,是现代化中医诊治决策不可或缺的一部分。最新的中医决策支持系统的研发主要包括基于文献数据的中医诊疗决策智能化、中医传承辅助平台、中医药知识图谱系统。

1. 基于文献数据的中医诊疗决策智能化研究　中医文献和临床医案是中医学术思想和临床经验的重要组成部分,对大量的数据信息进行归纳和整理是近些年来中医临床经验传承和发扬的重要方法。中医诊疗决策支持系统是结合中医诊疗技术与计算机科学、人工智能技术等为一体的新兴研究方向。部分专家指出,中医诊断知识的数据挖掘技术、中医辨证认知的逻辑系统、中医诊断信息分析技术是中医决策支持系统研究的核心问题。

中医诊疗决策智能化研究是通过对查阅文献数据和医案的学习,为中医诊疗提供智能信息支持,利用聚类分析、决策树、无尺度网络分析、粗糙集理论等数据挖掘技术构建关联规则,从数量庞大的方药、复杂的症状信息中发现"病-证-药"之间的规律,模拟传统医学临证思维过程。例如分析神经网络暴露的问题时,常用到贝叶斯算法。根据经验知识,用统计概率的方法进行诊断分类,与中医辨证的思维认识过程非常相似,适用于中医辨证、名老中医方-药-证规律研究、中医证候规律研究和专家系统研究等。同样擅长分类的决策树算法,在中医诊断方面多被用于发现辨证规律,如用决策树模型分析古今肿瘤方用药规律。与上述不同的聚类算法在中医领域常被用于计算医疗数据之间的相似性,获得数据的相互关系,辅助医生对诊疗数据进行分析,也可应用于中医智能诊断。

中医智能辅助诊疗系统可深度学习国内名老中医的病案、病历、药方、诊疗方案,对中医辨证论治进行智能仿真,当临床医生输入患者的症状、辨证要点之后,系统会自动进行量化识别判断,自动生成对应的辨证分型、治则治法、方剂等,供医生参考。该系统同时支持从传承知识库中学习中医辨证论治的经验,根据确立的数学模型,实现从辨证经验、体质辨识到方剂配伍规律等四维量化计算,提取智能诊断中使用的量化权重表。具有代表性的是问止中医智能辅助系统。在多名中医专家的支持下,结合人工智能深度学习技术,以经方为基础,拓展了以下体系:扶阳体系,温病体系,妇、儿、皮肤、骨伤、眼科等十大专科体系,傅青主、张锡纯等学派大师体系,以倪海厦为代表的中医对治癌症等的重症医学体系,亦完善融入了以经络腧穴为基础的传统针灸和以耳穴、头针、腹针为代表的现代针灸体系。这些体系为促进中医现代化提供了宝贵经验,受到了广大中医人的支持和欢迎。

中医临床智能决策平台是中医药知识与现代信息技术的有机结合,可为各级各类中医工作者,特别是基层中医工作者提供智能决策辅助和中医知识集成式学习。上海中医文献馆牵头建立的"中医馆临床智能决策云平台",具有中医药知识库、疾病知识库、方剂知识库、名医经验库、传统知识库、临床文献库等丰富内容。该系统与各中医馆自有电子病历系统无缝对接,实现与知识库的数据交互。基于大数据和云技术进行医案管理、辅助诊疗、智能处方、统计分析和数据挖掘、知识发现等临床决策支持和智能辅助诊疗功能。该中医智能决策云平台共采集收录基础数据库 12 万余条，30 个优势病种文献数据，其中现代文献 7 万余条，古代文献 10 万余条。通过在 4 家机构进行部署实地验证，反馈良好。

2. 中医传承辅助平台的应用　依据中医药继承、发展、传播和创新 4 个核心问题，中国中医科学院中药研究所与中国科学院自动化研究所联合研发了中医传承辅助系统，采用人工智能、数据挖掘、网络科学等学科的方法和技术，以中医数据分析为核心，结合中医药特点，实现了名老中医学术思想与临床经验的传承。平台软件可以构建知名老中医的医案数据库，采用网络可视化技术，分别构建中药-中药、症状-证候、中药-症状、方剂-证候，以及症状-证候-中药网络关系图，集成“数据录入-管理-查询-分析-网络可视化展示”于一体，实现多层次、多维度的数据关联与融合。系统可用于总结名老中医临床工作经验，对文献医案进行整理和分析，挖掘疾病的防治规律和中药的应用规律，对新药的研发及处方的筛选提供有效的证据支持。中医传承辅助平台受到北京、上海、辽宁等地中医院的广泛欢迎，经过不断改进，该系统至今已完善为 V2.5 版本，同时已总结多名国医大师的临床用药经验，至今已发表学术论文 1 200 余篇，毕业研究生 500 余名。

3. 中医药知识图谱系统　知识图谱这一概念最早由谷歌于 2012 年提出，现已在各行业得到广泛关注与应用。结合现代智能检索与推荐技术，如今的知识图谱通过对实体及概念间的联系构建出庞大的语义网络。通过语义网络的构建，不仅大幅提高了数据间检索效率，而且使得知识可以被清晰地表达。中医药知识图谱系统是基于中医知识的智能化知识服务产品，构建的大规模中医药知识图谱资源的基础上，实现知识检索、知识可视化、知识推理、智能推荐、智能问答等多种服务功能。

2021 年中国中医科学院中医药信息研究所研发团队继续完善中医学专业知识服务平台，进一步对“中医药知识图谱”这一知识应用进行优化和改进，在协建单位自主研发的大规模中医药知识图谱资源的基础上，将开发知识检索、知识可视化、知识推理、智能推荐、智能问答等多种服务功能。该应用已经集成了中医养生、中医临床、中药、方剂等一系列子领域知识图谱，并初步实现了知识检索和知识可视化等服务功能。

为了高效地利用宝贵的古籍文献知识，将古籍中蕴含的医学价值和临床知识结合现代知识可促进现代中医学的发展。但是，随着大数据时代的来临，数据的形式各式各样、错综复杂，数据的异构性、不规则性、多源性为人们处理和使用数据带来了极大的不便性。随着机器学习和深度学习等技术发展，通过自然语言处理（natural language processing，NLP）相关算法将这些异源、异构数据进行抽取，形成结构化的知识存入到知识图谱中，其中主要研究包括命名实体识别（named entity recognition，NER）、实体间关系抽取（relation extraction，RE）等。命名实体识别和实体间关系抽取算法均是知识图谱构建的重要任务，通过神经网络模型构建出符合信息资源不断变化规律。

（二）中医诊疗过程的智能辅助应用

目前，国内高校和科研机构对中医诊法的技术和设备研究领域进行了富有成效的基础性研究，通过将四诊数据的客观性，利用计算机智能技术（神经网络、贝叶斯网络、数学建模、图像分析等）对收集到的信息进行提取和分析，在病症诊断与疗效评价方面做了很多尝试。中医诊断的智能辅助应用主要以智能舌诊仪、智能脉诊仪、智能四诊仪、智能针灸机器人、智能按摩机器人等智能诊断设备的临床应用来开发。

1. 智能舌诊仪　舌诊是传统医学望诊的重要组成部分，依据中医师的诊断能力水平、患者吐舌姿态与就诊环境等的个性化差异，对舌象的诊断结果产生影响，因此，具有规范化辨识作用的舌诊仪就应运而生。近年来，舌诊仪硬件性能不断提升，降低了不同环境和光线对舌象辨识度的影响；舌诊分析系统从患者的舌诊环境、吐舌的姿态、舌象的数据采集到储存及最终成像，制定了规范化的舌诊诊断流程;舌象分析从二维成像发展成三维成像,对舌形、舌质、舌苔、舌态的诸多特点都能够精确评估,进一步提升了舌诊图像的再现性。

安徽中医药大学与合肥云诊信息科技有限公司联合研发了"中医舌诊AI开放平台"(图5-1),平台以海量的舌象大数据为基础,结合机器学习、深度学习的神经网络算法,对舌象特征进行精准地检测与识别、多维度地定量化分析。基于"中医舌诊AI开放平台"研发的中医舌诊人工智能健康状态辨识系统,用户只需拍摄并上传舌面、舌下、面部照片,系统按年龄、性别、既往病史等进行智能交互,再结合舌象特征、问诊数据,15秒内就能够辨识106种中医健康状态,包括单一体质、兼夹体质、脏腑辨证三类业务层级。平台为合作伙伴提供AI舌诊开放对接,为合作伙伴的健康类APP、公众号、小程序赋能;通过中医人工智能健康状态辨识系统等产品为大众提供中医健康状态辨识,同时提供中医个性化调理方案。

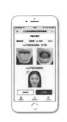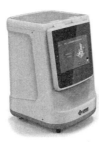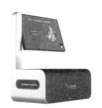

移动端智能舌诊　　　　中医智能舌诊仪　　　　03型智能舌诊仪

图5-1　中医舌诊AI开放平台

2. 智能脉诊仪　切脉是中医师用手指切按患者的脉搏,感知脉动应指的形象,以了解病情、判断病症的一种独具特色的中医诊断方法。临床诊脉以桡动脉处的寸口脉为主,脉象的收集主要包括"位、数、形、势"4个要素的信息,与脉搏的频率、节律,显现的部位、长度、宽度,脉管的充盈度、紧张度,血流的通畅流利度,心脏脉搏的强弱等因素有关。按照中医辨证思维模式,科研机构设计并研发了多种客观、灵敏的脉诊仪(图5-2),大大提高了临床的工作效率。在智能健康检测研究方面,通过理论研究结合最新技术,研究人员开发了一系列智能健康管理产品。基于中医四诊理论、人工智能和互联网技术,"智能脉诊仪"将中医脉诊数字化、客观、标准化,使居家自我脉诊成为现实,通过负压自动控制技术,将极大地提升人们的生活品质。

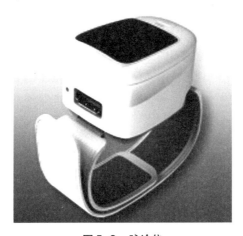

图5-2　脉诊仪

由新绎健康科技有限公司独立研发的新款智能脉诊仪,基于中医基础理论结合了中医脉学的精华与数字化信息处理的优点,基于光学成像、精密传感、信号处理、数据分析和系统集成等技术,全真模拟中医的脉诊,使脉诊走向定量化、标准化,为中医脉诊更加客观、准确地讲行临床诊断、辅助诊断、疗效判断,从而极大地推动了中医现代化发展的进程。通过心电采集模块采集到心电数据,再结合脉诊仪的脉象结果来综合分析人体的体征信息,并得出心电报告及心率变异性报告,再结合智能健康镜的望、闻、问等功能,充分体现数字化四诊合参的闭环环路,再根据辨证论治,最终实现治未病的医学理念。智能脉象仪采用高精度压力传感器对脉搏信号进行采集,并用计算机对脉图进行分析,筛选各项指标,挑选主要指标,运用多因素分析法建立判别及诊断比较。仪器采用步进电机调节取脉压力,以智能化、家庭化的移动可穿戴电子产品为呈现形式,结合智能健康镜为用户提供准确的诊断结果及合理健康调理方案,实现家庭化的四诊合参。脉象仪利用光学红外成像技术和图片处理技术,自动精准定位桡动脉所在位置,并进行自动脉象采集与分析。智能脉诊仪模拟中医把脉,通过三轴空间移动,无须人工干预,实现脉位自动识别、定位的效果。

3.智能四诊仪　智能四诊仪通过对舌面单元、脉象单元、问诊体质辨识信息的采集,借助智能软件系统融合大量现代科技成果以及众多中医专家临床经验,将中医舌诊、面诊、脉诊、问诊等子系统整合,可记录、分析、保存四诊原始图像、客观化数据、四诊特征。系统地综合四诊信息,进行中医健康状态辨识,支持开展个体化中医健康管理服务。在中医师指导下,进行舌象、面色、脉象诊测信息采集及辅助体质辨识,供中医辨证参考,为健康状态辨识、中医辨证提供客观化依据,并支持开展个体化中医健康管理服务,可应用于中医治未病服务、基层医疗中医预防保健服务、综合医院健康管理中心-中医体检、中医诊断实验教学、中医药科研项目研究、中医院信息化建设、中医健康产业等领域。

中医四诊仪诊断过程是在硬件和软件共同作用下完成诊断的,组成结构复杂。其中完成诊断的主要硬件系统包括以下6部分组成(图5-3):电子计算机一台(包含主机、键盘、鼠标、显示器等)、舌诊仪一台(高清摄像头、暗箱等)、面诊仪一台(高清摄像头、暗箱等)、问诊设备一部(触摸显示屏)、脉诊仪一部、打印机一台,除了主要硬件外还包括辅助主要硬件完成诊断的其他硬件设施,例如工作台车、支架(舌、面诊仪支架、显示器支架)、座椅(医师座椅、患者座椅、问诊座椅)、线路(各设备的电源线和设备与计算机的数据传输线)等。软件部分指对硬件采集的数据进行运算分析的诊断系统,系统按照功能可以分成6个部分,分别是脉象诊断系统、舌象诊断系统、面象诊断系统、体质辨证系统、养生调理系统、经典处方系统。

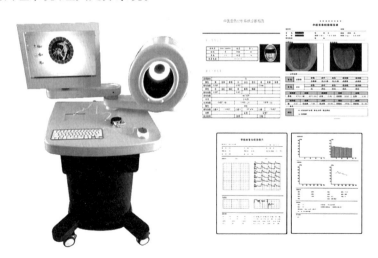

图5-3　中医四诊仪

4.智能针灸机器人　近年来,各种研发机构开发的智能针灸机器人的发展速度较快,主要包括针刺机器人与艾灸机器人。结合传统中医理论,模拟针灸师的进针手法,准确定位与智能配穴,是目前阶段针刺机器人研制的关键技术和难点。国内的延自强团队发明了"虚拟现实针灸穴位定位方法及系统",提出采用双目立体视觉成像的方法,对其进行视觉处理,将增强现实技术应用于穴位定位,通过安装有激光束发射探头或扳机式针灸针发射装置、双选功能的机械臂,实现穴位定位的自动化控制。艾灸机器人在研制过程中,主要将穴位定位与灸法相结合,模拟艾灸操作,从而避免了在传统艾灸操作过程中存在的温度难以控制、易引起烟雾刺激、灼伤等问题。最近南京中医药大学针灸推拿学博士徐天成领衔跨校科创团队研发的"数字经络—智能针灸机器人系统"(图5-4),具有自动定位穴位、智能配伍穴位、扎针、模拟人的手法等功能。团队运用高数混沌理论、分形几何学、图论等研发出的"初级阶段"智能针灸机器人,由机械手、取穴系统和经络仪等组成,工作前会参照人的臂长和皮脂厚度等数据,测算好穴位下针,测量精度能达到0.34毫米。机器人还会根据人的胖瘦和部位确定针刺深度,前臂的穴位可以深入皮肤约0.3厘米,上臂的穴位可以深入皮肤1厘米。在机械手上将装备力学、电学等多种传感器,以避免扎得太深,还能控制扎针的速度并匹配合适手法。

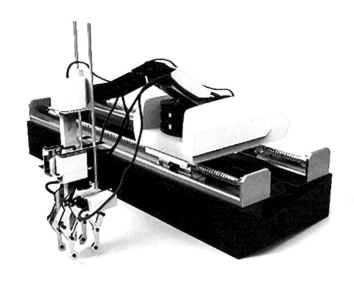

图5-4　数字经络—智能针灸机器人系统

5.智能按摩机器人　智能按摩机器人是中医按摩手法与现代康复医学、人工智能、智能感知及机器人技术领域相互渗透并结合的高新技术产物,可以协助或代替推拿医师进行操作,并通过其精确的力度与位置反馈控制使按摩手法更加规范,按摩治疗效果更加稳定。智能按摩机器人是基于旋量理论进行设计,能对柔性软组织实现精准感控,并结合3D视觉传感器和算法,实现对人体的理解,再通过人机交互规划出整体的按摩运动轨迹。为确保安全,它还采用了反馈技术——通过多种传感器能精准控制力度、动作,以保证精准完成按摩动作,不给用户带来伤害。据了解,智能按摩机器人能测量特定肌肉或肌腱的精确硬度并将数据发送至云端,再通过人工智能计算按摩过程中需要施加的压力,并跟踪和分析患者的进展,使医生能够使用精确的经验数据来衡量患者的康复情况。图5-5为智能按摩机器人正在为模型人进行按摩。

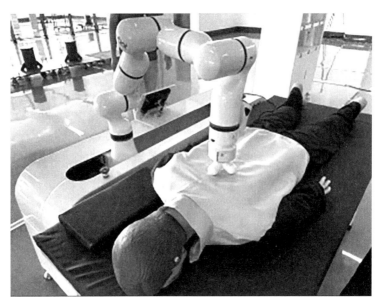

图 5–5　智能按摩机器人

二、医学人工智能与疾病风险管理

疾病风险管理是针对人群中各类疾病的风险因素,尤其是对发病率高、危害性大且医疗费用较高的一些慢性非传染性疾病进行风险评估及干预,以降低这些疾病的发病率、进展率及并发症的发生率,合理控制人群的医疗费用,将其维持在适度范围。由于疾病风险管理是一个数据密集、知识密集、脑力劳动密集的工作,通过对获取的人群健康信息的智能分析,医学人工智能可以预测疾病的发生风险并提供降低风险的有效措施。

(一)医学人工智能与癌症筛查

癌症的早诊早治工作被认为可以降低癌症死亡率和延长癌症患者生存时间。《健康中国行动(2019—2030 年)》指出,对于癌症特别是已有较好筛查技术手段的癌症,应当制定相应的筛查机制,并根据地区病例情况,对癌症进行普遍筛查。如今,通过一定的筛查技术及手段,可以尽早地发现癌症,并进行治疗,从而达到早诊早治的目标。医学人工智能在癌症筛查中的应用可大大提高癌症筛查效率。

目前对肺癌患者的早期筛查通过对高危人群,进行低剂量的肺部螺旋 CT 检查进行。在国外,科研人员通过筛查技术的研究,发现相较于肿瘤标志物的判别分析方法,人工神经网络模型具有更加优秀的预测能力,为肺癌诊断提供了出色的工具。此外,还有一些科研团队对其他肺癌诊断技术予以了研究,使用相关函数及指标,利用图像诊断肺结节的方法,建立肺癌预测模型,也能够在肺癌的筛查中起到良好的作用。人工神经网络模型对肺癌的预测优于肿瘤标志物的判别分析,为肺癌的诊断提供了一种优秀的智能化诊断工具,根据相关函数和指标建立预测肺癌模型,利用图像数据库联盟和图像数据库资源计划提供的图像诊断肺结节的方法,准确率为 93.19% ,敏感性为92.75% ,特异性为 93.33% 。人工智能技术在肺癌早期筛查、病理诊断和分类方面都取得了一定的研究进展,证实了人工智能技术在肺癌早期诊断中的可行性,但需要科研工作者建立自己的数据库和行业标准,使人工智能在肺癌筛查中的应用发展走得更远。

人工智能应用于乳腺癌的筛查和检测具有重要的意义,不仅可以为超声科医生节省时间,也可以弥补一些初学者的经验和技能不足。在计算机辅助下从超声弹性成像和 B 超提取双模态特征,包括 B 超提取 5 个形态学特征和超声弹性成像提取 3 个弹性特征,结果显示通过计算机辅助方法鉴别乳腺良、恶性肿瘤和是否出现淋巴结转移有一定的参考价值。人工智能在超声中区分乳腺良、恶性病变的准确性可能不仅基于 B 超图像,还可以结合其他先进技术的图像,如 A 弹性成像、超声造影等。

通过建立最优的数据挖掘模型对筛查人群进行初步筛选,对筛选的胃癌高危患者进行进一步的内镜检查加病理活检确诊,这种早期胃癌分级筛查策略具有良好的依从性和较低成本,很容易在临床实践中增加早期胃癌的筛查覆盖率。Miyaki 等开发的软件可以自动区分癌变区和非癌区,计算机辅助诊断系统诊断癌症的准确率为 86%、灵敏度为 85%、特异性为 87%。2018 年,Hirasawa 等基于单次发射多盒探测器结构构建了网络学习模型该模型分析 2 296 张检测图像耗时 47 秒,正确诊断了 71(总数为 77)个胃癌病变,总灵敏度为 92%。

此外,人工智能在其他癌症的筛查中也有广泛应用。Rofman 团队基于个人健康管理数据提出了一个多参数的人工神经网络系统,用来预测和分析非黑色素瘤皮肤癌的风险。Reda 团队基于计算机辅助诊断系统将磁共振弥散加权成像(diffusion weightedmagnetic resonance imaging,DW−MRI)和前列腺特异抗原(prostate specific antigen,PSA)检查结果输入到自动编码器中,通过 2 级分类网络确定前列腺的最终诊断为良性或恶性,最终总的分类准确率、敏感性和特异性分别为 94.4%、88.9% 和 100%,结果表明该系统可作为前列腺癌早期诊断的有力工具。Urban 团队使用深度学习模型,利用深度卷积神经网络测试计算机辅助图像的分析能力,结果显示其检测结直肠息肉的准确率为 96.4%。

随着近年来云计算、大数据、互联网等信息技术的快速发展,人工智能通过人机协同、深度学习、自主操控等技术在医学领域快速发展,在癌症筛查中的作用尤其突出。未来"人工智能 +癌症筛查"将成为医疗服务的重要手段,可能代替医生做出更精准、更有效的诊断,从而提高医疗服务质量,缓解医疗压力,促进癌症筛查的不断发展与进步。

(二)医学人工智能与基因测序

基因测序作为一门新型技术,已运用于我国临床医疗的多个领域。目前国内已有 4 个项目获得卫健委的批准,可以在临床使用基因测序技术。这 4 个项目分别为遗传病诊断、产前筛查与诊断、植入前胚胎遗传诊断、肿瘤诊断与治疗,其共同特点是,只能诊断一个或几个易感基因。就人类而言,一个人类基因组大概有 30 亿个碱基对,编码约 23 000 个功能基因,而基因检查是通过数据挖掘,从中获取有效信息。通过建立数学模型,将人的基因组序列以及 RNA 序列进行数据训练,并利用病例数据提高模型的准确度。除单基因遗传病,其他疾病的易感基因数量取决于对该疾病的研究程度。

目前,通过结合人工智能和精准医疗,基因研究得以在医疗机构进行广泛运用。精准医疗,实质上是结合患者的个人生活习惯、生活环境等数据,在其基因组的基础上,使用人工智能技术、大数据技术、基因技术等,精准地制定患者的治疗方案,从而有效地提高患者的诊断准确性以及治疗效果,是一种新型的医疗模式。精准医疗的核心实质上是利用人工智能、大数据技术、基因技术等前沿技术,对特定疾病的生物标记物予以分析鉴定,从而探析疾病发生的原因及作用靶点。同时,根据患者的实际身体健康状态,针对性地进行治疗方案制定,从而精准地对患者予以治疗,提高治疗效果。精准医学主要包括 3 个层次:基因测序、细胞免疫治疗和基因编辑。其中,基于大量细胞和分子水平的基因测序是精准医学的基础,免疫细胞功能增强和缺陷修复是精准医学在疾病治疗领域的一种常用方法。目前,嵌合抗原受体 T 细胞免疫治疗和工程化 T 细胞受体免疫治疗已引起广泛关注,基因编辑技术用于突变细胞的批量转化治疗是一种高水平的精准医学应用技术,具有很高的技术壁垒。广州金域医学检验集团股份有限公司利用综合检测平台,通过以疾病为导向,结合生物

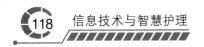

技术及人工智能技术为患者提供专业的检测服务。金域检验基因组检测中心拥有全基因组扫描、荧光原位杂交、细胞遗传学和传统 PCR 信息平台，采用基因测序领域最具革命性的新技术——高通量测序技术(HT)，提高临床高通量、大规模、自动和全方位的基因检测服务。

(三)医学人工智能与慢性病管理

高血压、脑卒中、冠心病、糖尿病、慢性阻塞性肺疾病、癌症等慢性疾病已经成为我国居民的主要健康问题，慢性病导致的疾病负担占总疾病负担的70%。慢性病管理是指对慢性非传染性疾病及其风险因素进行定期检测，连续监测，评估与综合干预管理的医学行为及过程，主要内涵包括慢性病早期筛查、慢病风险预测、慢性病预警与综合干预，以及慢性病患者群的综合管理、慢性病管理效果评估等，而医疗人工智能的应用在慢性病管理过程中发挥了重要作用。

慢性病管理的人工智能化首先要收集患者的健康数据，评估患者健康状态及风险因素。慢性病患者自身及医疗保健提供者，实时监测健康状况指标，有助于了解患者的健康状况和病情变化，评估健康状况和风险因素，为其制定合理的诊疗方案，有利于病情防控。目前，自动风险识别技术、虚拟助理、精神健康移动应用程序、智能可穿戴设备、纳米技术和健康管理系统等人工智能技术，不仅可以动态监测个体健康数据，还可以利用这些监测数据行人工智能计算，可对个人健康状态进行精准把控，规范、准确地预测疾病风险，有效地管理慢性病患者。

运用人工智能技术建设一种基于慢性病知识库的高危管理系统，可以实现系统自动筛选、人工确认的高危自动与手动相结合的筛查系统，及早发现高危慢性病风险因素，提前进行跟踪干预。对纳入高危管理的慢性病患者进行远程健康数据上传，系统自动分析健康状态，发现阳性指征，系统及时自动提醒管理人员及患者。同时实现高危管理全程记录、自动提醒规定动作。实时对高危管理工作完成情况进行统计，分析管理工作落实情况，对于管理工作成效如何，以便对管理工作进行跟踪与考核。

医学人工智能在慢性病领域的应用还体现在对慢性病的辅助诊断方面。国内已实现对帕金森病患者的人工智能辅助诊断，基于运动视频分析技术，针对帕金森病患者的运动视频自动实现帕金森病评分量表(UPDRS)评分，仅需透过摄像头拍摄便可实现对患者运动功能的评估，医师可在3分钟内完成诊断过程，诊断速度提升10倍。另有关于诊断糖尿病患者管理的人工智能系统，以医生的实践经验和医学知识结合人工智能化的眼底病变和尿蛋白筛查技术，建立糖尿病及并发症筛查软件，实现对糖尿病患者预防、诊断、治疗及并发症管理的"人工智能化"。此外，有很多关于脑卒中人工智能辅助诊断的研究。通过构建脑区数据集和脑卒中病灶数据集，训练脑区和脑卒中病灶的深度语义分割网络，提出一种基于病灶语义分割结果的脑卒中病灶检出算法，构建了 DeepStroke 模型，对脑区和病灶的分割结果进行融合，实现了基于脑 CT 影像数据的一体化辅助诊断。

此前韩国研究者利用卷积神经网络制，做出轻度认知障碍患者软件识别系统来预测阿尔茨海默病。目前，中国已研制出通过网络游戏识别出轻度认知障碍风险人群系统，该系统利用神经网络模型，输出被试者的蒙特利尔认知评估量表(MoCA)分值，来判断被试者是否属于轻度认知障碍患者。

展望慢性病管理的未来发展趋势，最大的难题在于专业过度细化、专科知识碎片化，导致慢性病综合管理难度大。随着医疗健康信息化的快速发展，医疗人工智能技术广泛应用是慢病管理发展的必然趋势。未来，人工智能技术不断进步的同时，将催生出新技术、新模式、新业态，引发慢性病管理的深度变革，改变传统慢性病治疗、管理及服务模式，提升慢性病综合防控水平，呈现出融合、跨界、主动的发展趋势。

(四)医学人工智能与公共卫生

公共卫生是关系到一个国家或一个地区人民大众健康的公共事业，具体内容包括对重大疾病尤其是传染病(如结核、艾滋病、SARS 等)的预防、监控和医治,对食品、药品、公共环境卫生的监督管制,以及相关的卫生宣传、健康教育、免疫接种等。人工智能在公共卫生领域中的应用,能够帮助疾病预防控制部门提升疾病预防和控制的水平。通过人工智能预测模型和医疗大数据的收集,能够完成城市或国家层面的流行病风险预测。居民健康管理水平将大大提高,同时有助于降低医疗成本支出。

当前,人工智能、大数据、移动通信、云计算等技术的持续演进与突破,为提升突发公共卫生事件应急管理能力和水平带来了新的机遇。世界卫生组织和主要国家等都在积极探讨将定量化、自动化和智能化思想扩展到突发公共卫生事件应急管理的全链条,将智能工具和系统纳入应急管理技术体系。对突发公共卫生事件,特别是对传染病疫情类事件,其应急管理的重点则应该包括传染病暴发早期监测与预警、疫情应对与控制及事后恢复与重建。新型冠状病毒肺炎疫情期间,人工智能在大规模疫情排查中发挥了重要作用,缓解了基层医疗条件不足,有力保障了疫情防控。基于人工智能防控系统的应用,可以提前系统性地看到传染病的潜在全局风险,并能自动分析疑似感染者是否来自同一个单位或社区,迅速给出预警和处置建议,在提升我国传染病和重大危险疾病防控能力的同时,显著节约社会公共服务运行成本。讯飞电话机器人利用医学人工智能知识和智能语音能力,可以迅速进行规模化疫情排查,义务支持了 31 个省市开展疫情排查,服务超 5 900 万人次,在短时间内实现了传统人工无法完成的排查工作量。

传染病暴发早期监测与预警,是及早采取公共卫生行动、有效防范疫情向更严重方向发展的重要任务。在人工智能技术研发上,应持续推动人工智能前沿基础理论的探索,探讨更多的人工智能算法实现路径,破解可解释性、低可靠性及对数据高度依赖等难题。疫情应对与控制阶段,是需要统筹组织各方力量和资源,对传染病发展全过程、全要素和关键环节进行综合管控的阶段。疫情结束后的恢复与重建,是减轻疫情损失、加强未来防范能力的重要措施。

因此,强化公共卫生安全风险预警和智能决策技术研发,使人工智能技术继续围绕新发突发传染病预警、疫情传播模拟等特定场景,通过研发多源异构跨模态信息感知和智能分析技术,发挥模拟人口流动控制、防控物资调度等重要决策要素的作用,及时将可靠性高的关键技术纳入国家传染病预测预警系统。加强国内外新型冠状病毒肺炎疫情多领域信息全程跟踪,开展传染病疫情经济社会影响和群体行为综合研究。

三、医学人工智能与药物挖掘

医学人工智能在药物挖掘领域的应用,主要通过深度学习和自然语言处理,提取和分析大量的生物科学信息——专利、基因组数据和生物医学期刊数据库上的数据信息,利用深度学习算法,找出关联并提出相应的候选药物,进一步筛选对某些特定疾病有效的分子结构。

(一)医学人工智能在新药研发中的应用

通常情况下,制药公司会在药物开发上花费数千万到数亿美元,经历前述 4 个阶段共耗费超过10 年时间。然而能够通过漫长周期和重重考验并成功上市的药物,有研究者统计了 2016—2020 年的新药研发数据,成功率仅为 9.6%。随着新药研发基本工艺技术的不断发展,药物发现可分为几个步骤:选择和确定药物靶点、生物标记物、确定先导化合物和确定候选药物。临床前开发阶段侧重于筛选活性化合物和研究构效关系,包括药物分析、安全性评价和药代动力学指标评价,如药物吸收、分布、代谢、排泄和毒性;临床研究阶段侧重于药物重定向、患者招募和临床试验,包括药物选择、优化和改进疗效试验等;审批和上市阶段是政府药品主管部门和研发部门共同完成的最后阶段(图 5-6)。

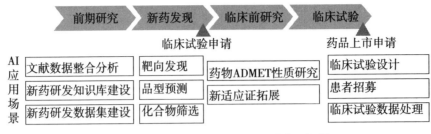

图5-6 人工智能在新药研发中的应用场景

在药物发现阶段,人工智能可以缩短药物靶点的科学发现周期。在制药行业,当许多不同的属性被组合和优化时,将形成大量的数据集。应用人工智能技术对这一庞大的目标和非目标数据集进行访问,系统地用来训练机器学习模型,从而驱动数据集的预测属性,可以帮助研究人员充分了解疾病机制,缩短目标发现周期。运用不同的方法用于预测激酶活性。在不同的激酶项目中,选择性分析可以生成更大的数据集,系统地用于算法模型生成。在药物发现中,临床候选分子必须满足一系列不同的标准:化合物需要具有合适的生物靶点潜力;对意外目标有很强的选择性;它具有良好的理化性质和吸收、分布、代谢、排泄和毒性。普林斯顿大学化学系和默克公司化学能力与筛选部的研究者们证明了机器学习可以利用高通量实验获得的数据,来预测多维化学空间中合成反应的性能和化学反应的产率,有望在新药开发上得到广泛应用。

优化临床试验阶段属于药物研发的后期阶段,失败造成的成本损失是巨大的。主要原因是药物治疗目标和疾病之间的相关性差。采用随机森林、支持向量机、梯度迭代增强、k-近邻算法等机器学习方法,对临床试验、动物模型、基因关联分析、路径分析、文本分析等数据进行挖掘,预测治疗目标,这有望提高后期临床试验的成功率。将人工智能技术中常用的机器学习和认知计算能力应用于研究设计、过程管理、数据统计分析等诸多方面,可以全面提高临床药物试验的效率。人工智能可以通过计算机模拟预测药物的活性、安全性和不良反应。在深度学习的帮助下,人工智能在许多领域取得了新的突破,如心血管药物、抗肿瘤药物和治疗常见传染病的药物。在国外,斯坦福大学和twoXAR公司所研发的药物获得美国食品药品监督管理局(FDA)批准只用了4个月。

(二)医学人工智能在药物筛选中的应用

药物筛选是对可能作为药用的物质进行储备药理活性的检测和试验,以求发现其药用价值和临床用途,为新药研究和开发提供最初始的依据和资料。对候选药物进行筛选,可以提高新药研发的成功率,减少研发费用,缩短新药的研发时间。传统的高通量药物筛选以单一的筛选模型对大量样品的生物活性进行评价,从中发现针对某一靶点具有活性的样品。但是不断试错的成本较高,药物研发企业开始引入人工智能开发虚拟筛选技术,希望利用此技术缩小潜在药物分子的范围,节省后续测试的时间和费用。

人工智能主要有两种途径进行药物筛选,一是使用深度学习的方法,二是采用人工智能图像识别技术。使用深度学习的方法,可以开发虚拟筛查技术,取代高通量筛查,而采用人工智能图像识别技术,则可以优化高通量筛查。为了对高通量筛选过程予以取代或者优化,并提高筛选效率,许多学者基于深度学习进行虚拟筛选技术的开发。高通量筛选主要通过微板形式的实验工具载体,基于分子或细胞水平的实验方法,使用自动操作系统执行实验,使用传感器和快速检测器收集实验数据,使用计算机分析数据,可在同一时间进行千万级的样本检测,并有着相应的数据库技术支撑,有着微量、灵敏等优点。到目前为止,学者们提倡使用人工智能和机器学习来开发有效和准确的虚拟筛选方法,以取代昂贵和耗时的高通量筛选过程。现有的虚拟筛选方法称为高通量筛选,它非常容易受到错误检测率的影响。如果第三阶段试验的风险可以减半，大型制药公司可以节省数十亿美元。

靶点筛选、药物挖掘和药物优化是人工智能用于药物发现的 3 个阶段。通过数据挖掘，人工智能可以在靶点筛选阶段寻找到新的靶点。之后，人工智能技术的应用更加成熟，即进入药物挖掘阶段，使用计算机模拟虚拟药物筛选，并通过数据库匹配，挖掘药物。最后，在药物优化阶段，利用人工智能可以预测药物分子的活性、毒性和不良反应，辅助候选化合物的选择和开发，加快先导化合物分子缺陷的整体改善。此外，人工智能计算机视觉通过分析化合物的细胞图像数据有助于表型筛选。目前，由于药物的研发周期较长，而人工智能技术在该方面又处于初期阶段，其算法及数据都需要大量的累积，数据的质量、数量表明，随机森林模型可以成功地结合公开可用的数据集和内部数据集，为 200 种以上不同的激酶推导出随机森林模型。DeepMind 近日研发的 AlphaFold 工具能够成功预测 43 种蛋白质中 25 种 3D 结构。人工智能应用于预测蛋白质折叠方式，将解决科学界比较棘手的问题之一。晶泰科技开发的"药物固相筛选与分析系统"基于人工智能技术的深度学习和认知计算能力，能够在短时间内通过对医学文献、临床试验数据等非结构化数据进行处理、学习和计算，预测各种药物晶型在稳定性、熔点、溶解度、溶出速率等方面的差异，以及由此而导致在临床过程中出现的不良反应与安全性问题，在短时间内筛选出稳定性和溶解度最佳的药物晶型结构。

（三）医学人工智能用于药物不良反应的监测

药物不良反应是在规定的用法用量下，药物对患者产生了非预期目的的不利反应，是一种有害于患者且不可避免的药物不良反应。所有药物均有不良反应，但新药和组合药物的不良反应未知。随着对于药物的监管力度的加强，一种药物上市之后，仍会受到持续的监测，对于药物的医疗效果以及不良反应数据进行监测，并据此对药物须知予以修正。

美国斯坦福大学的维杰·潘德教授团队采用一次学习算法进行药物研发时，用以原子为基础的几何图形代替分子结构，将药物的分子特性变成算法可分析的信息，再让算法学习不同化合物的毒性数据和已获批药物的不良反应数据。结果显示，算法预测的准确性都比随机猜测更好。对于组合药物的预测，斯坦福大学的科学家已成功研制出一种名为十边形（Decagon）的新系统，利用人工智能预测组合药物的不良反应，并且他们的一些预测在临床上得到了实证。

近年来，随着药品安全风险监管的重点从信息收集转向技术评估，国内医药科研机构纷纷借鉴国外研发经验，参考国外主动监测系统的应用，并致力于开发自己的基于信息的主动监测系统。近十年来，郭代红团队分析了国内外药物风险监测技术的优劣，在不良反应监测中心，基于医院信息平台，利用人工智能技术，借助计算机信息技术、触发原理和文本信息识别技术，围绕电子医疗数据库，基于触发原理和文本识别技术开发了"医疗机构 ADE 主动监测和智能评估预警系统"，药品不良反应信息是通过连续预设的程序收集，对重点药品进行积极的药品不良反应监测。同时，通过与 HIS 系统对接，围绕电子医疗信息进行深入的数据挖掘，结合临床药学团队的专业技能，形成了将自发报告收集到数据库中，筛选药物风险信号，自动监控、评估和验证关键药品风险信号，实现关键药品 ADE 的临床药学风险预警功能。通过对医院 ADE 相关系统化信息监控技术和方法的研究与实践，可以有效、快速地为医院药学日常工作和药品管理决策提供准确、可靠的参考数据。同时，它也为药学技术人员开展大样本药物风险评估研究提供了有效的支持工具。

通过人工智能对药物不良反应的预测可帮医生做出明智的药物使用决策，对于尚未进入试验阶段的新药，也可用人工智能监测其安全性。但现阶段的人工智能处于初级人工智能的层次，人工智能在药物不良反应监测的推广应用，还需要更多的研究、更智能的算法、更智能的验证方法去支持。

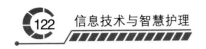

本章小结

医学人工智能在医学影像、传统医学、疾病管理、药物挖掘方面有广泛的应用前景。医学影像专业与其他医学领域在传统的方法和意识形态均面临深层次的挑战,同时医学影像专业又较其他医学领域更具有与人工智能相结合的能力和前景。在人工智能的帮助下开拓新的服务领域,借助人工智能实现对医疗服务的创新,医学影像将拥有更美好的未来。中医智能服务也可以延展到预防保健治疗等领域对人们的日常生活进行健康管理,提供更便捷的健康服务。在未来,人工智能将为医学领域的深入研究与应用体供理论支撑和技术支持,帮助人们实现更快更精准的疾病诊断,推出更有效更安全的个性化治疗方案。因此,医学人工智能已经成为未来医疗领域发展的趋势。

思考题

1. 未来人工智能在传统医学应用中还需要研发哪些智能仪器?
2. 人工智能与疾病风险管理的深度融合给居民健康管理带来哪些益处?
3. 思考人工智能与药物挖掘领域在未来的发展中将会有哪些更多的创新。

学习目标

●知识目标:①掌握虚拟现实、增强现实、混合现实技术的概念。②熟悉虚拟现实、增强现实、混合现实技术的特点。③了解虚拟现实、增强现实、混合现实技术在医疗护理领域中的应用。

●能力目标:①能比较虚拟现实、增强现实、混合现实技术的区别和联系。②能根据具体情境选择合适的技术应用。

●素质目标:结合学习过程中遇到的问题,思考如何使用虚拟现实、增强现实、混合现实技术加以解决,并尝试构建解决方案。

第一节　虚拟现实技术的概念及应用

情境与思考

　　Angela 是一个白血病患儿,化疗期间出现了焦虑、恶心、呕吐等不适症状,严重影响到治疗和生活质量。目前,药物治疗对患儿化疗过程中生理不适症状的预防和干预效果尚不理想。治疗组通过多学科联合,运用虚拟现实技术采用交互分心形式,借助沉浸式虚拟现实设备为患儿提供三维卡通视频和动物园场景,转移患儿在化疗过程中的注意力。观察和监测指标显示,此方法有效降低了患儿因化疗产生的焦虑、恐惧等症状水平。

　　请思考:①虚拟现实技术还可以应用于哪些患者人群? ②基于以上描述,试简述虚拟现实技术在围手术期患者中的应用优势。

　　虚拟现实(virtual reality, VR)技术集计算机、电子信息、仿真技术于一体,其基本实现方式是通过计算机模拟虚拟环境给人以环境沉浸感。使用者通过虚拟现实设备,进入计算机模拟生成的虚拟空间,通过聆听声音、感受动作与虚拟系统进行实时互动,在视觉、听觉、言语、触觉方面拥有沉浸式的体验感,并与虚拟场景实时交互。虚拟现实技术具备的这些沉浸性、交互性和想象性等特点,被广泛应用于医学教育、辅助临床诊断、手术规划与术中导航、康复训练、精神心理疾病的诊疗与护理、疼痛护理和医学研究等领域。

一、虚拟现实技术在医学教育中的应用

医学是一门实践性、应用性很强的学科。传统医学教学中,技能操作培训和临床情景演练需要投入大量的人力、物力和财力,为保证教学质量,会耗费任课老师较多的时间和精力。虚拟现实技术通过构建逼真的实践教学场景,融合视觉、听觉、触觉等感官体验,帮助学生进一步理解理论知识,促进学生思考和熟练掌握基本临床操作技能。虚拟仿真实验教学也受到越来越多的关注,目前,已有三维人体解剖实训室、机能学实训室、三维护理技能实训室等虚拟仿真实训室应用于临床医学和护理实验教学中。

(一)虚拟人体解剖

人体解剖学是医学课程的基础和重点,传统平面教材缺乏立体性、直观性,实验课所用人体标本受数量少、维护难等客观因素限制,直接影响学习效果。虚拟现实技术可以弥补以上缺陷,因此,诞生了"虚拟人体解剖"这一将抽象解剖学知识转化为立体人体解剖结构的创新型医学课程。

虚拟人体解剖是以正常人体 CT/MRI 扫描数据为主,结合标本、切片、图片等数据,导入虚拟现实系统后进行整合和数据综合修正,避免了个体差异,将人体解剖结构以高精度、立体的形式呈现在虚拟教学环境中。学生可以在实验室借助虚拟现实设备观看虚拟人体解剖教学,还可以通过虚拟现实系统和网络平台的连接,实现在移动设备上访问虚拟人体解剖系统。

目前,我国已有相关软件系统。VR-Human 3D 虚拟人体解剖系统,包含 3D 虚拟现实人体解剖软件、桌面式三维交互一体机、虚拟现实教学资源和增强现实多维投屏系统。其中 3D 虚拟现实人体解剖分为男性虚拟人体解剖系统和女性虚拟人体解剖系统,可根据学校解剖教学安排将人体不同系统进行编排,即可满足不同层次和不同专业的教学需求。桌面式三维交互一体机实现教学内容在虚拟现实环境中观看和交互,支持显示空间中用户位置的移动和旋转与虚拟空间保持一致,通过增强现实摄像头与显示大屏幕结合,把体验者与虚拟世界的动态交互实时地呈现出来,在显示大屏幕上实现裸眼 3D 的效果。

英国格拉斯哥大学主导,推出了 3D 头颈解剖项目,该 3D 虚拟模型具有超高分辨率,可将骨骼、神经系统、血液供应、肌肉、组织和淋巴引流进行精确可视化,同时也具有触觉反馈功能,使用者通过手部控制器触摸模型,后者则会给予相应反馈,由此,学生可以在该模型上完成分离神经、注射技能操作的练习。学生可利用虚拟现实设备,将实际人体解剖与三维数字重建、交互、可视化和医学插图结合,实现人体解剖在 3D 环境中的实时重建,可用于教育、模拟和培训。随着虚拟现实设备的不断进步,人们实现了对人体显微结构的 3D 重建,格拉斯哥大学医学可视化与人体解剖专业学生在毕业作品中完成了人体细胞或病毒模型的 3D 呈现(图 6-1)。

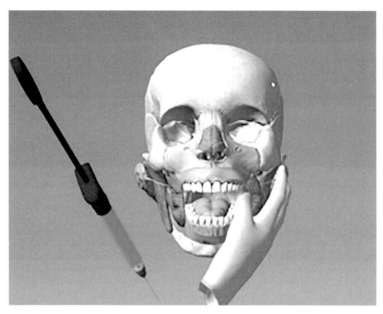

图6-1　格拉斯哥大学3D头颈解剖模型

综上所述,虚拟人体解剖系统提供的人体解剖三维模型可以让学生更直观地学习人体各器官组织的空间位置、相邻脏器之间的联系。虚拟人体解剖系统还具有将某一器官组织从整体中分离的功能,供学生进行精细结构的观察;借助力反馈器械和系统,提供触摸不同人体部位产生的对应质感和反馈。虚拟人体解剖系统为学生提供视、触等实时交互的真实感知,打破了时间、空间的限制和传统人体解剖教学模式,有助于激发学生对人体解剖学课程的兴趣和提升教学质量。

(二)虚拟临床技能培训

虚拟临床技能操作系统为临床技能培训注入了科技元素,推动了临床技能培训向便捷、自主方向发展。其优点在于它的仿真性、超时空性、安全性和自主性。通过反馈装置感应操作者的行为动作,在显示器上呈现患者相对应的全身和(或)局部反应,为用户提供仿真、交互和沉浸的技能操作体验。传统临床技能培训模式受地点等客观因素的限制,缺乏便捷性、互动性和针对性指导。而虚拟临床技能培训可以较好地解决这一问题,学生可借助同一虚拟现实设备学习多种临床技能操作,并通过重复操作达到强化训练效果,同时避免了真人技能培训可能带来的风险。该系统操作方便快捷,具有互动和指导功能,确保了学生的自主操作,激发学生临床技能操作培训的兴趣。

1.虚拟护理技能培训　护理学重视人、健康、环境间的相互作用,虚拟现实技术所具备的特点,决定了其在护理教学中的广阔发展前景。国内外一些研究者及护理院校对虚拟现实技术在护理教学中的应用进行了积极的尝试和探索。

(1)虚拟静脉穿刺:研究者使用虚拟现实技术对护理学专业学生进行静脉穿刺培训,实验组使用虚拟现实教育设备,CathSim ITS系统中包含患者静脉穿刺模块,进入该模块后,电脑屏幕中即出现患者手臂图像(图6-2),护理专业学生根据系统提示可以逐步完成选择插入部位、触诊部位、使用止血带等操作。系统会在静脉穿刺部位的局部屏幕上显示放大的虚拟手臂图像和虚拟针,护理专业学生可通过鼠标控制虚拟针,并使用非惯用手拇指对模拟皮肤垫设备施加牵引,从而在虚拟手臂局部形成张力,随之虚拟针插入虚拟手臂血管内,屏幕上可实时显示进展情况。虚拟针进入血管后,操作者点击血液收集管图标,可将血液收集管与虚拟针进行连接,血液采集管充满血液,则提示静脉穿刺成功。完成血液收集操作后,护生松开止血带,将血液收集管与虚拟针分离,当电脑屏幕显示针头已放入专用容器内时,提示该项操作已全部完成。虚拟现实技术在静脉穿刺中的应用,为护生提供了反复训练的机会,规避了真人静脉操作训练的风险,革新了传统静脉穿刺实验教学形式和方法。

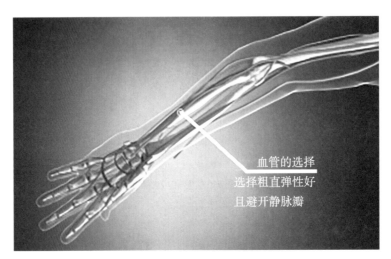

血管的选择
选择粗直弹性好
且避开静脉瓣

图6-2　虚拟患者手臂图像

(2)虚拟鼻胃管植入:鼻胃管置入术是护理学专业学生和临床护士必须掌握的一项常规临床技能操作。传统鼻胃管置入教学工具为静态模型人,不能为操作者提供鼻胃管插入过程中的实时阻力变化及患者不适反应。香港理工大学护理学院将虚拟现实技术应用于鼻胃管置入的技能培训中,采用虚拟现实技术开发计算机交互式培训系统,该系统以人体解剖学为基础,为用户提供视觉、听觉和触觉反馈。显示器屏幕呈现虚拟患者(上半身)、虚拟鼻胃管及操作者虚拟手图像画面,操作者通过3D界面控制虚拟手实施操作,并可以感受插入过程中的阻力变化,通过口令指导患者吞咽,帮助鼻胃管顺利置入。该系统还可以记录鼻胃管的插入位置、插入速度和插入力等定量指标。基于虚拟现实的鼻胃管置入培训系统,具有安全性和交互性等特点,为教学提供了量化的评价指标,有助于护理学专业学生和护士更快更好地掌握鼻胃管置入术。

2.虚拟情景培训　虚拟情景是将计算机制作的三维虚拟场景与摄像机拍摄的人物活动图像进行实时数字化合成,使人物景别与虚拟背景能够同步变化,从而实现两者的融合,最终呈现出合成画面。学生在理论知识和单项技能操作学习基础上,应注重综合能力的培养和提升,能根据具体案例独立发现问题、分析问题和解决问题。在临床见习、实习前,学生缺少参与临床实践的机会,在校期间的学习缺乏实际临床情景中病情变化和多学科合作等内容的呈现,而虚拟情景训练模拟可以将复杂案例情景真实再现,有助于培养学生观察能力、应对能力和多学科团队合作意识,提高学生在复杂临床情景中的观察与评估、分析与判断、选择与应对等护理实践综合能力。目前,已有满足学生虚拟情景训练的虚拟现实设备投入使用。

(1)虚拟急救培训:由Oculus虚拟现实技术公司推出的Oculus Rift于2013年上市,主要面向医学生开展了儿童和老年人急救护理虚拟情景训练,医学生借助Oculus Rift头戴式显示器和Touch控制器,可在虚拟环境中完成儿童或老年人急救护理的培训。该环境具有视觉冲击感和沉浸感等特点,为学生提供便捷、直观的训练体验,并在一定程度上减少了传统护理实践教学的成本。

随着智能技术的不断发展,多个国家都在尝试采用虚拟现实技术对医护人员和医学生进行培训,例如日本正在开发的用于应急救生人员的虚拟现实教材,利用虚拟现实技术重现真实案例,为应急救生人员提供可视化、可触化情景,帮助应急救生人员掌握急救技能。此外,"心肺复苏虚拟现实完善医学应急护理教学"在应急护理教学中也发挥了显著作用。机体一旦心搏骤停,脑血流会突然中断,10秒左右出现意识丧失,需及时得到救治。目前心肺复苏培训成效不甚理想,受训者反映,因为学习理论知识后并未进行心肺复苏操作训练,所以在遇到突发事件时仍不能及时施予援助。虚拟现实心肺复苏系统很好地解决了这个困境,此系统共提供2个模拟场景,分别是教学式模拟和测验式模拟。教学式模拟中,学习者根据界面提示进行操作,操作错误会有相应系统提示并辅助操作者纠正错误;测验式模拟中则没有提示,学习者操作完成后系统会指出错误并提出改进意见。虚拟现实心肺复苏系统充分体现虚拟现实技术的互动性,将理论知识科普与实践操作相互融合,通过操作者与场景间的交互,规范每一个细节和操作流程,让学员仿佛置身于真实的复杂急救环境中,提升了操作者对心肺复苏技术的掌握程度。

(2)虚拟病房情景培训:心肌梗死、外伤包扎、动物咬伤等临床案例情景,学习者可以在虚拟环境中进行模拟演练,切身体验临床情景所带来的视觉和心理冲击,有助于其心理素质和临床思维能力的养成和提升。虚拟案例训练具有可重复性和安全性,学习者可以在虚拟环境中尝试多种演练方案,从而分析不同方案或操作的可能结果及潜在的问题;可以为跨专业学生团队合作提供平台,每位学生可佩戴虚拟现实设备,进入同一个虚拟情景训练平台,通过操控手柄、键盘或鼠标,实现在同一虚拟环境中对患者的合作诊疗和护理,且不同学生间可进行无障碍沟通和实时互动。

(3)虚拟突发公共卫生事件培训:基于虚拟现实技术模拟突发公共卫生事件的情景,创新性的借助虚拟现实技术打破现实中突发公共卫生事件演练的局限性,把场景内容更逼真、多样、互动的进行虚拟呈现,让医务人员掌握应急处置措施和专业操作技能,同时设置协调者、物资供应者等不同职业角色进行相应的现场虚拟仿真调查与处置。从病例报告、响应、处置、报告撰写与上报等各个环节入手,使学习者进行全方位训练。

(4)虚拟战伤救护技能培训:20世纪90年代,美国率先将虚拟现实技术用于军模拟训练,之后虚拟现实技术逐渐得到推广。虚拟现实训练系统具有高仿真性、高效性、经济性和安全性等特点,为战伤救护训练提供了新思路和新平台,推动了模拟训练方法和形式的探索与改进。第四军医大学西京医院在此背景下,对战伤救护模拟训练系统进行了大胆尝试和探索,采用计算机虚拟现实技术模拟战场景况,共包括六个场景和五大技术,五大技术即战伤救护五项技术:止血、包扎、固定、搬运和通气。系统会在操作错误时进行提示,救护操作完成后系统提供评估分析结果。

3.虚拟手术培训　虚拟手术培训是虚拟现实技术在现代医学领域的典型应用,是一种可以替代传统医学培训方法并且具有巨大应用价值的新兴学科。手术室因其特殊性,学生在校期间对其了解相对较少。虚拟手术培训平台可解决以上问题,直观的呈现方式拓宽了学生了解手术室的途径,新颖技术形式吸引了学生的学习兴趣。

能够独立主刀的外科医师,往往需要积累大量严苛的手术训练经验。基于虚拟现实技术的手术操作系统,突破了时间和空间的限制,为外科医师提供了高难度高风险手术多次练习的机会和平台。虚拟手术系统通过视觉反馈直观呈现虚拟手术场景和患者,外科医师通过系统触觉反馈切实感受到虚拟手术中组织器官的受力情况,并对手术步骤做出及时、准确的分析和判断。目前虚拟手术系统已经应用于多个病种的手术治疗中,例如某医院创伤骨科利用3D打印与虚拟手术相结合进行治疗效果的评价。手术室护士需要提前了解手术预定方案,做好充分的术前准备,术中高质量配合是每台手术不可或缺的"一把手术器械"。而护士熟练的操作和精准的预判能力,需建立在大量的临床实践基础之上,虚拟手术系统的产生为其提供了理想的操作练习和教学培训平台。依托虚拟手术系统呈现的虚拟手术场景和患者,护士可与外科医师合作,对复杂、高难度手术进行术前反复练习,提高操作熟练度和应变能力。

二、虚拟现实技术在临床实践中的应用

随着虚拟现实技术的发展,越来越多基于虚拟现实技术的诊疗和护理措施进入人们的视线,为大家带来了舒适的就诊感受、高质量的生活体验以及更为便捷、有趣的居家健康指导。2019年民政部发布的《关于进一步扩大养老服务供给　促进养老服务消费的实施意见》均强调支持虚拟现实技术创新发展,且后者着重提出鼓励虚拟现实技术在健康管理和健康促进中的相关应用。近年,虚拟现实技术作为一种可以创建虚拟世界的计算机仿真系统,已成为有效的临床辅助治疗手段,在医疗护理领域得到广泛应用,其研究主要集中在辅助临床诊断、精神心理诊疗与护理、康复训练等方面。

(一)辅助临床诊断

临床诊疗是医疗的核心,也是临床医师最核心的技能,基于虚拟现实技术的诊疗系统有助于提高诊疗质量。虚拟现实技术可将人体器官组织解剖结构进行三维重构与展现,供医师直观观摩,且具有放大、缩小、旋转等功能,提供了组织器官在人体内的准确定位、三维数据和立体图像。例如,利用虚拟现实技术辅助诊断结构性心脏病的诊断,医师可通过头戴式显示器,看到心脏内部心血管结构的虚拟画面,对虚拟心脏模型进行全方位观察,协助诊断。

(二)辅助手术规划与术中导航

结合患者影像学检查结果,虚拟现实技术可对患者病变部位进行虚拟三维重建。因此,患者能够在术前借助虚拟三维模型更为直观地了解手术过程,从而有效缓解术前焦虑;外科医师可进行复杂手术模拟,寻找最佳手术方式。虚拟三维重建能清晰显示手术部位解剖结构、空间方位和毗邻关系,从而便于术前规划、选择手术入路和手术模拟操作,减少术中损伤及术后并发症。

手术中,手术视野可能会受到血液和组织的阻碍,虚拟现实技术可将虚拟三维模型与实际手术部位进行匹配,为术者提供准确直观的手术定位,减少了术中失误,缩短了手术时间。目前,基于虚拟现实技术的术中导航在骨科手术中已有应用。

(三)辅助康复训练

基于虚拟现实技术的康复训练,目前主要借助运动采集类和手持类输入设备,将用户活动信息反馈至虚拟现实康复训练系统,通过头戴式、桌面、大屏幕投影等输出设备,用户可在虚拟康复训练系统中体验仿真康复场景。目前,虚拟现实康复训练系统主要应用于认知功能训练、肢体功能训练、语言功能训练和平衡能力训练,以下进行分别阐述。

虚拟现实技术为其在认知功能训练的应用打下了坚实的基础。国内外护理研究者探索性采用虚拟软件程序干预、虚拟现实记忆训练、虚拟现实双任务训练、虚拟现实康复训练结合原络通经针法干预、双交互模式虚拟现实干预等方法,针对患者认知功能制定护理训练措施,相较于常规护理干预措施,患者认知功能恢复更好。虽然现有证据不足以支持虚拟现实技术在改善认知功能方面的完全有效性,但是其沉浸的体验感和新颖的技术优势在改善认知功能方面仍具有可行性和发展空间。

虚拟现实技术促进了传统肢体功能训练迈入智能康复训练阶段。临床护理工作人员借助头戴式显示器、动作捕捉设备、手套和力反馈设备等,选择针对不同疾病患者所设计的虚拟训练软件,辅助患者进行规律、科学的肢体功能训练。目前虚拟现实技术在乳腺癌根治术后患者上肢功能锻炼、脑卒中偏瘫患者四肢功能康复、老年人步态、平衡能力和肢体灵敏度等方面的训练已有显著成效。部分研究者尝试将虚拟现实与镜像治疗、重复经颅磁刺激、脑机接口等新兴康复治疗技术相结合,探索对脑卒中患者肢体功能康复的可行性。

虚拟现实技术促进了传统言语康复训练迈入智能训练阶段。虚拟现实技术为患者提供多种交

流情景,患者足不出户就可以实现与他人的言语交流。例如模拟在超市购物的真实流程,引导患者进行言语交流,让患者在贴近日常生活的情景中接受言语康复训练。

近年来,虚拟现实游戏得到越来越多人的青睐,适用于患者的虚拟现实游戏层出不穷。国内已有多种虚拟现实游戏应用于患者肢体功能康复中,例如:应用于患者肢体功能康复的虚拟现实游戏有:东南大学何有源将基于虚拟现实的远程康复机器人实时交互系统作为辅助治疗技术引入到中风患者的康复治疗中;浙江雅达国际康复医院投入使用辅助中风、脊柱损伤患者的康复治疗虚拟现实系统技术。交互式体感击球游戏 Motion Rehab AVE 3D 是一款针对轻度卒中后康复的运动康复游戏系统,其设计考虑了患者在三维空间中进行屈曲、外展、肩内收、水平肩内收和外展、肘伸、腕伸、膝关节屈曲和髋关节屈曲和外展的康复训练动作,能够向康复治疗师提供患者击球和失误信息,协助康复治疗师评估患者康复训练效果和治疗进展,激励患者执行康复训练计划。研究表明,基于虚拟现实技术的治疗措施对神经系统疾病康复起到了积极的作用。上述虚拟现实技术在康复训练版块的应用及效果呈现,肯定了虚拟现实技术在临床护理中的可行性和发展前景。

(四)辅助症状管理

一项癌症患者症状管理研究发现,相较于常规护理方法,使用虚拟现实技术在减轻患者焦虑、抑郁和疼痛方面具有统计学上的显著影响。虚拟现实技术帮助 1 例 12 岁白血病患儿真实体验了花样滑冰的乐趣,体验结束后患儿表示疼痛、恶心、呕吐等症状均有明显改善。此外,虚拟环境的高度沉浸感和多感官体验可以有效缓解患者的疲劳、焦虑等症状,例如研究者将虚拟现实设备应用于受症状困扰的非烧伤皮肤病患者,在进行治疗前和治疗中引导患者佩戴虚拟现实眼镜,患者沉浸在虚拟自然场景如沙滩、峡谷,可以有效减轻焦虑程度和自身感知疼痛程度。

疼痛会引发人体一系列的心理、生理反应,降低患者的就诊体验和生活质量。据国外相关报道虚拟现实技术在疼痛护理应用中主要包括 4 种方式,即分散注意力、改善活动范围、与行为干预相结合和镇痛。虚拟现实技术可通过视觉和听觉,甚至力量、触觉、嗅觉等多方面的互动反馈,呈现引人入胜的动态内容,将患者注意力从痛苦情绪中转移出来,从而减少神经中枢对疼痛信号的处理,减少思考疼痛的时间。因此虚拟现实可称为止痛"神器",例如国外学者 Niki 等利用虚拟现实技术帮助 20 例晚期癌症患者进行模拟旅行,结果显示患者的疼痛、疲劳、呼吸短促等症状明显好转;国内王利等人进行了虚拟现实疼痛控制管理平台在肝胆外科术后患者中的应用研究,研究发现虚拟现实疼痛控制管理平台能有效控制患者疼痛,加速患者恢复。

研究表明烧伤患者治疗护理过程中,虚拟现实可在多个环节减轻患者疼痛及焦虑症状,且虚拟现实技术比电脑游戏等低沉浸感干预方式在烧伤患者镇痛中更具优势。华盛顿大学烧伤中心的 Hoffman 等人首次使用虚拟现实分散注意力法对烧伤儿童换药进行疼痛干预,通过虚拟现实干预,患者注意力被分散,疼痛明显减轻。烧伤患者术后物理治疗可以有效预防挛缩和关节活动受限,促进皮肤弹性和肢体功能的恢复,有助于患者提升生活质量,但因患者皮肤、肌肉组织、关节活动受限,治疗过程中多伴有牵拉疼痛感,研究者在烧伤患者康复训练时针对疼痛症状及活动范围,融入虚拟现实技术,初步证明基于虚拟现实进行康复训练的烧伤患者,随着训练时间的增加,其关节可活动范围改善效果更为明显,且训练时所感知的疼痛最大程度比常规物理治疗患者组低。虚拟现实技术满足了非药物辅助药物镇痛的需求,为非药物镇痛治疗方法提供了新思路,其适用年龄广泛,经验表明基于虚拟现实的辅助物理治疗可以持续改善儿童烧伤患者治疗效果和依从性,并减轻患者在治疗过程中自身感知疼痛程度。

用于产妇自然分娩过程中生理性疼痛管理。疼痛给产妇尤其是初产妇带来较大的心理压力和焦虑情绪,这些应激反应会导致产妇交感神经兴奋,引起宫缩抑制和子宫血管收缩,进而出现产程延长,胎儿宫内窘迫。在缓解分娩疼痛中较为常用的药物治疗方法是硬膜外麻醉,但越来越多的数据显示该方法存在延长第一、第二产程的风险,以及引发产妇低血压、尿潴留和运动阻滞等不良反应的可能。作为物理镇痛方法的虚拟现实技术,有效避免了药物引起的不良反应。产妇佩戴虚拟现实眼镜,在沉浸式体验中减轻了主观疼痛程度和焦虑情绪,有效缩短了产程时间,改善了分娩体验。

用户通过虚拟现实设备,在多感官层面体验虚拟场景,从而分散注意力,减少自身感知的疼痛程度。相比于常规二维视频等方法,虚拟现实沉浸感更具优势,可作为缓解疼痛的有效辅助手段。例如国外学者 Niki 等利用虚拟现实技术帮助 20 例晚期癌症患者进行模拟旅行,结果显示患者的疼痛、疲劳、呼吸短促等症状明显好转;国内王利等人进行了虚拟现实疼痛控制管理平台在肝胆外科术后患者中的应用研究,研究发现虚拟现实疼痛控制管理平台能有效控制患者疼痛,加速患者恢复。此外,虚拟现实还被用于脊神经痛治疗,或者以虚拟数字呈现,对患者进行治疗。斯坦福大学医学院的 Beth D 增强现实 Nall 博士指出,虚拟现实有可能成为一种有效的家庭治疗慢性疼痛的方法。

(五)辅助精神与心理护理

1. 减轻患者诊疗护理过程中的负面情绪　针对胃镜检查中患者出现的焦虑、恐惧等心理问题,借助 3D 眼镜,让患者观看虚拟现实影片,从而分散其注意力,缓解患者的心理问题,达到较为理想的心理护理效果;美国一家儿童医院利用虚拟现实技术构建了虚拟门诊,需要手术的患儿可在虚拟门诊中与虚拟医护人员交谈,熟悉术前各个流程,减轻术前恐惧心理,临床实践结果显示,效果良好。

2. 缓解终末期患者负面情绪　终末期患者将虚拟现实体验应用程序应用到出现明显负性情绪的生命末期患者中,可改善患者疲劳、抑郁、焦虑等情绪体验。虚拟现实技术在安宁疗护中也具有重要的应用价值:①帮助生命末期患者减轻疼痛、焦虑和抑郁;②有助于培养安宁疗护护理团队;③提升预先护理计划有效性;④辅助家属哀伤辅导。

2019 年,美国 AT&T 公司与临终关怀机构 VITAS Healthc 增强现实进行合作研究,旨在利用虚拟现实减轻生命末期患者的疼痛和焦虑,帮助其保持舒适平静,使其拥有更好的精神状态;美国 Oncomfort 公司创造了 5 种虚拟现实应用程序帮助癌症患者缓解治疗带来的压力和痛苦,其中 Aqua 程序通过将患者置于虚拟海底环境中诱导其放松,程序 Amo 则利用临床催眠技术、深呼吸等技巧来缓解患者的疼痛和焦虑;Weing ten 等研究显示基于虚拟现实技术的干预可有效缓解白血病患者焦虑、抑郁等负性情绪。

3. 促进患者产生积极情绪　作为新兴技术,虚拟现实技术为患者提供了认知刺激,促进患者产生积极情绪,在提升患者生活质量和改善健康状况中具有积极作用,借助虚拟现实技术的干预措施,还可提升长期住院患者应对疼痛、焦虑和一般不适情绪的自身能力。研究者还不断探索虚拟现实在其他常见精神心理疾病患者中的应用,如孤独症(又称自闭症)、青少年抑郁症等。

4. 辅助培养医学生同理心　国外有研究者利用虚拟现实技术开发了 1 例虚拟患者姑息护理临床案例,旨在帮助 137 名医护人员学习如何管理生命末期患者的躯体症状,以及如何为患者和家属提供心理-社会方面的全程护理。新英格兰大学采用了一种现实虚拟器,让医学生从患者视角体验生命末期的相关感受,帮助他们形成同理心,也让护理人员真正了解这些患者的心理感受和需求。

虚拟现实技术在不同人群的心理护理方面均具有较好的应用潜力,需要研究者在该领域进行持续的深入探索,相信虚拟现实技术未来会在患者心理护理方面占据更加重要的地位。此外,虚拟现实暴露治疗法已被证实可用于蜘蛛恐惧症、恐高症和飞行恐惧症的治疗,正处于研究探索中的还有广场恐惧症、幽闭恐惧症、惊恐障碍、小动物恐惧症、驾驶恐惧症、公开演讲障碍和创伤后应激障碍(PTSD)。实验对象通过佩戴虚拟现实眼镜,进入预定虚拟场景,遵循科研人员的指示做出动作,科研人员通过实验对象的反应来确定其恐高症的具体程度,引导其对产生恐惧的场景进行对多角度思考,从而逐步减轻实验对象的恐高症严重程度。

三、虚拟现实技术在医学研究中的应用

虚拟现实技术可以调动用户多感官功能参与,沉浸感强,且不受时间、空间的限制,灵活性强。数字化的虚拟现实平台保证了信息传播的一致性和标准化,为用户提供了可重复学习的途径,保证用户所获得内容的科学性和标准性。

虚拟现实技术在药物研发、个案管理、症状管理和公共卫生事件等方面已有一定程度的探索和应用,但其优势还未在患者就医全过程、教学、管理等方面得到充分发挥,目前已有越来越多的医学领域研究者探索虚拟现实技术在医学领域的更多应用。

(一)药物研发

虚拟现实技术可以在药物研发中的微观世界宏观化。在药学的基础研究中,传统的分子结构模型无法展示不同分子的理化属性,从而限制了药物的分析与研究。而虚拟现实技术则可以将肉眼无法看到的药物分子结构进行虚拟直观展示,采用虚拟设备可清楚地观察药物分子三维结构,并可在系统内对其进行系列操作,进一步探讨药物作用机制和研制抗癌药物的合成。

(二)人体病理虚拟模型

虚拟现实技术可以在微观层面的人体病理学机制的研究中发挥重要作用。运用虚拟现实技术将研究者传送至可以实现互动和微观结构可视化的器官内部,比如大脑、心脏、肝脏等,以了解器官细胞的功能以及相互间的作用联系。例如建立可视化的3D虚拟肺脏系统,为研究因吸烟导致的肺脏疾病提供了形态学上的参考。

(三)医学科研载体

在数字化信息化的当今社会,信息与知识的生产和服务必然要具有数字化特征。医学科技期刊作为传播最新医学知识和科学研究的载体,如果只有传统的文字描述和图片展示,远无法满足临床医学和科研人员的文献信息数字化的需求。因此,建立虚拟平台,运用虚拟现实技术,支持临床科研的培训与研究,实现科研人员学习身临其境、虚拟空间中自由讨论,提升科研人员学习效率和兴趣,由此也取得了一定的科研成果并应用于临床。例如,北卡罗莱纳大学教堂山分校利用超声波、MRI和X射线进行动态影像放射治疗方案的相关研究;达特茅斯医学院研究出人脸和下肢的数学模型,用于外科手术的效果评估。此外,虚拟现实技术还应用到慢病患者健康管理的研究中,例如,运用虚拟现实技术对腹膜透析患者运动的管理,通过监测患者耗氧量、心率、血压、BMI等指标,得出适合患者的运动剂量,作为指导患者运动的依据,促进各项生理指标处于正常状态,从而提高患者积极心理状态、减少并发症、提高患者生存质量。此科研成果,为虚拟现实技术在护理领域的进一步开拓打下坚实的基础,也为提升护理科研深度和提高护理质量提供了科学依据。

第二节 增强现实技术的概念与应用

情境与思考

　　由欧洲委员会资助,比萨大学信息工程系协作研发的视频光学透视增强现实系统(video optical see-through augmented reality surgical system,VOSTARS),应用于手术期间引导外科医生的混合可穿戴显示器。该设备能够显示完全不同的场景,是真实环境与外科医生的感觉相结合的手术指南。VOSTARS 设计有一个头戴式摄像头,能够捕捉到手术医生的一举一动,同时它能将 X 射线数据叠加到患者身体上,这些图像还能够与来自 CT、MRI 或 3DUS 扫描的患者医学图像合并,手术医生在他的视线中获得心跳、血氧和所有患者的参数等信息。此外,该设备能够将手术前和手术期间获得的所有医疗信息融合,在完全符合患者生理解剖结构的前提下,向手术医生提供虚拟 X 射线视图,以精确地引导手术。这就是推动医学技术发展的视频光学透视增强现实系统。

　　请思考:①视频光学透视增强现实系统还可以应用于医学中的哪个领域?②以你对增强现实技术的理解,目前此技术还有哪些不足之处或者改进空间?

　　增强现实(augmented reality,AR)是一种实时计算摄影机影像的位置和角度并附加相应图像,将真实世界信息和虚拟世界信息"无缝"集成的技术。增强现实技术可以把现实中一定时间空间范围内很难体验到的实体信息(视觉信息、声音、味道、触觉等),通过电脑模拟仿真后再叠加,将虚拟的信息应用到真实世界,使人类感官所感知,从而达到超越现实的感官体验。增强现实技术的目标是在屏幕上把虚拟世界叠加在现实世界并进行互动,即增强现实技术可以实现虚拟物体与现实环境的融合,对现实环境的实时跟踪定位及用户与虚拟模型的实时交互,呈现内容包括图片、文字、视频、音频和 3D 建模等。增强现实具有虚实结合、三维配准、实时交互等特点,在虚拟和现实世界之间架起了一座桥梁,起到对现实的补充作用而并非取代现实。此技术最早于 1990 年被提出,系统中现实环境仅存在真实对象,所呈现场景不依赖任何电子设备;虚拟环境仅存在虚拟对象,由技术设备模拟生成;增强现实是虚拟场景对现实环境增强的一种状态,同时也增强了在一般情况下,不同于人类可以感知的信息(图 6-3)。

　　随着智能电子技术的发展,增强现实已应用于医学教育与培训、手术规划与导航、临床护理干预等方面,基于增强现实技术的临床护理智能交互系统也在初步设计和优化中。

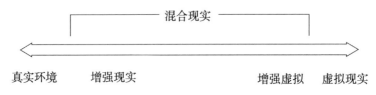

图6-3 增强现实、虚拟现实、混合现实和现实世界的关系

一、增强现实技术在医学教育中的应用

增强现实技术是将虚拟图像或场景叠加至现实环境中,相较于虚拟现实技术能带给使用者全虚拟环境,增强现实技术更适合应用于对现实现象的补充和阐释。增强现实技术在护理教育中的使用可拓宽学生视野,加之技术自身虚实结合、实时交互的特点,不仅提升了学生对现实世界的认识,而且增强了学生在虚拟环境和真实环境间的互动感,弥补了虚拟现实技术全虚拟环境与现实脱节的劣势。大量文献表明,增强现实技术在提升医学教育水平、降低操作失败率、提高操作准确性、提升学习效率等方面有显著效果。

Ghost Hands 远程监控是一种新的增强现实交互概念,专家在远程、真实的手的位置,用实时、远程建模的专家虚拟手覆盖学生的视野。教育者可在远程实时引导学生设备操作,并教授如何恰当地处理这些仪器。临床工作技能操作较多,需要学生学习期间进行反复练习。Ghost Hands 在创新学习环境和保证学习效果方面具有真正的潜力。目前,增强现实技术也已在医学实践教学、理论教学及跨地区医院的临床护理技能培训等方面有了相关应用。

(一)医学实践教学

增强现实技术作为一种沉浸式的学习方式,可以将丰富的资源信息和其他数据整合到用户能够观察到的现实场景中,为师生提供身临其境的学习环境,激发学生的学习兴趣,提升主观积极性。同时,增强现实技术能够构建目标对象的三维建模并显示,学生可以通过从不同视角观察模型,并与虚拟的模型进行交互,增强对目标对象的理解。此外,增强现实系统实时交互的特点削弱了位置、空间的限制,教师可以在课上或远程指导学生,弥补了现实环境中设备的不足,实现资源共享。

增强现实技术应用于护理实践教学,具备以下几点优势。①增加教学趣味性:增强现实技术通过在现实环境中叠加多种信息媒介,如图片、声音、三维动画等,将枯燥抽象内容变得生动有趣,营造轻松学习环境有助于激发学生学习的兴趣,启发学生的立体思维能力。②信息可视化:增强现实技术能够实现身体高透明度,有助于学生对人体内部器官结构功能的理解,让教学内容更加清晰直观。③仿真体验:增强现实技术是能够将声音、图形和虚拟三维物体相结合,支持多种交互操作,为使用者提供多感官刺激,使学生在多种模态信息的相互促进中巩固和强化知识。④虚实结合:增强现实技术呈现的虚拟与现实相结合场景,为学生带来了全新视觉冲击,提升了学生对现实的感知和理解,解决了现实场景实践教学中教学器材昂贵、地点限制等问题。

增强现实技术所呈现的虚拟患者和虚拟医护人员可以根据学生对当前案例的决策和判断,实时做出反馈变化。系统可根据用户决策对场景做出相应变化,以保证与真实场景的相符性,有利于学生对知识的整体把握、应用和临床综合能力的提升,同时可以避免真人操作中存在的风险。此外,增强现实技术在可视化心肺复苏实践教学和剖宫产整体护理教学中有相关应用。

1.增强现实技术在实践教学中的应用　基于增强现实技术的优点,教育领域和医疗领域已经有许多增强现实模块被研发并应用。在教育环境中,增强现实技术已被用于对常规课程的补充,这使得护理实践课程的培训模式发生了改变。

(1)医学基础课程中的增强现实技术:人体解剖学实验课,通过增强现实可以呈现 3D 虚拟人体,学生可以控制操控,观看三维立体图像,省去了人体模型;在解剖理论课上,采用增强现实卡片呈现方式,学生能更直观生动地对机体组织结构进行了解,减少了生物标本需求量,降低了采购成本。

(2)护理专业课程中的增强现实技术:护理学是实践性很强的学科,传统护理实训采用学生观摩、教师演示,护生进行操作训练的教学方式,忽略了护生综合护理能力的培养。增强现实技术通过虚拟世界与现实世界的结合,让护生在护理实训中进行虚拟器官组织的护理操作,打破了实训设

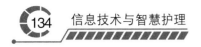

备、经费等教学条件的制约,提高了护理实训教学质量,增强了护生实践操作和应用能力,增加了实训趣味性。

2.增强现实技术在临床实践培训中的应用　随着智能技术的不断发展,新的信息技术和临床模拟技术被应用于专业实践课程中,为临床技能的教与学带来了许多新机遇。

传统临床护理培训教学内容较为片面,无法将相关知识进行全面、整体展示。增强现实技术可通过图像识别或位置识别技术识别真实世界中的物理对象,并在视觉上原位叠加有关它们的数字信息,这些数字增强元素可通过佩戴头戴式眼镜、玻璃透明屏幕或屏幕显示器(如智能手机或平板电脑屏幕)观看。因此,在临床护理培训中应用增强现实技术,可以增加学习者单位时间和空间的知识摄入量,增强培训效果。例如美国加州的一所医院利用增强现实技术对临床护士进行临床护理培训,相较于传统培训模式,接受培训的临床护士技能水平得到了大幅度提升。

与虚拟现实不同,增强现实并不试图创建一个使用者可以交互的全虚拟环境,而是将虚拟环境和客观世界进行结合。基于增强现实技术和虚拟现实技术相结合的护理临床技能培训平台中,指导者和学习者在同一虚拟场景内实施操作,双方可跨地域实时交流,学习者依托视觉、触觉和听觉等仿真感官体验,更为准确地找出自身不足,有效提升自身专业技能水平。例如某医学院校采用美达尔(medAR)软件应用于护生剖宫产整体护理教学中(图6-4),基于AR技术构建的虚拟教学情景突破了传统教学情境在时空、安全、成本等方面的限制,着眼于促进学生的观察、操作、互动等学习过程以达到培养护生岗位胜任力的目标。

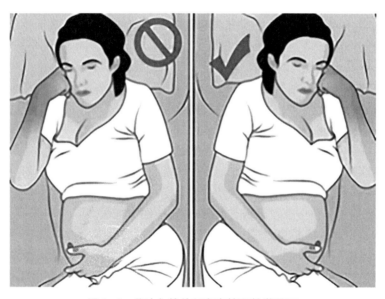

图6-4　美达尔软件剖宫产护理教学界面

随着增强现实技术的不断完善与发展,为了满足医学院校和临床各层级人员的教学和培训需要,国内高校联合研发、设计基于增强现实的护理实践课程。课程主要涵盖教学、实训、考核、回访、科研、管理等模块(图6-5),且各板块均包括许多子模块,例如静脉输液实训板块中,用户可选择进行单项目实训或者单步骤实训,通过电脑模拟仿真后再叠加,将虚拟的信息应用到真实世界,使学习者感官所感知,从而达到在静脉穿刺训练中有超越现实的感官体验。目前,国内对于增强现实在护理教学中的应用模式仍处在探索阶段,其应用潜力有待进一步实践和论证。

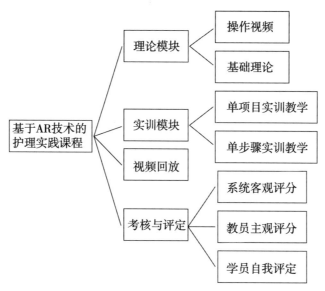

图6-5 护理实践课程内容框架

（二）医学理论教学

我国护理理论教学多利用文字、图片、视频等二维呈现形式和部分小型教学模型进行授课。随着科学技术的不断发展,增强现实技术不断进入人们视野,与护理理论教学相结合的应用也逐渐增多。增强现实技术可将解剖模型和临床场景根据授课需要进行三维呈现,生动、直观、形象,辅助学生更好理解抽象概念和人体复杂结构,有助于学生记忆和理解,激发学生学习兴趣。

目前,我国医学教育已开展增强现实技术理论教学相关研究,海军军医大学第二附属医院在人体解剖理论教学中引入增强现实技术;厦门大学物联网实验室借助临床获取的人体原始 CT 图像,使用增强现实和智能控制技术对其进行三维重建,最终获得人体器官三维模型。国外已有可用于护理理论学习的增强现实设备,如:美国西储大学医学院利用 HoloLens 技术和头戴设备平台相结合进行人体解剖学的理论授课。

二、增强现实技术在临床实践中的应用

基于增强现实技术的临床护理应用,可以增强护理工作者对真实人体的多层次感知,帮助护理工作者更快速、准确地获取信息,从而提升护理质量,节省护理工作的非必要时间。增强现实技术虚实结合的情景体验和实时交互的情境表达,改变了传统健康教育形式,为护理领域注入强大技术力量。目前,增强现实技术在护理实践中,已有相关应用和研究。例如,基于增强现实技术的外周脉管系统可视化技术的应用、增强现实技术在临床护理智能交互系统改善设计中的探究应用、增强现实技术在健康教育中的应用。

（一）增强现实技术辅助静脉穿刺

静脉通路的建立是进行治疗和护理的基础,静脉穿刺成功率受患者病情、血管状况和操作者技能水平等多因素影响。患者失败的静脉穿刺经历,可能会引发一系列问题,如患者对护士的信任危机、护士临床操作自信心降低等。

增强现实技术通过外周脉管系统可视化技术将血管纹路直接投射在皮肤表面,具有血管定位和实时导航功能,大幅度提升静脉穿刺成功率,减少患者穿刺过程中的不舒适感。根据美国卫生局

统计,40%的学生首次静脉注射不会成功,如果患者是儿童、老年人或者长期静脉输液者,则情况会更加糟糕。2013年,美国AccuVein公司研发使用增强现实技术为护士和患者提供帮助,以提高护士静脉穿刺成功率,护士通过手持式扫描仪扫描患者身体,便可快速获得患者体内静脉位置信息。据报道,该技术将静脉穿刺首次成功率从45.6%提升至90.3%。对于临床护士来说,该设备已成为护士静脉穿刺的有力助手,有助于在穿刺时保护患者静脉完整性,减轻患者痛苦。

(二)基于增强现实技术的临床护理智能交互系统

护理智能交互系统可以有效帮助护士快速、准确、及时地获取常用护理信息,降低因疏忽而导致的错误。传统的临床护理智能交互系统的智能性及自动化控制水平并不能完全满足临床需求,有待进一步改善。

护理智能交互系统是基于增强现实技术和人工智能对图像的处理,设计出临床护理智能交互系统的人机交互控制模块,用虚拟现实增强算法,结合临床护理智能交互场景三维空间分布特征进行相关信息整合,通过智能化三维视觉信息处理技术,实现该系统的增强现实功能。目前,已有研究者提出基于增强现实算法的临床护理智能交互系统设计方法,旨在探索并实现对现有临床护理智能交互系统的优化,为提升临床护理质量做出贡献。

(三)增强现实技术在健康教育领域中的应用

我国健康教育已开展多年,但因健康教育模式相对单一,教育对象依从性低等,往往达不到预期效果。增强现实技术的特点和新颖形式可提升患者参与健康教育的积极性,更为立体的呈现形式会拉近医护人员与患者间的知识差距,帮助患者更好地消化健康教育内容。

基于增强现实的健康教育可以将文字形式的健康教育知识转化为形象易懂的语言、动画或视频短片,激发患者学习积极性和依从性,易于患者理解记忆,对老年人群更为适用,同时也提升了护理人员工作效率。此外,谷歌公司研发了搭载有增强现实技术的全息眼镜,用户穿戴后可识别周围环境特定物体并提取相应内容,设备能够为患者提供个性化全程引导,实现对用户行为的全天监测和实时指导。这些优势启示科研者未来增强现实技术可以在更广泛的教育环境中应用。

目前,已有融入增强现实技术的健康教育手册。该手册在传统健康教育手册的基础上,对较难理解的内容加入增强现实技术制作的3D模型、视频或音频,阅读者通过移动设备扫描该内容即可查看基于增强现实技术的虚拟内容,从而获取直观形象的健康教育知识。增强现实技术融入书本,不仅拓展了理论知识的维度,而且可以改变患者对健康教育的态度。

随着我国医疗卫生工作"关口前移",健康教育对象还包括无明显症状或疾病的亚健康人群,如何提升该人群的健康素养及其自我健康管理意识和能力,是医学工作者需要重点关注的问题。目前,我国基于混合现实的游戏产品多应用于早教或游戏领域,但其寓教于乐的教育方式在大众健康知识普及中具有良好潜力。例如,我国研究者将艾滋病预防知识和混合现实游戏相结合,以新颖的方式在大众尤其是青少年中进行知识普及。

基于增强现实的健康教育方式在不同人群中已初有成效,相信未来增强现实技术会以其优势在健康教育领域发挥更广泛的作用。

此外,增强现实游戏化健康教育也是一种发展趋势,游戏化是一个概括性的术语,用来描述使用游戏让个人参与非游戏环境(包括医疗保健环境)的过程。研究表明,人们对游戏的兴趣与日俱增,它在医疗保健教学和学习中的潜力也越来越大。游戏和游戏化有助于改变健康行为干预方式,优化护理流程,并改善护理环境中所有个人的健康结果。人们愿意通过有趣、有社交吸引力、互动性强、富有挑战性、令人放松的游戏来接受健康教育游戏形式对人们具有强大吸引力。

基于增强现实技术的健康教育系统有望逐步实现专业性和趣味性的结合,真正做到寓教于乐,开发更多适宜不同年龄阶段人群的游戏,从而进行大范围推广和应用。

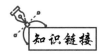

增强现实游戏

来自英国伦敦的 PAN 团队推出了一款增强现实游戏 Run an Empire,让用户通过"跑马圈地"的方式来划出自己的地盘,同时获得智力和身体的全面发展。Run an Empire 结合现实的地图,通过玩家手机的 GPS 来获取位置信息,玩家只需在现实中跑出一块闭合的区域,即可在游戏中获得内部面积。而这块地其他玩家也可以来将它圈走,因此游戏者需要经常跑圈来稳定已有的范围,且该软件可利用手机上的加速计和重力感应器来监测游戏者的真实参与度。

(四)增强现实技术在手术中的应用

对于手术部位组织结构较为精细、复杂的外科手术,外科医师在术前准备时会受传统影像检查结果维度限制,对于病变部位及其周围组织并不能快速、精准地分析;对于使用内窥镜的微创手术,腔镜摄像头所传递的视野较为局限,增添了外科医师术中操作难度。增强现实技术结合患者多种影像检查结果,以立体三维形式最大程度还原出人体解剖结构,将患者变为"透明人",有助于外科医师术前规划的制定和术中外科医师精准切除病灶。

2017 年 3 月,威海市中心医院借助增强现实技术和 3D 打印技术,顺利完成了一例骶尾部巨大梭形细胞瘤切除及椎体置换手术,属国内首例。术中医生可通过语音和手势控制增强现实眼镜所显示的画面,对动静脉和骨骼进行切换显示或平移等操作。美国匹兹堡大学医学中心的病理医生通过增强现实技术工作站和 HoloHens 眼镜,可观看并操控三维标本全息图。此外,通过该设备可以在会诊过程中或病理解剖过程中获取数字病理远程诊断;在进行病理解剖时,根据需要获取实时的图标、手册和注释等信息。

增强现实技术在手术导航中的应用,正在全球各地蓬勃发展。增强现实辅助手术技术对于术前规划、术中引导和术后康复都具有重要意义。增强现实手术导航系统包括 3 个核心:虚拟图像或环境建模、虚拟环境和现实空间配准、将虚拟环境和真实环境结合起来的显示技术。AR 系统利用 CT/MRI 成像,利用计算机技术完成解剖结构的 3D 重建;显示技术广义上可以分为头戴式显示器、增强型外部显示器、增强型光学系统、增强型窗口显示和图像投影。运用头戴式显示器既可以将虚拟环境覆盖于用户视野下的真实世界(光学透视),又可以覆盖到真实环境的视频源中(视频透视)。增强显示器是简单的独立屏幕将虚拟内容显示在源于真实世界的视频上。光学增强显示是指直接增强手术显微镜或双筒观察镜的目镜。窗口增强显示是将一块半透明的屏幕直接放置在手术部位上方,允许在现实物体上方屏幕直接显示虚拟对象。虚拟环境可以用投影机直接投射到患者身上。相关应用有 Pixee Medical 公司的 Knee+ 系统、Augmedics 公司的 XVision Spine 系统、VOSTARS 视频光学透视增强现实手术系统、TrueVision 3D Surgical 系统。

三、增强现实技术在医学研究中的应用

增强现实技术能够将虚拟图像与真实物体相结合,便于用户对信息的获取和使用,其实时交互和三维跟踪注册技术为用户提供了有趣、连续的使用感受。目前,增强现实技术已应用于教学培训和临床实践中,其潜力尚未得到充分开发,国内外不同学科研究者关注并探索增强现实技术在医学领域的更多可能性。

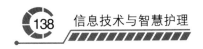

(一)手术导航系统研究

增强现实手术导航系统基于虚实结合、配准跟踪和显示交互三大关键技术,实现术中虚拟图像与真实人体的结合、手术器械的实时定位与跟踪、手术操作的视觉及触觉反馈,使医生可以在术中避开对关键组织血管的伤害,提高术中操作精准度。

我国科研工作者基于增强现实技术研发设计不同专科领域的手术导航系统,针对腿部股骨及胫骨骨折患者术中髓内钉远端空锁定困难问题,哈尔滨工程大学科研团队研发增强现实髓内钉远端锁定导航技术,以达到稳定的导航定位效果;对于如何在影像导引下对早期肝癌患者肿瘤进行精准消融治疗,暨南大学影像医学与核医学科研人员研发肝癌精准化消融治疗的增强现实导航系统,并进行动物实验研究,初步证明该系统达到了理想导航精度,可以实现穿刺过程的"可视化"和实时定位导航;为解决经皮椎弓根螺钉置入术对 X 线引导的依赖问题,陆军军医大学骨外科学科研人员将增强现实技术应用于手术操作中,创新性设计开发出基于增强现实技术的微创脊柱外科手术导航系统,并通过实验初步检测了该系统的可行性。

(二)康复系统研发与设计

增强现实技术与康复医学的结合,便于患者和医生清晰地对比和实时了解康复训练情况,为治疗师评估患者康复进度和训练效果提供重要依据。脑卒中、中风或肌肉萎缩等疾病患者的肢体功能障碍,降低了患者生活质量,甚至引起焦虑、抑郁等不良情绪的产生,因此持续有效的康复训练对此类患者具有重要意义。现有的机器人康复系统、可穿戴的康复数据手套等技术,具有一定改善作用,但训练过程较为枯燥,因而国内研究人员探索基于增强现实技术的康复系统。

南京信息工程大学科研人员提出了 YOLOv3-HM 和端到端的 3D 手部姿态估计算法,并与增强现实注册技术相结合,设计开发了一个基于增强现实的手功能康复系统,并设计了三个不同难度的康复训练项目,以期提升手功能障碍患者参与手部康复训练的积极性和趣味性;西南大学人机交互研究团队聚焦增强现实技术对上肢运动的跟踪及注册等难点问题进行研究,实现了对腕关节的稳定跟踪和注册支持,为增强现实技术上肢康复系统的发展提供了关键技术解决方案,并且进一步对可能参与肘关节运动的其他关节进行分析,以全面完成对肘关节运动的跟踪注册。

(三)课程研发与设计

增强现实技术与护理课程的融合推动了信息化教学的进程,提升了教学质量。增强现实技术的三大特征决定了其在教育培训和辅助临床两个方面的应用价值,即改善护理实践技能培训的供需结构和推动信息化实验教学改革。

我国陆军军医大学研究团队顺应信息化教学趋势,研发基于增强现实技术的护理实践课程科目,内容涵盖管理、实训、教学、考核、回访、科研等模块,具有可行性、实用性、同质性、适应性和创新性。但还存在一些尚未解决的问题,增强现实技术在信息化实践课程教育领域的应用潜力有待我们进一步研究和论证。

第三节　混合现实技术的概念及应用

　　张女士,体检发现右乳房占位,进一步检查结果提示存在多个结节钙化,且直径较小,医师综合评估拟借助混合现实技术进行微小病变的精准切除。医师将其 DICOM 原始数据导入三维重构软件系统,对拟手术区域内正常腺体、肿瘤、血管、皮肤、骨骼和肌肉等多种组织进行划分,利用三维精准超渲染可视化技术制作 3D 重构模型,最后将此模型导入混合现实设备中,实现了基于混合现实的手术规划、医患沟通和术中定位。术中,基于混合现实设备的精准定位,手术医生将肿块及微小钙化灶完全、准确的切除,术中出血量很少。混合现实技术的引入,提高了手术精准度和疾病治愈率。

　　请思考:①相较于虚拟现实技术和增强现实技术,混合现实技术具有哪些独特的优势? ②混合现实技术还可以解决哪些临床问题?

　　混合现实(mixed reality,MR)技术,是借助先进的计算机技术、图像处理技术和人机交互技术生成的具有虚实融合特征的可视化环境,在该环境中虚拟场景和现实环境并存,用户可与之进行实时交互。早在 1994 年,保罗·米尔格拉姆(Paul Milgram)和岸野文郎(Fumio Kishino)提出了"虚拟现实连续统一体"的概念,对混合现实技术的内涵进行了开创性探讨,认为混合现实技术更加注重虚拟场景和现实环境的无缝融合,即在该环境中,虚拟和现实相互交融,用户难以区分两者之间的界限。它融合了增强现实技术和虚拟现实技术的优点,将真实世界和虚拟世界两者融合为一体,打破了时间、空间限制,呈现超现实的感官体验,允许用户同时保持真实场景与虚拟场景的联系,并根据自身需求及所处情境调整上述联系,是真实场景和虚拟场景更高层次的融合,亦虚亦实,亦幻亦真。混合现实技术具备以下主要特点:现实与虚拟场景的深度结合;三维模型与真实场景的精准匹配;环境与使用者的实时交互。

一、混合现实技术在医学教育中的应用

　　混合现实技术通过影像数据和断层扫描构建全息数字化立体三维影像,借助混合现实眼镜,使人体复杂的解剖结构得以真实、立体呈现,让师生能够在同一空间内实时互动,反复多次地进行实践演示,提升了学生参与度和体验感。基于混合现实技术的场景可以为使用者提供多种感官体验,如视觉、听觉、触觉及嗅觉,有效提升了学习者的沉浸感和代入感,有助于提升教学效果和学生学习质量。

　　混合现实技术在医学教育中具有以下几点应用优势。①虚实融合:相较于虚拟现实技术借助设备营造出的全虚拟空间环境,混合现实空间的真实性在虚拟现实技术的基础上又前进了一步。因此,从感官上来讲,混合现实空间更具真实感,使用户能够高纬度直观立体地观察模型。②实时互动性:混合现实技术在虚拟现实技术功能基础上,将使用感受延伸到具体可感的现实空间,成功地搭建起了虚拟世界与现实世界的桥梁。混合现实技术集成了多传感通道和周围环境传感器,更适用于需要结合临床判断和护患间反馈的临床模拟护理教育。③精确性:混合现实技术可实现真实物理空间与模拟空间的精准匹配,学生通过精准医学模型的学习来获取医学信息。④广泛性:分

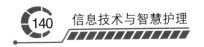

娩机制混合现实教学系统、患者肢体运动康复虚拟现实/增强现实系统、接生增强现实实训系统。

(一)混合现实技术在专业理论教学中的应用

国外学者 Kyeng-Jin Kim 等人,对基于混合现实技术的护理模拟教育相关应用研究进行了筛选和回顾。以往的模拟临床实践大多是在学校实验室进行的,在此环境下的模拟训练教育需要安装配备相关硬件设施并对标准化患者进行额外的培训。同一训练项目需要不断重复,才能保证每位学生可以参与到模拟训练的所有环节,而混合现实仿真模拟训练可弥补这些缺点,减少了教学中的重复环节,减轻了教师教学负担,较大程度提升了实验课学习效率。

1. 在医学基础理论课程中的应用　人体解剖结构中不乏构成复杂、结构精细的组织区域,例如耳鼻。颞骨解剖学是人体解剖学教学的重要组成部分之一,由于骨迷路曲折线路和大量面神经的交杂,颞骨区域较为复杂,学习理解难度较大。传统解剖教学使用教科书来演示颞骨的二维解剖视图,但该形式缺乏复杂解剖结构之间相互关系的可视化。混合现实技术可以依据解剖数据构建出三维立体模型,学生通过佩戴混合现实设备,近距离学习复杂的人体解剖结构。此外,研究者在不断尝试赋予混合现实教学系统更多的感知功能,如触觉,从而提升使用过程中的真实感。

2. 在护理专业课程教学中的应用　情景教学和标准化患者教学(SP)。解决了案例情景不立体、患者无互动的问题,但护生所获取信息的来源仅限于设定情景和 SP,其内容与实际病情发展存在一定出入。基于混合现实技术的模拟患者具有还原疾病进展过程中患者不同阶段症状的功能,为护生护理评估时的观察提供了更多了信息,有助于护生临床护理决策能力的培养和提升。例如 Stone 等设计并开发了一个基于 MR 技术的 MERT(Medical Emergency Response Team)模拟基地,用于训练护生等对战时伤员抢救。该基地中,真实的元素包括基地外壳、内部配饰和高仿真模拟人,允许进行气管插管等操作。虚拟环境中,实际拍摄的飞行画面和发动机音效用于情景化,急救团队其他成员的虚拟模型和虚拟弹药箱可供训练者进行交互。

现有混合现实模拟中使用的场景包含模拟火灾或紧急情况下的判断、患者评估、护理程序和治疗活动。此外,随着不同的情景的发展,让学生模拟不同疾病患者解决诊疗护理需求的过程,可以有效扩展学生临床经验。混合现实技术在医学生模拟训练教育中的应用,提高了学生的参与度及批判性思维能力。

(二)混合现实技术在临床模拟实践教学中的应用

基于自身优势,混合现实技术在教育领域的应用越来越得到重视。教学过程中将混合现实融入实践教学,以具体案例为依托,虚拟人体模型与真实人体相关联,学生在逼真的模拟情景中体验学习不同疾病患者的诊疗与护理。以骨科实践教学为例,以下为具体应用过程。

1. 教学病例的选择　本科生教学推荐选择简单骨折病例,研究生教学推荐选择脊柱畸形,规培生则为复杂骨折脊柱畸形以及骨肿瘤病例。

2. 混合现实模型的设计与制作　将 CT/MRI 设备采集到患者的 DICOM 原始数据,导入 Visual Volume 三维重构软件系统,制作出骨折、畸形及周边解剖的三维病例模型,并将 STL 格式的模型发布至混合现实系统云端协作平台。利用 Microsoft 公司的 HoloLens 混合现实眼镜,在混合现实技术平台支持下,老师与学生通过佩戴混合现实眼镜,对病例的解剖、影像以及手术路径的选择等展开研究和讨论。

3. 教学特点

(1)混合现实全息影像观察:骨科模型以全息影像的方式呈现,可立体、空间、直观或全角度观察,也可进行放大、缩小、移动、旋转及改变各结构颜色、透明度进行观察。

(2)二维与三维叠加影像观察:将原始 CT/MRI 影像与三维全息影像原位叠加观察,冠状面、矢状面以及横断面的任意切换,加深学习者对二维影像平面结构的空间理解。

（3）混合现实技术与模拟人的复合教学：虚拟模型为模拟人的等比例复制，两者图像的融合，详细信息得以直观表达，提升了学习效率。

（4）多人教学模式：多人处于同一网络环境中时可在同一个虚拟空间下进行交互，通过第三视角录制，大班授课可同时观察示教者与全息模型。

4. 教学流程

（1）学生简单汇报病史、体格检查及辅助检查，老师补充与点评。学生针对患者的临床表现和影像学资料展开课间讨论，对疾病做出诊断和鉴别诊断，提出下一步的检查及治疗方案。老师在此过程中起引导作用，并不参与实质性讨论与点评。

（2）学生讨论获得一致意见后，授课老师取出课前准备的混合现实模型让每个学生对其进行全方位的观察，学生反思并修正之前所做出的诊断。对混合现实模型直观地观察，可了解病变的形态和位置、患者骨折、脊柱畸形的全貌。借助该模型进行测量，选择合适的手术入路，特别是选择合适的内固定植入位置、角度和深度以及尺寸以及合适的护理方法。

（3）学生使用混合现实模型在术前进行模拟预手术操作，制定个体化手术方案，模拟手术操作过程，熟练关键手术步骤，学生根据不同的手术方式，列出护理要点和护理计划并进行训练。

以上学习方法帮助学生对临床患者诊疗与护理更具整体观和规划观，使学生对不同手术患者的术后护理具有更加清晰的诊疗与护理计划，较大程度提升了学生的临床评估、分析、诊断、计划和决策能力。

（三）混合现实技术在手术培训教学中的应用

中国人民解放军总医院第四医学中心神经外科将混合现实技术运用到神经肿瘤教学中，通过计算机技术和精准渲染技术将断层扫描、磁共振影像数据进行处理，构建成三维模型，借助 HoloLens 等设备，对颅内解剖结构、肿瘤大小形态及位置，周围血管及神经纤维走行、毗邻关系进行立体呈现，借此面向学生进行手术过程的模拟教学，学生可以直观、清晰地观察到肿瘤的切除过程及较为微观层次的肿瘤边界，从而以高效率、高质量掌握手术步骤及操作。

二、混合现实技术在临床实践中的应用

在外科手术治疗向高、精、尖发展的大时代背景下，混合现实技术逐渐与临床医学实现融合，越来越多的外科科室尝试在术中应用混合现实技术。基于混合现实技术的虚拟解剖结构具有精确度高、清晰度高的特点。在混合现实技术的辅助下，术前预演得以方便快捷地进行，医患术前沟通效率不断提升。混合现实应用给临床诊疗护理模式带来了革命性的改变，如医学数据呈现方式的质变、传统手术护理工作模式的突破，对手术室护士提出了新要求。手术室护士应紧跟各临床科室及科学技术进步的步伐，加强对混合现实技术的学习并了解其在手术中的工作机制及给护理人员带来的改变。

（一）混合现实技术在外科手术前的应用

1. 在术前医患沟通中的应用 外科医师、护士与患者及其家属的医学知识不对等，患者及其家属缺乏足够认识，在诊疗护理过程中会导致不同程度的沟通障碍，而混合现实技术可较好地解决以上问题。基于混合现实技术的手术过程演示和患者生理、病理生理机制讲解，具有直观、易懂等优势，较大程度降低了术前医患沟通难度，使沟通更加便捷和顺畅。

2. 在术前手术方案规划中的应用 术前进行手术过程推演、术中突发情况推测和应对方案的制定，可有效帮助外科医师处理术中变化和紧急情况。仅依赖 X 射线片、CT、磁共振等二维影像检查图像，外科医师难以对组织器官三维位置及其周围神经、血管结构关系进行准确判断，而基于混合现实技术的三维重建为外科医师术前规划提供了有力工具。

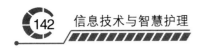

(二)混合现实技术在外科手术中的应用

术中应用混合现实技术可将虚拟影像与患者解剖结构相融合和叠加,实现实时手术引导,避免患者手术切口的扩大,有助于手术微创化发展。

以股骨颈骨折患者为例,若处理不当,很容易发生骨折不愈合、髋内翻或畸形等后遗症。既往一般采用切开复位螺钉内固定术,存在切口大,术中透视时间长,出血量较多,患者易发生骨折延期愈合、股骨头缺血性坏死及股骨头骨骺早闭等后遗症。华中科技大学同济医学院附属协和医院骨科医护人员于2017年6月26日成功为1例15岁股骨颈骨折患者实施全球首例混合现实技术引导下的股骨颈骨折微创手术,至2018年6月,共对6例青少年患者在混合现实技术引导下实施股骨颈骨折微创手术,术后联合快速康复护理,结果示其术后预后效果优于传统术式患者。武汉协和医院骨科于2017年6月开始将混合现实技术应用于骨折患者的手术全程,该研究具体实施要点包括以下几点。①术前:护士需使用混合现实技术进行预演。利用可视化技术获得患者的三维立体重建模型,护士基于该模型进行手术护理配合的方法设计及演练,以保证术者与器械护士在术中信息交流的高效性和一致性。②术中:巡回护士通过所佩戴的虚拟现实眼镜,可以全方位地了解患者的骨折情况。③术后:与医生合作,安全转运患者,转运过程中通过头戴设备监测患者生命体征和管道安全。

三、混合现实技术在医学研究中的应用

(一)混合现实技术在在临床医学研究中的应用

近年来,混合现实技术凭借虚拟与现实结合、实时交互和精确匹配等优势,深得医学人工智能研究者的关注。基于混合现实技术的3D模型构建,可实现对人体组织结构的三维重现,且支持对三维模型进行缩放、调节饱和度、部分选择性隐藏,并可提供某一部位组织的体积大小,有效解决了传统影像学判读的疑难问题。

混合现实技术在医学科研中的应用仍处于起步阶段,还未有足够的研究成果出现,相信随着智能技术的不断完善与发展,混合现实技术将会在此领域大展风采。

(二)混合现实技术在临床护理实践研究中的应用

佛罗里达大学乔浩川(Joon Hao Chuah)开发了用于练习临床沟通能力的混合现实系统,儿科护士可在混合现实环境中与虚拟儿童病患进行模拟对话,用以练习检查儿童发育状态。该系统中的虚拟儿童病患能准确模拟生理病理症状,护士可通过液晶显示器观察虚拟儿童实时状态,并采用自然操作界面或鼠标点击的方式与之进行互动。在互动过程中既可通过虚拟儿童语音反馈和肢体动作来判断其发育状态,还可向虚拟儿童布置简单任务,之后根据任务完成表现对其病况做出诊断。为了评价混合现实训练系统的有效性,研究人员共邀请10名医护人员参与该测试,结果表明该系统既可提升护士技能操作熟练程度,也可有效提升儿科护士临床沟通能力。

(三)混合现实技术在远程会诊研究中的应用

随着智能技术不断发展与完善,"超时空"远程医疗已经研发完成并应用。2018年1月,武汉协和医院骨科医院进行了全球范围内首次基于混合现实技术的跨地域远程会诊,此次远程会诊包括中国武汉、中国新疆博尔塔拉蒙古自治州人民医院及美国弗吉尼亚理工大学共3个场景。2020年6月11日,在湖南省脑科医院(湖南省第二人民医院),专家团队通过远程会诊和指导,利用混合现实技术成功完成了颈动脉内膜剥脱血管重建手术。

传统的会诊模式费时费力,受限制多,基于混合现实技术的远程会诊研发在一定程度上解决了这一问题。混合现实技术所呈现的直观三维模型,可利用信息数字技术将这些模型传输至其他医

院,实现了专家会诊的便捷性。相关护理疑难问题也有望借助混合现实技术,得到便捷、专业及精准的指导,这将是远程护理会诊和护理培训的一项重要工作。远程医疗是国家重视并着力发展的方向,可以较大程度提升远程诊疗护理质量和效率,真正突破空间距离限制,把远程医疗专家请进家门,提升诊疗护理质量和效率。

◤ 本章小结 ◥

　　未来,虚拟现实技术与人工智能、计算机图形、智能控制、心理学等众多学科领域进行深度融合,应用于虚拟医学教学、虚拟临床医疗与虚拟医学研究中,为医学领域中各学科发展带来重大变革。

　　增强现实以其虚实结合的特点得到了各行业领域的广泛关注,其显示技术、跟踪注册技术和人机交互技术在医疗、教育、军事、娱乐等领域发挥着重要作用,给人们的就医及生活带来更多的便捷和可能性。

　　混合现实技术已逐渐应用于医疗行业,并以独特的优势展现了在医疗护理领域中的发展潜力,为医学教育培训形式和手段的革新、临床诊疗护理的创新、医患沟通、医学科研等领域带来新的机遇。

思考题

　　1. 虚拟现实技术可以推动医学教学中哪些问题的解决?

　　2. 增强现实技术在医学教育和临床工作的应用中有怎样的创新?

　　3. 混合现实技术在改善患者就医体验中有哪些优势?

情境与思考

　　某日,手术室护士小李收到一份手术通知单:患者,男,52岁,神经外科,7床,三叉神经鞘瘤,拟于明日行"神经导航引导下颅内肿瘤切除术"。什么是"神经导航引导"?作为这台手术的器械护士小李,应该为这台手术做哪些准备?

　　请思考:导航技术能够实现对运动体的定位,并正确地从出发点沿着预定的路线,安全、准确、经济地引导到目的地。面对人类最复杂结构之一的大脑,如何利用计算机导航技术在术前进行精准评估,术中精确到达病变位置,同时在完整切除病灶的基础上,又不影响正常神经结构呢?

　　随着医学技术的快速发展,数字化手术导航系统已经成为脊柱、颅脑、神经外科等领域微创手术的重要辅助设备。传统的手术操作是根据手术前拍摄的磁共振、CT等影像,判断病灶部位、制订手术方案。其局限在于,术前影像无法在手术过程中提供实时对照和操作预警。数字化手术导航系统为手术提供实时导航,智能追踪摄像系统使手术器械与导航工作站之间建立起不间断的双向信息交换,确保更精确的自动辨识。随着手术导航技术的应用,可以通过定位装置,将患者的术前影像学数据和术中手术部位联系起来,在软件界面上准确显示患者手术部位的解剖结构,以及病灶附近的三维空间位置的细节,并能够实现为医生提供实时影像。该技术有助于提高病灶定位的精度,降低手术创伤,显著提高手术效率和安全性。本章节将从手术导航的发展、工作原理、分类、基本配置、关键技术及应用进行详细阐述。

第一节　手术导航系统

一、手术导航技术的发展

随着计算机技术和影像学的发展,计算机辅助外科(computer assisted surgery,CAS)应运而生的。主要包含了需要影像(X-Ray、CT、MRI、DSA、PET、MEG 等)引导的计算机辅助外科和无须影像引导的计算机辅助外科(imageless guided surgery)两种。CAS 代表了一种手术概念和方法集,该方法是使用计算机技术进行手术计划及指导或进行手术干预。

手术导航技术始于北美和欧洲。1908 年,Horsley 和 Clarke 开创了脑立体定向技术,首次提出导航的概念。1945 年,Spiegel 和 Wycis 完成有史以来第一次人脑立体定向手术,开创了导航技术在人体手术中的应用先例。1986 年罗本特等研发了世界首台手术导航系统,并成功应用于临床。1992 年,世界上首台使用红外线跟踪技术的影像导航系统在美国研制成功,为世界上首台光学手术导航系统。

国内有关计算机辅助手术及手术导航系统的研究起步较晚。随着计算机及图像技术的快速发展,20 世纪 70—80 年代,计算机辅助导航系统(computer assisted navigation system,CANS)应用于神经外科。20 世纪 80 年代中后期,计算机导航系统应用于骨科,产生了计算机辅助骨科手术(computer assisted orthopaedic surgery,CAOS),成为现代外科技术的重要组成部分。1999 年深圳安科公司开发了第一台国产手术导航系统。2000 年,清华大学计算机系研发了基于虚拟现实的计算机辅助立体定向神经外科手术计划系统,中国人民解放军总医院第六医学中心(原海军总医院)和北京航空航天大学开发了机器人辅助微损伤神经外科手术系统。2004 年北京航空航天大学开发了计算机辅助立体定向神经外科手术治疗计划系统。2006 年复旦大学数字医学研究中心研发了高精度神经外科手术导航系统并成功应用于临床研究。国内导航系统还包括中国科学院深圳先进技术研究院研制的三维可视化技术联合 3D 腹腔镜精准肝切除手术导航系统、上海交通大学设计的电磁口腔种植手术导航系统、清华大学医学院与南京航空航天大学计算机学院开发的虚拟内窥镜图像增强膝关节镜手术导航系统等。目前,计算机辅助手术导航技术已在我国得到迅速发展。与国外相比,我国对计算机辅助手术导航的研究主要集中于医学图像处理、校准和注册方面。

二、手术导航系统的概念及特点

计算机辅助手术导航系统是以超声 X 射线、CT 和 MRI 等医学影像为数据基础,借助于计算机、精密仪器和图像处理而发展起来的一种可视化图像引导手术的技术。它是以 PET、CT、MRI 等医学影像数据为基础,运用虚拟现实技术,借助光学定位仪跟踪,在计算机中一个虚拟环境,显示手术器械相对于病变组织的位置关系,从而实现对手术全过程的实时引导,辅助医生高质量地完成手术规划及操作过程的医疗系统。

该技术将立体定向技术、现代影像诊断技术、计算机和人工智能技术,以及外科微创手术技术相结合,使患者术前或术中影像数据和手术床上患者解剖结构准确对应,并在手术中跟踪手术器械并将手术器械的位置在患者影像上以虚拟探针的形式实时更新显示,使医生对手术器械相对患者解剖结构的位置一目了然,极大地提高外科医生的手术精确度,同时能够减小手术创面,最大限度地减轻手术患者躯体上的痛苦,使外科手术更快速、更精确、更安全。目前在我国手术导航系统已广泛应用。

三、手术导航系统的工作原理

医生在手术前利用 MRI、CT、3D C 型臂等数字化扫描技术得到患者术前影像信息,通过媒介体输入到系统的核心——一部功能强大的计算机工作站中,经过高速的图像处理(包括图像融合、三维重建、图像分割、增强实现等)获得患者的三维虚拟解剖结构,手术医师即可在此影像基础上进行详细的术前计划并模拟手术进程。实际手术过程中系统红外线摄像头动态实时追踪手术器械相对患者的解剖结构,将当前位置显示在患者的二维或三维影像资料上,手术医师通过高解像度及清晰度的显示屏从各个方位(轴向、矢状位、冠状位、术野前方透视层面等)观察当前的手术入路及各种参数(内植物的角度、深度等),从而最大限度地避开危险区,在最短的时间内到达靶点病灶,从而减少患者的失血量与手术创伤,降低并发症的发生率,完成真正意义上的微创手术。

四、手术导航技术的分类

(一)按交互方式分类

1. 主动式导航系统 主要是指手术机器人系统,机器人在实施手术的过程中完全凭借机械手进行操作,不需要手术医师的人工干预。机器人可以按照手术计划进行精确的手术操作,但必须有足够的安全保障措施来保护手术医师及患者,避免错误操作发生危险。然而,机器人在灵活性方面却往往难以满足手术的复杂性要求,因而限制了手术机器人的临床推广应用。

2. 被动式导航系统 该系统在手术过程中起辅助作用,仅通过控制手术工具的空间运动轨迹来辅助手术,最终的手术操作还要靠手术医师来完成,目前临床上应用最多。

3. 半主动式导航系统 该系统允许手术医师在机器人控制的安全范围内随意移动手术工具,既有机器人的精确性,又有人手的灵活性。目前还处在实验研究阶段。

(二)按导航定位系统分类

导航系统的技术基础是准确的空间定位技术,根据导航定位所采用的信号系统的不同可分为4种。

1. 机械定位系统 机械定位系统是最早出现在手术导航系统中的定位系统。最初采用的是框架式定位,后来在教学控制技术基础上实现了无框架式系统,结合计算机控制技术与器械臂来控制手术器械的位置和旋转方向,达到定位跟踪的目的。

2. 超声波定位系统 超声波定位系统是根据超声波测距原理,将超声波发生和接收装置分别固定在手术器械和标志架上,通过持续记录超声波发生和接收的间隔时间,计算两种装置之间的距离,从而实时确定手术器械的空间位置,达到导航目的。

3. 电磁定位系统 电磁定位系统应用了电磁感应原理,采用3个电磁感应线圈,产生一个三维的低频磁场,当目标进入该电磁场范围时,磁场探测器发出信号,根据3个磁场发生器间的相对位置及探测器监测的信号,就可以计算探测器目标的位置和方向,具有较高的分辨率,可自动识别和注册。

4. 光学定位系统 光学定位利用双目或多目视觉原理(光学三角测量技术),由计算机重建目标空间位置,具有使用方便、价格低廉、定位精准度高、不易受手术环境干扰等优点,成为目前最具发展前景的定位方式。

(三)按导航系统图像获取方式分类

1. X 射线导航系统 X 射线导航系统包括二维 X 射线导航系统和三维 X 射线导系统,对创伤骨科尤为重要。X 射线透视导航技术的优点包括减少 X 射线暴露的时间,准确放置植入物,术中适时测量评估及改善创伤骨科的微创操作。

2. CT 导航系统　CT 导航是影像医学、空间定位和计算机技术相结合而形成的医疗技术,它的临床应用使微创介入手术操作可视化、精确化。

3. MRI 导航系统　MRI 导航系统是指在磁共振引导下的介入治疗。磁共振具有温度敏感性、多面成像能力,优于 B 超、CT 的图像质量,与 CT 相比无电离辐射等优点。

4. 完全开放式导航系统　完全开放式导航系统即是无图像手术导航系统,适用于解剖结构体表可明显触及、无须术前 CT 扫描或超声波定位、只需在术中通过对解剖点直接标记即可明显定位的手术,最常见于全膝关节置换手术。

五、手术导航系统的工作流程

术前通过 X 射线、CT、MRI、DSA 或者 PET 等影像学检查获取人体组织器官的各种图像信息,并根据这些设备的参照系统、人体组织器官的特性共同建立数学模型,通过对图像进行分割、重建、融合等一系列处理,于术中同时显示同一部位不同模式的图像,并能提供表面显示、体显示和任意剖面显示等多种显示方式,进而实现术中实时导航监控、制订手术方案或进行手术计划的模拟。

针对不同适应证的手术导航设备其详细使用方式不尽相同,但通常包括以下基本步骤。

1. 术前检查与规划　医生对患者进行术前诊断检查并获得相应医学影像资料,将医学影像资料传输给手术导航系统。医生基于手术导航系统进行术前规划,例如勾画病灶轮廓、规划手术路径(尽量减少对健康组织、重要组织的损伤),相关规划保存于手术导航系统中。

2. 患者准备及注册　手术开始前,患者摆放至合适体位后进行麻醉,然后运行手术导航系统对特征点进行扫描以完成空间配准,确认患者病灶与手术器械的相对位置。

3. 在导航系统引导下开展手术　手术过程中,遵循术前规划的标记和路径,通过观察手术导航系统的屏幕,实时跟踪手术器械与标记路径、病灶间的相对空间位置。

4. 术后校验及跟踪　医生可以基于手术导航系统实时显现的图像以跟踪手术进度并判断手术终点,同时手术器械亦可以顺着事先规划的路径精准退出,使对病灶周边健康组织、重要组织的损伤降低到最低程度。

第二节　手术导航系统的应用

手术导航系统可以应用于神经外科、骨科、肿瘤介入治疗、口腔颌面外科、耳鼻喉科等。尤其在神经外科、骨科、颌面外科及肿瘤介入治疗中应用最为广泛。

一、手术导航系统在神经外科的应用

手术导航系统最早应用于神经外科,现已替代了早期脑立体定位仪技术,并于 21 世纪初成为神经外科手术的标准引导策略。颅内手术伴随高因素,开颅的同时需要避开颅内神经和血管。手术导航系统能够有效实现术前确定手术入路;准确地定位病灶,实现术中实时监测,以防神经、血管意外损伤。

手术导航在神经外科中导航的应用目前包括取异物、脑部病变活检、脑血肿清除及脑部肿瘤(如胶质瘤、脑膜瘤、垂体瘤、一些特殊位置的动脉瘤等)的切除。在神经外科肿瘤切除术中,导航系统能够有效避免功能区纤维束的损伤,不仅可以实现最大限度切除肿瘤,同时可以降低致残率。对

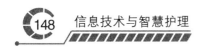

于颅内血肿清除术,术中很难确定内镜在血肿中的位置及难以测量号血肿量,内镜联合术中超声及MRI能够提高手术的精度和切除率。此外,MRI、视频脑电图、功能影像、颅内电极等能够辅助定位癫痫病灶,减少正常脑组织的切除范围。

然而,单纯的神经导航系统技术存在漂移、误差等不足,导致神经导航系统的精确度降低,因此在实际使用中需要根据具体情况结合其他辅助手段(如术中超声、术中神经电生理监测、术中唤醒麻醉等)来弥补不足。神经外科手术导航系统长时间在临床的实践应用也进一步地促进系统的成熟度和普及率。

二、手术导航在骨科的应用

计算机辅助骨科手术导航是近年来发展起来的新技术。在国外,尤其是欧美发达国家应用较多,获得了比较成功的经验。骨科手术导航系统能够让骨科医生以更高的精确度,根据患者的实际解剖特点进行手术。目前,该技术已应用于多个部位的骨科手术,使骨科医生可以更安全、更精确地开展许多传统定位手段无法完成的复杂手术。

1. 颈椎前路手术　在进行颈椎前路钢板内固定、颈椎前路融合等手术时,术前透视患者颈椎正侧位像,术中导航时,可在多幅图像上观察到手术器械的实时路径和器械尖端的实际位置,医生可以较准确地控制钻头等工具的位置与深度。

2. 人工关节置换术　计算机导航下人工膝关节表面置换术是近几年开展的新技术。其特点是不但能够最大限度地使下肢力线恢复正常,并能更好地恢复下肢的旋转力线,减少仅凭目测和经验而发生错误的可能,提高了人工膝关节置换术的精确性。近来,许多医生正在研究和尝试将计算机导航系统应用于人工髋、肘、踝、膝、肩关节的置换手术中。

3. 股骨和胫骨骨折手术　应用手术导航系统,使带锁髓内针的置入简单、方便。带锁髓内针治疗长骨干骨折已经成为主流手术,但远端锁钉的闭合锁定(尤其股骨)仍为难点,手术时间较长,术中X射线辐射量大。而应用计算机导航系统,可以准确闭合复位和检查髓内针的置入位置,提高了闭合锁钉的准确性,有效地缩短了手术时间,避免长时间的X射线辐射对患者和医务人员的伤害。

4. 骨盆骨折手术　对于骨盆而言,由于其三维几何形状复杂,因此需要更好的可视化以精确放置经皮螺钉,如骶髂关节螺钉、前柱螺钉、后柱螺钉等。因此骨盆骨折患者于术前和术后均需要行CT扫描。但在传统的骨盆手术中,这些CT图像数据不能直接使用,术中成像也受到限制。而计算机辅助手术导航是提高手术精确度和减少辐射暴露的有效方法。

三、手术导航系统在颌面外科和肿瘤介入治疗的应用

1. 手术导航在颌面外科的应用　颌面部解剖结构的复杂性及重要血管神经走行的不完全确定性,增加了颌面部手术的风险,同时颌面外科手术成为目前最具挑战性的手术之一。借助实时显像和精准定位的优势,计算机辅助导航针对颌面部手术的诸多问题提供了可行的解决方案,对颌面外科的发展有着深远的意义。

在颌面畸形手术中,明确指出下颌骨髁突的相对位置是手术成功的关键因素。手术导航能够避免术前因定制磨具的误差,或传统手术的经验性操作带来的不准确性,从而提高手术安全性和成功率。在颌面肿瘤手术中,相对于传统的颌面部肿瘤手术,医师难以明确肿瘤侵犯的深度及边缘界限,手术导航能够明确肿瘤切除范围的大致轮廓,同时能在图像上进行标记点标识,清楚显示手术边界及切除范围,不仅能高精度定位肿瘤,而且可以高精度控肿瘤的切缘。

2. 手术导航在肿瘤介入治疗的应用　手术导航系统也可应用于辅助肿瘤介入治疗,主要包括经皮穿刺活检、穿刺引流、经皮穿刺瘤内注药术、经皮消融术(如射频消融、微波消融、冷冻消融等)。

传统的肿瘤介入治疗手术,是在医生获得患者的医学影像后,根据经验和术中手感进行盲穿,可能存在误穿损伤、治疗不充分等风险。而手术导航系统可以实现术中肿瘤定位、安全切缘评估、微小病灶探测等可视信息,有效协助医生提高手术准确率。有学者进行了电磁导航定位与 CT 引导下经皮穿刺定位在肺结节手术中的对比研究的相关系统评价发现,在入选研究结节直径并无显著差异的基础上,作为一项新技术,电磁导航的定位成功率相比传统 CT 引导下定位并无显著差异,同时两者在定位操作时间上也没有显著差异,但是在并发症上却显著低于 CT 引导下定位。

四、手术导航系统的应用实例

针对颅底肿瘤的诊治,由于其前后包含诸多重要的解剖结构,且周围被大量正常的血管神经包绕。术中不仅很难精确到达病变位置,同时要想在完整切除病灶的基础上,又不影响正常神经结构更是难上加难。医疗团队在术前通过影像学资料进行三维重建,实现病变描记、传导束重建、功能区描记以及血管重建。术中将患者头部外形与重建的三维模型进行配准,将显微镜与导航系统连接并校正,通过导航仪显示的肿瘤体表投影,更加精确地设计皮肤切口和骨窗。病灶切除程度可由影像学客观评价,实时显示病灶与传导束、功能区的空间关系,并且在导航指导下按照预定手术入路进行,实时调整手术策略。

(一)术前检查与规划

1. 粘贴导航标记物 于术前 1 日,患者剃头备皮后,将 6~8 枚定位标记物(landmarks)贴于患者头部,尽量分散贴放在不易移动的部位(如耳上、岩骨乳突、顶结节等),避免将标记物贴于正中线上部(彩图 7-1)。

2. 影像学扫描 包括 CT、MRI、增强 MRI 等。

3. 影像资料的处理 将影像学资料录入导航系统,系统自动生成头颅三维模型(彩图 7-2)。

4. 定位标记注册 以一定顺序确认定位标记,尽量准确地点击标记的中点,以获得最佳的精确度(彩图 7-3)。

5. 手术计划 设计手术路径,利用三维模型多角度观察病变及周围组织(彩图 7-4)。

(二)患者准备及注册

1. 设备连接注册 患者插管全麻后,巡回护士协助安装头架,以连接支架将参考环(直流磁场发射器)固定于头架上,校准参考环并注册探针(彩图 7-5、彩图 7-6)。

2. 设备连接注册 用探针按标记顺序逐一注册患者头部定位标记物(彩图 7-7)。

(三)在导航引导下开展手术

1. 手术切口设计 导航引导下用探针在患者头皮上描出病变投影边界,据此设计手术切口。

2. 无菌设备更换 巡回护士拆除非无菌设备、探针及定位标记物,并提供无菌的探针和参考环。头皮常规消毒铺巾后,器械护士协助手术医生安装消毒的探针及参考环,注意参考环需用无菌膜隔离。

3. 精确定位点注册 开骨瓣前,在颅骨四周以微钻孔作为精确定位点,并以导航探针予以注册(彩图 7-8)。

4. 导航引导下病变切除 手术过程中,应多次使用探针实时导航,不断验证手术入路的正确性(彩图 7-9)。

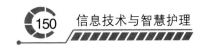 本章小结 ◄

　　手术导航系统能够使手术更快速、更精准、更安全。我国手术导航系统行业发展较晚。近年来,随着国内相关高校、科研院所及企业对手术导航系统研究的逐渐深入,国内手术导航系统行业技术取得显著进步。一方面,国产的神经外科手术导航系统已达到国际先进水平,另一方面,国内通过不断的技术研发和创新,成功拓展了国产手术导航系统的应用领域,目前已研制出可用于成人肺及腹部实体器官穿刺手术的导航设备。

　　目前,计算机辅助手术导航技术的实施尚存在诸多障碍。在人力方面,大多数外科医生和护士接受的培训,较少涉及计算机辅助导航技术。在财力方面,配置一套完整的手术导航系统需要大量的资金。高成本也成为计算机辅助手术导航系统未来发展的主要限制之一。与此同时,增加相关的培训资源,丰富相关的外科培训内容也是计算机辅助手术导航技术未来发展要解决的重要问题。

思考题

　　计算机辅助导航系统还可以应用在哪些疾病的诊治呢?

第八章　3D 打印技术的医学应用

‖‖‖‖‖‖‖‖‖‖‖‖‖ **学习目标** ‖‖‖‖‖‖‖‖‖‖‖‖‖

●知识目标:①掌握医学 3D 打印技术概念、特点及应用领域。②掌握 3D 打印个性化植入物的医学应用。③熟悉 3D 打印技术在医疗领域的应用优势。④了解医学 3D 打印技术的发展历程。

●能力目标:借助现代教育技术手段把多学科交叉融入医学 3D 打印临床实践中。

●素质目标:围绕对 3D 打印技术的掌握,全面了解医学 3D 打印技术的应用,培养学生的探索精神、创新意识和实践能力,使其在临床实践中发挥巨大的优势。

近年来,3D 打印技术在我国取得了飞速发展。在政策的引导以及各领域科技工作者的共同努力下,3D 打印技术已经被广泛应用到了科研、生产、教育、医疗等各个方面,并且取得了一定的成绩。

在医疗领域,医学向来是高新技术的重点发展领域,也是最早引入并使用 3D 打印技术的领域之一。20 世纪 90 年代中期,临床上对技术手段的需求催生了 3D 打印技术的临床转化,随后二者相辅相成,一同发展,不仅吸引了大量医务工作者投身其中,也逐渐发展出了适应于医学 3D 打印需求的 3D 打印设备、特殊医学材料、影像重建软件等产业。现如今,医学 3D 打印技术已经成为在国内诸多大医院都能够轻易使用的技术方法,推动医学技术的进步和发展。

第一节　医学 3D 打印技术的发展

情境与思考

"挽救生命的呼吸":Garrett Peterson 出生时气管就有问题,出生后他在医院待了 18 个月,通过机器辅助呼吸。由于气管无法自主张开,一天内他有数次会因缺氧而出现皮肤青紫及昏厥现象。他的父母向密歇根大学 C. S. 莫特儿童医院寻求帮助。那里的外科医生通过 3D 打印夹板模型来支撑 Garrett 的气管张开。此弹性管可以经常保持 Garrett 的气管张开直至其成熟后可自主张开。

思考:一项新的技术总是利弊共存,3D 打印技术亦是如此。当我们享受 3D 打印技术带给我们的便利时,也注意到它可能带来的问题。当该技术所造人体器官的性能与适应性发展到足以替代人体大多数组织器官时,是否会出现一些人,他们的身体组织器官被各种打印成品所替代,他们会不会因此而产生疑问呢?如果将来有一天,人体的生物特征,如指纹、虹膜等一些组织器官可以通过 3D 打印技术获取,那么是否意味着生物特征识别这些重要技术的失效呢?

随着精准化、个性化医疗服务需求的增长,3D 打印技术在医疗行业的应用广度和深度方面得到了显著发展。3D 打印技术是一种快速兴起的新型数字化制造技术,因具有设计自由、大规模定制以及快速原型制造等优点,在医学、航天、汽车、食品等领域应用前景广阔。目前,3D 打印技术逐渐被广泛应用到医疗领域,如植入物制造、诊断平台和药物输送系统等,并成为目前较为前沿的研究领域之一,其个性化定制的特点也使得 3D 打印技术能够根据患者的病情制备相应的医疗产品以帮助患者康复。

3D 打印技术(three-dimensional printing,3DP),又称快速增材制造技术(additive manufacturing,AM)以及快速成型技术,诞生于 20 世纪 80 年代。其是依托信息技术、精密机械及材料科学等多学科发展起来的尖端技术,是以数字模型文件为基础、以计算机三维设计模型为蓝本,通过软件分层离散和数控成型系统,在计算机的控制下,利用激光束、热熔喷嘴等方式将金属粉末、陶瓷粉末、塑料、细胞组织等特殊材料进行逐层堆积黏结,最终叠加成型,快速制造出具有复杂三维结构的立体实物。目前,该技术在工业设计、建筑、航空航天、医疗、教育、汽车制造及其他领域获得了越来越广泛的应用。

一、3D 打印技术的发展历史

人们将 3D 打印技术称作"19 世纪的思想,20 世纪的技术,21 世纪的市场"。3D 打印技术的核心制造思想最早起源于 19 世纪末的美国,在业内的学名为"快速成型技术"。到 20 世纪 80 年代后期 3D 打印技术发展成熟并被广泛应用。

20 世纪 90 年代中期,来自加拿大、威尔士、德国、美国以及美国军方的团队开始尝试使用 3D 打印技术来重建人体头部和颈部,这个合作组织就是被大家所熟知的先进数字技术基金会(Advanced Digital Technologies Foundation)。在 Materislise 公司开发的 Mimics 软件的帮助下,他们得以将影像学的医学数字成像和通信格式数据转化为可用于进行 3D 打印的 STL 格式。早期用于打印的影像数据是骨组织,例如颅骨,而且正是这些模型改变了颅骨修补植入物的制作技术。

同一时期,在 Andy Christen 的领导下,Golden Colorado 医学模型公司开始提供用于专业医疗领域和商业医疗行业的医学模型、手术导板及个性化模型定制服务。

1998 年,德国亚琛大学的雷德曼彻教授最早将 3D 打印手术导板用于腰椎椎弓根植钉研究。使用无生物相容性材料的 3D 打印技术,主要应用于手术设计的 3D 打印模型、手术导板等医疗模型和体外医疗器械。临床研究发现,运用 3D 打印腰椎椎弓根植钉导板,相较于未采用 3D 打印导板,手术时间平均缩短了 40~50 分钟,减少了患者术中出血量,降低了手术风险。

2005 年,加拿大埃德蒙顿阿尔伯塔大学医学重建科学研究所建立了虚拟仿真 3D 打印实验室。在牙科修复医生 Johan Wolfaardt 博士的指导下,该实验室利用数字技术和 3D 打印技术模拟手术过程、设计建立导板以支持头颈部的重建。在美国明尼苏达州的梅奥诊所,由 Jane Matsumoto 和 Jonathan Morris 领导的 3D 打印实验室与放射科合作,设计并制造医学模型。

2011 年,Stratasys 公司收购 Solidscape;桌面级增材制造设备收入增速首次超过工业级设备;全球首例 3D 打印金属下颌骨植入手术成功实施。

2012 年 11 月,苏格兰科学家利用人体细胞首次用 3D 打印机打印出人造肝脏组织。

2015 年 10 月,Regenvov 公司推出第三代生物 3D 打印工作站,成功批量"打印"出肝单元用于药物筛选。

2015 年 7 月,我国首个 3D 打印人体内置物——3D 打印人工髋关节产品获得 CFDA 注册批准。该产品也是国际上首个通过临床验证后获得注册的 3D 打印人工髋关节假体,标志着我国 3D 打印内置物已迈入产品化阶段。

2018年，新墨西哥州大学的科学家们采用了一种特殊的静电纺丝技术创造了3D打印韧带。韧带撕裂是常见的损伤，而且很难治疗，目前的标准治疗方法存在未来出现并发症的风险。3D打印韧带可能代表了在这种损伤的治疗方式上的一个新的突破。

2019年4月，以色列特拉维夫大学研究人员以患者自身的组织为原材料，3D打印出全球首颗拥有细胞、血管、心室和心房的"完整"心脏，这在全球尚属首例3D打印心脏。

2020年11月，广东省医学3D打印应用转化工程技术研究中心在中山火炬开发区医院临床基地成立。

二、3D打印技术的原理

20世纪80年代，计算机辅助设计技术得到推广应用，人们普遍使用计算机进行物体的三维设计，建立数字模型，并与后续发展的计算机辅助制造技术相结合，发展为今天的数字制造技术。

人们发现，计算机中的三维数字模型完全可以用一层层横截薄层叠加而成；如果把每一层"切片"的数据输出，通过技术手段制造出来并且层层叠加，就可以制造出和计算机中三维模型一样的实际物体。每一层"切片"越薄，叠加形成的物体表面越光滑，通过切片的逐层叠加制作，构成一个3D打印技术体系（图8-1）。

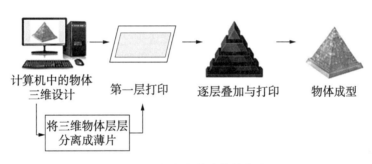

图8-1　3D打印技术的基本原理

早期，由于3D打印技术能直接、快速地把计算机中的三维模型转化为三维实物，通常用它来制作设计物体的三维原始模型，故被称为快速成型技术。进一步研究发现，3D打印技术在小批量、复杂形状机械零件制造方面具有巨大的优势，可以省去传统制造中很多烦琐的中间过程。随着技术的推广，金属3D打印技术的出现，该技术已成为制造领域中的一种具有独特原理的技术体系，因其成型的原理是把材料层层叠加堆积，故学术界将其正式定为"增材制造技术"。

三、3D打印技术的特点

3D打印与传统制造设备的不同之处，在于其不像传统制造设备那样通过切割或模具来制造物品。传统的减材制造方式主要是通过浇铸、冲压、扎制、切削等工序来获得所需产品，而3D打印技术的优势是增材制造模式，是以数字化、智能化制造与材料学相结合为核心的一种快速成型技术，主要是采用分层加工和层层叠加的方式来形成实体物品，恰好从物理的角度扩大了数字概念的范畴。当人们要求具有精确的内部凹陷或互锁部分的形状设计时，3D打印技术便具备了与生俱来的优势，在不用模具和工具的条件下几乎可以生成任何复杂的零部件。3D打印技术具有以下特点：

1.应用范围广　3D打印技术在医疗领域，更像是一个前所未有的造物新纪元，它预示着一场医学新革命或将来临。3D打印技术在医学界的最直接应用，便是各式各样的器官或组织3D模型构建。在教学上，更为立体的医学模型，使得原本枯燥且抽象的医学知识变得更加具体生动。在医疗领域可以根据临床需求,进行术前规划和制造模型、定制个性化设计的病变模型、手术辅助导板、内植入器械等。

2.产品多样化,缩短交付时间 3D打印的突出优点在于,有利于开拓设计者的思维和想象力。现如今装备制造业的发展已经呈现出新的趋势,朝着个性化定制的方向发展。3D打印技术可以很好地支持按照消费者的个人需要生产和制造有关产品。通过个性化定制既能兼顾消费者的个人需求,又能赋予产品多样化的外部结构。而且,还可以实现精准生产、即时生产和按需生产,可在短时间内制作出患者需要个性化定制的模型。

3.制作技能门槛降低、设计空间无限 目前在传统制造业中,培养一个娴熟的工人往往需要很长的时间,而3D打印机的出现可以显著降低生产技能的门槛。通过在远程环境或极端情况下批量生产,以及计算机控制制造,将显著降低对生产人员技能的要求。

4.空间利用率相对较高、便携制造 3D打印的优点还在于可以自由移动,并制造出比自身体积还要庞大的物品。就单位生产空间而言,3D打印机与传统制造设备相比,其制造能力和潜力都更加强大。

5.节约原材料,节约复杂产品的制作成本 对于传统制造业而言,产品形状结构越复杂,所需加工工艺越多,制造成本越高。但3D打印制造复杂结构产品,仅需选择合适的3D打印机与打印材料,导入设计的三维建模数字文件,即可形成所需的产品。而传统金属加工有着十分惊人的浪费量,一些精细化生产甚至会造成90%原材料的丢弃浪费。相对来说,3D打印材料的浪费量将显著减少。随着打印材料的进步,"净成形"制造可能取代传统工艺成为更加节约环保的加工方式。

6.精确的实体复制 3D打印技术的精度与打印装备的精密度、设计软件、打印用粉体材料参数等有关。目前,工业级别的3D打印机精度可达700dpi以上,可以打印出微米级别的网孔结构。通过3D扫描技术和打印技术的运用,我们可以十分精确地对实体进行扫描、复制操作。扫描技术和3D打印技术将共同提高实体世界和数字世界之间形态转换的分辨率,缩小实体世界和数字世界的距离。比利时哈塞尔特大学研究所利用激光辅助3D打印技术为患者打印并移植了下颌骨。南方医科大学黄华军等收集临床复杂胫骨平台骨折病例以及常用的胫骨平台钢板的CT数据,进行骨折三维重建、虚拟复位以及建立钢板三维模型库,然后进行内固定方案的数字化设计。3D打印出骨折复位模型以及钢板模型,在3D模型上按照数字化设计内固定方案进行模拟手术,结果显示3D打印技术结合数字化设计能有效地提高复杂胫骨平台骨折内固定植入效果。

迄今为止,3D打印技术已成为引领我们这个时代的重要技术之一,通过跨学科的交流合作、知识的转换,以及对先进技术的掌握,了解医学3D打印技术的特点和局限性,对于医学3D打印技术的成功实施,为患者提供更加专业的医疗服务,改善患者生活质量具有重大意义。目前,3D打印技术也正处于临床研究数据积累阶段,通过不断的数据积累,调整改进,积极发展。在实验室研究阶段,功能性组织和器官的要求复杂多变,世界各国科学家都在积极拓展相关的生物学方向,突破性的成果也在不断进入到大众视野。

第二节　3D打印个性化植入物

　　"头部损伤后的希望":第四军医学西京医院的外科医生(整形外科颅颌面中心主任舒茂国教授、神经外科刘卫平教授主刀、眼科胡丹教授参与了此次手术)为中国的农民胡某打印了一个3D钛网植入物,用于治疗其从三楼坠落所致的左脑损伤。此次事故严重损害了他的大脑,以致医生们不得不移除一块手机大小的颅骨。医生们希望该移植物能够帮助胡某的头部愈合,使其重获说话与书写的能力。

　　思考:医学影像三维重建软件如何助力定制化3D打印植入物设计?

　　与患者匹配的植入物是3D打印在医学领域最早的伟大应用之一。它们往往被用于一些复杂的重建手术,例如在肿瘤切除后重建骨盆缺损的手术等,能够清晰展示人们试图重建的解剖区域的模型是3D打印在医学领域的完美应用。

　　按照我国的卫生行业标准,植入物是放置在外科操作造成的或者生理存在的体腔内,留存时间大于30天的可植入型物品。植入物设计的目的是替代人体原有的病损部位,恢复其原有的形态及功能。临床常见的植入物包括骨科使用的各种人工关节假体、接骨板、螺钉,脑外科使用的钛钢、颅骨补片,心胸外科使用的心脏瓣膜、人造血管等。

一、3D打印与个性化植入物

　　3D打印个性化植入物通过3D打印技术来制备。由于人体解剖形态和病损区域具有个体差异,尤其是面对严重畸形、肿瘤和手术翻修的患者,临床医师希望获得的理想假体应该是适应患者个体的解剖结构及力学要求的植入物。对于有个性化植入物需求的患者,标准的植入物难以满足其治疗的需求。

　　在3D打印尚不成熟的时候,通常使用机械加工或铸造等方式来制备个性化植入物。个性化植入物通常包含不规则的外形或附属结构,使用常规的减材制造工艺生产此类产品技术难度大。对于企业来说,小批量、单件定制产品的设计及制造成本高,并且制备速度慢,临床医师和患者需要等待的时间长,这就极大地限制了个性化植入物的应用。

　　在植入物制造中,产品的标准化和个性化是一对矛盾,前者满足大规模、经济化生产的要求,后者能更好地满足患者治疗的需求。目前,随着先进的CAD及增材制造(3D打印)技术的成熟,尤其是金属3D打印技术成熟后,已经实现了个性化植入物的快速低成本生产。利用3D打印技术制备的个性化植入物,既能缩短设计周期,最大限度地降低成本,又能满足患者的个性化要求。

　　2017年,FDA批准了几款骨科内植入产品,分别是美国医疗器械公司SI-BONE生产的首款3D打印骶髂关节内植入物iFuse-3D、OSSEUS公司生产的用于治疗退行性椎间盘疾病的颈椎融合器Gemini-C、美国脊椎器械制造商ChoiceSpine LP公司生产的3D打印钛椎体内置物HAWKEYETi,以及Nexxt Spine公司生产的3D打印脊柱内植入物。

　　在我国,国家药品监督管理总局已经批准注册了我国第一个也是全球首个3D打印人工椎体商品,对我国3D打印技术在医学领域的应用发挥重大的推动作用。

3D打印技术支持以多种方式创建患者匹配的植入物,包括:①以解剖模型作为基准,手工设计制作植入物;②以解剖模型作为模板,在术中或术前手工制作现成的植入物;③使用数字化工具设计不同类型的模型作为制造植入物的工具;④直接使用可植入物的生物材料经数字化设计和3D打印方式制作植入物。

可以说,3D打印技术推动个性化植入物进入了临床试用阶段。在3D打印技术成熟之前,个性化植入物是医师希望使用,但却难以实现的一种美好愿望,但在强调产品个性化的数字制造时代则完全可以实现,并日益成为常见的产品模式。在3D打印技术的支撑下个性化植入物的临床手术量迅速上升,临床应用范围也得到了极大拓展。目前,3D打印个性化植入物在硬组织外科修复重建领域应用的最为广泛和成熟,尤其是骨科,因此本节将以骨科个性化植入物为例,来说明其在临床上应用的情况。

二、3D打印个性化植入物的技术优势

个性化植入物的特点就是"度身定做"。3D打印技术是个性化植入物临床应用的强大推力,其最大的优势是将计算机中的设计直接转化为由医用钛合金、PEEK等材料制成的植入物,不需要中间繁复的工艺过程和装备,可以回避传统制造工艺的限制,实现结构的优化。

3D打印个性化植入物的技术优势体现在以下几个方面。

1. 个性化 定制的假体/植入物更适合于每个患者的骨骼结构和力学要求,最佳贴合的尺寸也使手术操作难度减小,减少外科医师的压力,并可以缩短患者的痛苦和紧张的适应时间。

2. 复杂的几何形状 个性化植入物大多数具有复杂的曲面特征,并且一些仿生原理的复杂结构无法通过传统的制造方法(铣削、车削或铸造等)制造出来,这些复杂的几何形状及仿生结构只能通过3D打印制造方式来实现。

3. 功能集成 3D打印个性化植入物能够满足多种功能植入物的制造并减少制作步骤,可以具有多孔结构和粗糙的表面,以改善骨的整合。

4. 减轻患者经济负担 更快的植入物生产速度,更贴合的尺寸缩短手术和恢复期,更好的人体环境相容性降低后续治疗需求,这些都使患者获益,降低住院和后续治疗的费用。

5. 降低了医疗器械生产企业的技术难度 降低了医疗器械生产企业的技术难度并减轻经济负担,可以实现小批量或单件产品的快速制造。

三、3D打印个性化植入物制备的基本流程

3D打印定制假体的制作全过程是一个复杂的、涉及多学科多领域、需要多人参与的系统工程。简单地说,3D打印技术制备定制假体的基本流程是,在多个学科的工作人员之间互相确认需求、互相确认方案的过程。首先,由临床医师提出需求,由工程设计人员提出假体设计方案,通过CT、MRI及数字化测量等数据采集获得患者病变部位的三维数据;根据所采集的数据信息,利用逆向工程的方法重建患者的三维模型,进而利用正向或逆向的方式,结合医师的要求,设计出个性化植入物。然后,进入加工环节进行假体加工。最后,再由临床医师使用假体实施手术,并最终评估(图8-2)。

植入物的个性化设计必须符合人体局部的解剖形态、人体工程学、生物力学要求,同时要解决植入物体内定位的问题。植入物的个性化设计往往需要临床经验丰富的医师和工程师合作完成。这是一个互相影响的闭环结构,每一个环节之间都需要密切的配合、互相的确认。

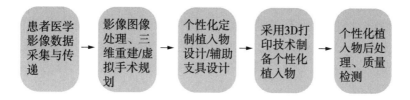

图 8-2　3D 打印植入物制备流程

四、3D 打印个性化植入物临床使用的基本要求

21 世纪外科医学发展主流方向侧重于精准化、个性化、微创化、远程化。3D 打印个性化定制是为了满足患者的特殊需求而制备的,其临床使用的基本条件包括对患者、术者、假体设计和固定方式的不同要求。

1. 对患者的要求　在临床开展的 3D 打印个性化定制假体应用时,首先要评估者的自身条件,影响生存期或无法耐受手术的患者应视为应用禁忌证。因 3D 打印个性化定制假体目前仍然属于临床新技术,在临床应用中需要良好的局部软组织和骨质条件保障,对假体软组织覆盖不佳或骨质疏松影响假体固定稳定性的患者要谨慎使用。

2. 对术者的要求　①应熟练掌握骨科相关疾病的外科操作。②具有较好的医工交互能力,掌握个性化定制假体的临床使用原则和方法。③充分认识 3D 打印个性化定制假体应用中可能存在的风险,并有预案处理术中和术后出现的意外情况及并发症。

3. 对假体设计的要求　①根据假体的使用目的提出设计,在承力部位需特别强调力学支撑强度和疲劳断裂风险。②因 3D 打印个性化定制假体尚不能满足现有不同类型骨科假体使用的安全需求,特别是关节摩擦界面和承力部件,尚不能完全替代传统制备工艺方法,常需要与传统假体或内植入物配合使用。③对假体多孔界面的设计要满足骨长入和软组织贴附的要求。

由于人体骨骼结构存在的差异性,标准化的假体不能适用于所有的患者。临床医师在进行手术时,根据患者手术切除的范围或重建的区域选择适合患者病损部位的植入物/假体以满足患者的获益最大化,实现与人体病损部位个性化匹配的主要目标。

五、3D 打印个性化植入物的临床应用

3D 打印个性化骨科内植入物假体是目前 3D 打印技术在医学领域中应用最成功的。骨科病损千差万别,因此用于骨缺损修复的内植入物也只能是个体化的,必须"量体裁衣,度身制作"。

过去,在骨盆肿瘤手术等高难度骨科手术中,定制化设计只能根据平面 X 射线影像,数据的准确性受到严重质疑,而依托 3D 打印,可精确定制与患者一模一样的骨盆。

2005 年,中国工程院院士戴尅戎教授将 3D 打印技术引入临床,为骨盆肉瘤患者施行人工半骨盆置换,以保全患者的臀部和下肢,手术非常成功。同样依托 3D 打印技术,上海市第十人民医院骨科主任蔡郑东教授已经成功为近 200 多例患者进行半骨盆置换手术,定制周期时间只需 1 周左右。

2009 年,北京大学第三医院骨科关节组负责人张克医生带领骨科关节组团队将 3D 打印技术引入骨科,历经 3 年,研制出我国首个 3D 打印人工髋关节产品。该产品的临床观察工作由北京大学第三医院牵头,联合北京积水潭医院、北京大学人民医院、山东大学第二医院和武汉市第四医院共同完成。

2014 年 4 月 3 日,空军军医大学西京医院骨科郭征教授等完成了亚洲首例钛合金 3D 打印骨盆

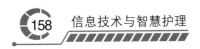
肿瘤假体植入术,实现了对患者巨大肿瘤切除后的缺失骨盆的精细化完美重建,解决了复杂部位骨肿瘤切除后骨缺损个体化重建的临床难题,标志着骨肿瘤外科治疗率先迈入个体化医疗新阶段。

2016 年,北京大学第三医院骨科刘忠军教授为一位 5 节脊椎受累的脊索瘤患者成功植入世界上首个 3D 打印多节段胸腰椎植入物,实现了长达 19 厘米的大跨度支撑,标志着我国在 3D 打印植入物领域已居世界领先水平。

2020 年,卡内基梅隆大学(CMU)生物医学工程系 Feinberg 实验室的研究人员,生物打印了一种心脏模型,它能模仿心脏组织的真实手感、弹性和机械性能,而且还足够耐用,可以进行处理、缝合和灌注,是手术模拟和训练的理想工具。

3D 打印技术将个性化植入物的制造提升到了一个全新的技术层面,凭借不受限制的几何自由度,可以根据医师的治疗需求和设计,快速打印出植入物供临床使用,可以设想这在未来将成为临床常见的治疗方式。而且,随着 3D 打印技术的更迭,尤其是新打印材料的研发,以后会减少人工材料的占比,逐步增加可降解材料的个性化植入物的使用,直至理想的生物打印(组织工程与 3D 打印相结合),完美地实现人工组织器官的替代。3D 打印技术将会在个性化医疗领域中发挥越来越大的作用。

第三节　3D 打印模型在医学领域的应用

情境与思考

在临床应用中,由于 3D 打印技术自身数字化的优势,可以满足医疗器材对于个性化的需求。3D 打印在医学领域应用的目标,是利用该技术和组织工程学原理打印出具有完整功能的组织器官。美国一家医院的医生们在给一对连体婴儿实施头颅分离手术前,为了确保安全,他们先用 3D 打印制作出这对婴儿的连体头颅模型,参考模型对手术方案进行优化,最后不仅手术获得成功,而且时间也由以往的 72 小时缩短至 22 小时。

思考:3D 打印技术在医疗领域中应用的广度和深度的研究逐步加深,3D 打印模型尚未达到发展极限,未来 3D 打印技术在医疗领域会给我们带来哪些期待呢?

康奈尔大学机械工程计算机技术教授胡迪·利普森在 2013 年出版的《3D 打印:从想象到现实》一书中,提出了“3D 打印生命阶梯”的概念。胡迪·利普森认为:把身体各部位根据复杂程度排列成一个很高的阶梯。无生命的假肢位于阶梯的底层;中层是简单的活性组织,如骨与软骨;简单组织之上是静脉和皮肤;最靠近阶梯顶层的是复杂且关键的器官,如心脏、肝脏和大脑;生命阶梯的顶层是完整的生命单位,也许有一天将会是具备完整功能的人造生命形式。如今,3D 打印技术已经实现所构想的阶梯的底层,我们正在逐步探索中间级并梦想着有一天可以到达最高层。

随着 3D 技术的发展和逐渐完善,目前已在骨科、外科、牙科等各专业的应用范围不断扩大。尤其是医学模型的制造,已成功打印出了头颅模型、心脏模型、骨骼模型、血管模型等各组织器官模型。在医生教学和临床实验教学等方面使用量大、用途广泛,是医学领域中相当重要的医学用具。利用 3D 打印技术制作医学教学用具、医疗实验模型,在很大程度上提升医学模型的质量和抗损坏程度,更能满足医学临床实验教学中的个性化需求,增强医护人员的应变能力,以应对不同特征和不同情况的患者。

一、医学3D打印模型的特点

(一)医学3D打印模型的定义

医学3D打印模型是利用3D打印技术,以逐层制造方式将塑料、金属、陶瓷、粉末、液体,甚至活体细胞作为材料,制造形成的医学三维立体模型。3D打印作为一种与传统的材料去除加工方法相反、基于三维数字模型的新工艺,其内容涵盖了产品生命周期前端的"快速原型"到全生产周期的"快速制造",以及其他所有相关的打印工艺、技术、设备类别和应用。随着医学领域对个性化、精准化的要求日益增高,医学3D打印模型的需求量越来越大。

(二)医学3D打印模型的分类

目前,医学3D打印模型主要包括以下几类。

1. 体外医疗模型　通过3D打印制造能将器官或组织内部结构逼真显示的3D模型,可将其直接应用于医学教学、临床培训及科研,使医学知识的传播更为清晰、直观,有利于医学生对知识的掌握。医生也可借助此类模型用于术前全方位了解病变局部的解剖关系,制订手术计划并模拟手术过程,提高手术成功率。

2. 个性化医疗器械　包括个性化医疗内置物和手术导板。目前,广泛应用的医疗内置物包括助听器、义肢、义齿、人工关节等,这类3D打印模型不仅能将植入物的个性化发挥至极致,也能在一定程度上降低手术成本;同样,3D打印的手术导板也实现了医疗辅助器械的个性化设计,使得内植入物的植入更为精准与安全。

3. 生物模型　3D打印出具有生物活性的人体器官和组织,使打印出来的组织形成自有血管和内部结构,从而具备真实器官和组织的功能。此类模型在再生医学领域、器官修复方面意义重大。国内外学者已成功打印出了微型肝脏、血液可进出的血管网络、血管化的脂肪组织等,使人造器官的营养供给、废物排出、细胞活性保持等成为可能。

(三)医学3D打印模型的优点

3D打印模型应用于手术规划最大的优势在于可根据患者独特需要定制模型或假肢,缩短了手术时间,减轻了患者不适,促进了伤口的愈合,并在一定程度上降低了发生并发症的风险。

在应用的广度方面,从最初的医疗模型快速制造,逐渐发展到3D打印直接制造个性化植入物、复杂手术器械和3D打印药品。在深度方面,由3D打印没有生命的医疗器械向打印具有生物活性的人工组织、器官的方向发展。

二、3D打印模型在临床教学中的应用优势

数字技术的飞速发展不仅为骨科疾病的基础研究、临床诊疗及临床护理提供新的手段,也为临床教学提供了新的方法和空间。主要表现在以下几个方面。

(一)3D打印模型教学能直观、生动地将解剖基础知识与临床相结合

在传统教学中,主要依靠图片、视频、实体标本或单一模型等进行授课。人体骨骼解剖结构不同,其邻近的神经、肌肉、血管又错综复杂,传统教学手段不能将之准确地呈现,学生难以理解,3D模型打印技术可将骨骼及其周围复杂的神经、血管等相关组织直观、生动地展现在学生面前,便于记忆及应用。将3D打印模型应用于解剖教学,不仅能更好地引导学生根据患者出现的症状体征及影像学表现,对教学案例进行细致的探讨,并对探讨结果进行反复验证以及推敲,使观察到的教学病例特点与临床内容进行有机融合,提高了教学效率,而且有效地避免了传统教学中存在的经济、健康、安全和社会伦理等方面的问题。

(二)3D打印模型可将骨折类型真实地反映在模型上

利用3D打印模型将骨折类型真实地反应在模型上,使学生更直观地分析患者的骨折诊断分型及模拟治疗措施,结合病例,整合临床思维,提高诊疗能力。此外,还可先通过分析影像学资料并对临床资料进行讨论,再用3D实体模型进行对比与反思,此种新型教学模式既能极大地提高学生理论能力,又能增强其对疾病的临床诊断及分析能力。

(三)3D打印模型在"产、学、研、用"等方面均得到广泛的关注

3D打印模型最大的优点在于能直观、立体地展示病变情况,便于精确地研究病变部位的微细变化,模拟手术过程,从而为临床医生提供更加准确的判断,为手术切口、术前材料准备提供依据。在骨科临床教学过程中,3D打印的实体模型能较好地满足临床教学需求,对于高层次的规培生、研究生以及博士生来说,3D打印模型不仅可用于教育研究、医院和大学教研的技术支撑,还可以用来作为专业技能提升的学习工具,让学生获得更重要的学术经验,建立跨学科协作模式,能更高效、直接地提升学生学习力、竞争力、创造力。

三、3D打印模型在医学领域的应用

(一)3D打印模型在术前诊断中的应用

3D打印技术已经成为继第一次工业革命后又一项颠覆性技术,其应用从传统的工程学领域迅速扩展到医学领域,使得一直以来依赖复杂解剖结构和复制体的传统学科,如神经外科、骨科和心血管外科学等,在许多方面的实践得到了改善。特别是对各种情况的术前规划,3D打印出来的模型一方面可以帮助医生充分了解解剖细节和结构之间的空间关系,可以借助打印的模型进行个性化的术前诊断、分析和模拟手术。另一方面还能更有效地与患者及其家属进行沟通,可以向患者更好地解释复杂病变以及畸形、血管、神经等组织之间的解剖关系。

对于风险高、难度大的手术,术前规划模型十分重要。传统上,通过CT、核磁共振(MRI)等影像设备获取患者的数据,是医生做术前预规划的基础,但得到的医学影像是二维的,之后需要利用软件将二维数据转成逼真的三维数据。3D打印将三维模型直接打印出来,既可辅助医生进行精准的手术规划、提升手术的成功率,又方便医生与患者就手术方案进行直观的沟通。即使在治疗失败,3D打印也可以为医患双方提供可溯源的依据。而对于术前护理团队来说,利用3D打印模型可以充分与医生沟通,借助3D打印模型模拟手术,提前熟悉手术步骤,准确熟练地配合医生完成手术,节约手术时间及掌握注意事项等。

(二)3D打印模型在骨科临床教学中的应用

随着临床医学等交叉领域的发展,3D打印模型在解剖教学中应用的越来越多,数字化设计与3D打印技术的结合,使教学领域的实训课程效率得到了显著提高。在解剖教学领域,通过扫描出的三维立体建模,可以直观、动态地显示解剖结构的三维形状和形态特征,借助3D虚拟模型三维渲染显示方法将解剖学教材课本里一幅幅单调的解剖平面图谱变成具有三维空间形状的虚拟模型,观察者可以选择感兴趣的区域了解细节情况,随意移动、旋转、放大、缩小等,这样更加容易理解和记忆,为开展个性化教学提供创新思路。

解剖模型是比较复杂的,外科医生需要通过使用3D打印解剖模型进行学习和评估,有时进行一些解剖结构和概念的更新修改,从而牢固地掌握基础知识。近年来,有项目进行了3D解剖结构拼图,将身体的每一个部分以某种方式拼接起来,最终形成完整的解剖标本,在教学过程中,该方法使解剖学习变得十分轻松、有趣。

近年来,很多骨科临床教学与模拟训练中都运用了3D打印模型,在国内许多数字骨科实验室/

3D 打印中心都提供了临床案例的骨折模型 3D 打印应用研究,现在在课堂教学中,绝大多数 3D 打印数据来自患者的 CT 与 MRI 扫描数据,能尽可能最真实地反映患者的病情,同时也能够为教学提供逼真的病例再现(图 8-3~图 8-6)。

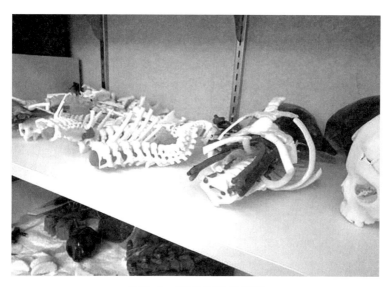

图 8-3 3D 打印教学模型

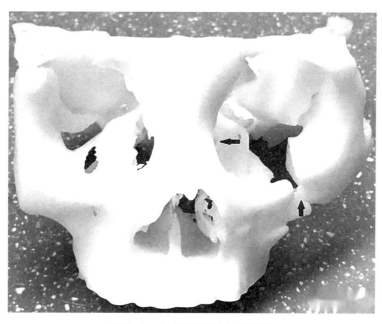

图 8-4 患者眼眶 3D 打印模型

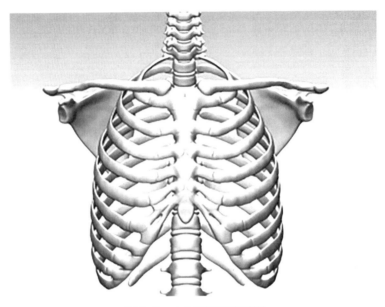

图 8-5　人体胸腔骨架模型

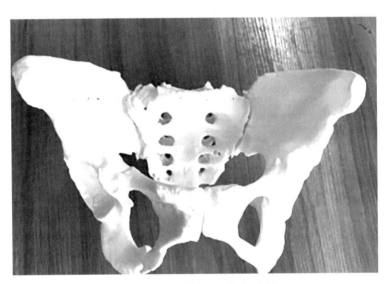

图 8-6　骨盆骨折 3D 打印模型

从以上的图片和案例,可以看出,3D 打印模型的优势显而易见,能够直观地对病变部位进行 360°无死角地观察分析,可以使医学生和医生在最短的时间内了解骨科疾病的严重程度和邻近结构的损伤情况。随着 3D 打印技术的发展和图像处理技术的改进,软组织(如肌腱、神经、血管等)的数据重建与分析将会使 3D 打印模型的应用更为广泛。

(三)3D 打印模型在神经外科教学中的应用

由于神经外科手术涉及颅内血管及其周围组织,解剖关系复杂,在教学时通常很难寻找与疾病相对应的病例模型。使用 3D 打印技术,通过 3D 打印模型就可以向医学生更直观地展示一系列的复杂颅内血管疾病、肿瘤等。在进行组织移植的手术中,使用 3D 打印的方法,根据病损的缺陷部位设计合适的内植入物。

四、3D打印模型在临床实践中的应用

(一)3D打印模型在骨科领域的应用

由于3D打印技术能够根据具体的骨骼数据打印出精细且稳固的模型结构,同时具有良好的力学特性,相对支撑性和承受力都较强,因此目前主要应用于骨科手术前方案设计、临床教学、康复支具打印、骨科内植物和生物组织打印等方面。

3D打印模型在骨科的临床应用上有很多成功的案例。2014年7月,北京大学第三医院骨科刘忠军教授团队完成了世界首例应用3D打印技术定制的人工枢椎模型作为脊椎外科内植入物,进行脊椎肿瘤治疗以后的稳定性重建。2018年,中国的医生们已经成功实施了首例3D打印肱骨近端假体植入手术,3D打印截骨工具辅助膝关节置换术,3D打印人工颈椎椎体植入术等手术,为患者带来新的希望。

(二)3D打印模型在康复锻炼中的应用

(1)3D打印康复支具是临床上较为常见的一种医疗器具,是用于限制身体的某种运动从而辅助手术治疗的效果,或直接用于非手术治疗的外固定。同时,在外固定的基础上增加加压点就可以成为矫形器,用于身体畸形的矫正。作为一种与身体密切接触的医疗器具,康复支具的个性化定制极为必要。传统康复支具多为批量化的标准器具,不能实现与个体患者的高度匹配,不仅影响患者佩戴的舒适性而且对患者的康复也有一定影响。3D打印技术的出现使康复支具的个性化定制成为可能,结合计算机辅助设计技术,可为每位患者定制合适的个体化康复支具。3D打印技术为快速定制个性化康复支具提供了技术保障。

(2)3D打印技术也可以为经历截肢手术的患者量身定制符合其人体解剖结构、高强度、耐用、轻便、经济实惠的假肢,尤其适用于正在生长发育的儿童及青少年,随着3D打印假肢功能和外观的不断改进和完善,它的应用程度将会有所增加,使用者的生活质量也将大大提高。通过3D打印技术打印出精确且个体化的康复支具,贴合患者生理解剖结构,佩戴起来更加舒适、方便、美观、伸屈幅度更大,承受性能更强,透气性更好,患者满意度和舒适感明显提高。

(三)3D打印模型在口腔科诊疗中的应用

随着3D打印技术在口腔医学领域的应用不断深入,从模型、导板再到牙冠和种植体,被广泛应用于口腔外科、修复、正畸和牙体根管预备等众多领域,3D打印技术也在不断改变口腔诊疗的产业链。从早先出现的口腔个性化外科手术导板,到最新的口腔个性化修复冠和牙根形种植体,3D打印技术在口腔医学领域的应用日益广泛,并取得了良好的效果。

20世纪80年代,口腔种植技术成熟度不高,在种植过程中,需要在术中翻开骨膜后,具体分析局部骨组织状况,从而确定出合适的种植体植入参数,在这种情况下手术出现植入物位置不正的可能性大,对手术结果产生不利影响。运用3D打印技术可以在术前对种植区进行精确地分析,制作出相应的个体化导板,可有效避免这些问题,提高种植精度,恢复良好的外观和功能性。

在临床实践中,3D生物打印已经被应用于下颌骨重建的中间夹板和手术规划模型,并且用于重建下颌骨和上颌骨的结构。这是一个相对低成本、快速、方便和准确的过程。在正颌外科手术中,利用3D打印技术制作的下颌模型,在术前模拟手术步骤可以帮助外科医生精确地规划手术的方向,并且缩短手术时间,这是一个相对低成本、快速、方便和准确的过程。并且,基于数据建模还可以制造精度极高的3D打印牙复制品,用于牙齿自体移植或制造牙根模拟种植体。

(四)3D打印模型在心血管疾病中的应用

目前很多心血管疾病治疗需要人工血管和血管瓣膜,临床上对血管移植物的需求也日益突出,

但移植物的选取却很困难,而利用 3D 打印技术可快速地制造出血管模型,并利用三维自动电脑辅助沉积的生物凝胶球体,可以打造成形无支架的小直径血管。

近年来,3D 打印技术开始应用于先天性心脏病(尤其是复杂先天性心脏病)、瓣膜病、大血管疾病等领域。基于高分辨率的影像资料可以实现高精度的 3D 打印心血管模型,一方面,3D 打印模型以立体的结构全面展示心脏各个房室和血管腔之间的关系,借助辨识度高、立体感强的实体三维模型,帮助学生更容易逆向理解原始二维影像;另一方面,对于不规则形状的心血管结构,3D 打印模型可以从多个角度进行观察,大大增强了对于复杂心血管畸形的理解和认识,不仅可以有效弥补传统二维图像或者手绘本观察视野有限的不足,而且使学生更加感性地理解疾病的病理解剖状态。

(五)3D 打印模型在临床护理中的应用

1.3D 打印模型在健康教育中的应用　健康教育作为常规的预防护理措施,医护人员在对患者传播健康信息的同时,利用等比例的 3D 打印模型可以更加直观、精确地对患者进行健康教育,更加清晰地向患者讲解疾病的情况,取得患者及家属的理解与配合。不仅增强了护患沟通,提高工作效率,还可以加深患者对疾病的认知,改变不良行为,提高患者依从性,促进患者早日康复。

2.3D 打印模型在心理护理中的应用　由于大多数骨科疾病是由创伤引起的,骨折一般会采取手术治疗的方式,但骨折和手术的压力也会引起患者焦虑、抑郁情绪,给患者带来沉重的心理负担。利用 3D 打印技术,可以根据患者的病变部位打印出仿真实物模型,为患者提供视觉上及触觉上的感知,医护人员可以根据 3D 打印模型通俗易懂地为患者讲解 3D 打印的原理,既对疾病的治疗有较好的辅助作用,又能减轻患者心理负担,树立战胜疾病的信念,提高患者的自信心与自我参与意识,更好地配合诊疗工作。

随着 3D 打印技术的材料不断丰富,软件不断升级等方面的发展,作为医护人员需要不断学习理论知识,积累丰富的临床经验,将临床护理与 3D 打印技术的应用相结合,为患者提供更加优质的护理服务,提高护理工作效率,提升患者护理服务的满意度。

五、生物 3D 打印在医学领域的应用

生物 3D 打印是 3D 打印的一个分支,也是计算机辅助的增材制造过程,可将用于打印的生物材料和活细胞以特定的结构沉积下来,从而产生一个具有生物特性的三维结构。一般包括 3 个主要过程:①建模设计,获取待加工组织的三维计算机设计模型。②通过自动沉积具有活性的细胞或生物材料进行培养等后处理。③对培养成熟的细胞赋以组织结构形态。

随着临床应用和基础研究的深入,3D 打印技术在生物医学工程领域也得到了巨大的发展。

简单来说,生物 3D 打印临床医学应用的层级类似金字塔。主要有 3 个层级:第一层级是打印模型,在临床实践中应用最广泛,主要用于术前规则;第二层级是打印导板,辅助进行精准手术和外科操作;第三层级是打印永久性植入物,用于重建人体的结构与功能。金字塔尖则是打印生物组织甚至器官,用以替代人体结构与功能。

生物 3D 打印可广泛应用于医学基础研究、临床应用研究和药物开发研究等生物工程领域,推动再生医学的快速发展。传统再生医学中,要实现复杂组织和器官三维结构的复制相对较难,而生物 3D 打印几乎可以完全复制生物组织的微观与宏观结构,达到功能的再生。通过合理调节生物打印的参数,例如打印形式、生物墨水、细胞选择等,生物 3D 打印可以打印出具有生物活性的支架,通过与组织再生工程的结合,就有可能制造出不同的人造组织甚至器官。主要有以下方面:

1.血管修复与再生　随着人口老龄化的加速,血管移植患者数量骤增,但现有的以不同聚合物制造的人造血管仅能制成管腔直径较大的血管,且或保型性差、强度低,或易老化降解和钙化,远期效果均不理想。

目前生物 3D 打印人工血管的研究已取得较大的突破,既有直接以活细胞为原料,通过喷墨成型或其他合适的 3D 打印技术叠加成型而获得完整管状血管的一步成形法;也有先以胶原或其他生物聚合材料为原料打印出血管网状结构支架,而后再利用细胞培养技术,让细胞以此为支架,最后生长成完整的管状血管的二步成形法。德国研究人员已利用 3D 打印技术制作出柔韧的人造血管,这种血管可与人体组织融合,不但不会排异,而且还可以生长出类似肌肉的组织。

2. 内脏器官修复与再生   生物 3D 打印可为内脏器官的修复再生提供有效的技术支持,例如可以利用具有生物相容性的海藻酸/明胶水凝胶包裹心肌或瓣膜细胞制成生物墨水,依据事前扫描的 3D 模型,打印出具备心脏组织功能的仿生物,再进行体外培养并验证细胞存活率后植入体内,从而替代病变的心脏组织或生成具有功能的心脏组织。

已有研究者使用培养出来的肾脏细胞作为打印材料,采用细胞与固定细胞的水凝胶分层交替打印方式,将细胞一层层反复地打印在提前设计好的虚拟模型上。研究者观察到这个初期肾脏模型产生了尿样物质,表明该模型已经有了部分肾脏功能。通过生物 3D 打印技术实现肾单位的再生重建,为制造仿生肾脏带来了曙光,将改变肾脏移植供体匮乏的现状,为广大终末期肾病患者带来生的希望。

3. 骨组织修复与再生   软骨或软骨组织是广泛存在于体内的结缔组织,与许多其他组织相比,其细胞密度相对较低、无血管和无硬膜结构的特点,限制了软骨自发修复缺损的能力,软骨损坏目前只能通过软骨移植手术修复。但这种相对简单的结构恰恰适合应用生物 3D 打印来构建仿真软骨,并成为生物 3D 打印技术取得临床应用的突破口之一。生物 3D 打印可采用各种生物墨水的设计,打印出形状和内部结构仿真的包裹有软骨细胞的受体软骨,并通过组织工程技术促进植入的软骨细胞再生。我国已率先成功将生物 3D 打印的人工耳郭植入人体,且近期疗效满意。

4. 皮肤、结缔组织修复与再生   生物 3D 打印不仅能满足打印部位的外形、韧度、强度、弹性等性能要求,还能满足生物相容性和可降解性等特殊要求。目前,以人体皮肤创面为打印床的生物 3D 打印机样机已经研制成功,利用生物 3D 打印机将预先准备好的具有生物活性的皮肤组织,直接打印在人体创面,实现创面快速修复的设想已近在咫尺。但生物 3D 打印的人工皮肤仍有其局限性,即在对不包括血管组织的皮肤表层进行再造只是处于实验阶段,未真正应用于临床。

将来,也可以通过将患者皮肤中的细胞与生物材料混合,利用生物 3D 打印装置结合组织工程技术直接打印带血管蒂和血管网络的自体游离皮瓣,再使人工皮瓣具备活性功能,即可用于游离皮瓣移植手术,以往"拆东墙补西墙"式的皮瓣转移手术将成为历史。

目前,有研究者研究将不同细胞外基质应用于皮肤 3D 打印技术中,这样可以最大限度将皮肤的活性及其他天然属性提高,使得移植后的受损皮肤的修复及打印皮肤与正常皮肤有效地融合。采用静电纺丝技术制成多层胶原支架,将人皮肤成纤维细胞和角朊细胞直接沉积在支架上,取得了良好的皮肤组织再生效果。

六、3D 打印技术在医药研发中的应用

目前传统药物生产相对于 3D 打印制药在批量和成本上更具优势,但是在设计上不够灵活;使用 3D 打印可以彻底改变药品生产的方式,使其从"一刀切"向个性化、按需制造转变。3D 打印与传统制药相比所具有的优势包括产品精准控制药物释放、实现个性化制药和按需制造,降低药物不良反应等,这几大主要优势也促进了 3D 打印药品的开发。

(一)精准控制药物释放

传统制药技术不具备良好的微观精确控制与空间精准调控能力,与复杂的剂型设计不相匹配,药物 3D 打印技术于 1996 年被首次提出,引发了剂型变革的新思路,即剂型开发的数字化设计。使

用 20 世纪技术生产的药品、药物和辅料在产品中的分布几乎完全通过混合或包衣来控制,而剂型开发的数字化设计使剂型发展产生了突破性的变化,人们通过创新技术来支持药物开发,特别是以最小的成本、最短的时间来确定合适的候选药物。3D 打印技术通过使用经济、灵活、高效的方式研发小剂量及"一次性"的配方甚至药物,加快药物开发过程,使其在速释制剂、改良型制剂及复方制剂的开发中发挥重要作用。

在临床药物开发阶段,传统条件下通常会使用动物模型进行试验,主要采用体外、体内计算机模拟的方法,对其药理学、病理学及药物代谢进行相关测试和评价。但是,毕竟现实中的人体组织和动物模型之间存在很多的差异,这可能会引发一些测试不准确的现象,进而导致很多临床阶段的药物试验失败。利用 3D 打印技术,将打印的活体器官,如肾脏、肝脏等容易发生疾病的器官,应用于新药筛选和药物试验,将会更准确地试验出药物在人体的代谢情况,从而降低试验成本,缩短试验时间,较大程度地提高后期药物临床试验的成功率。

(二)实现个性化制药

个性化用药是指在充分考虑每位患者的性别、年龄、体质或遗传因素、生理病理特征等综合情况的基础上制定安全、合理、有效的药物治疗方案。目前的药物剂量是标准化的,患者往往需要依靠掰开药片获得所需剂量,但通过这种方式无法得到非常精确的剂量,因此标准化剂量的药物无法满足所有患者的需求。而与传统制药相比,3D 打印技术更有助于实现用药个性化,因为数字化设计的调整远比设备的改造更容易,其高度的灵活性可以通过修改药片尺寸或填充百分率来实现剂量变化,药剂师可以根据患者的性别、年龄、种族等信息确定最适宜患者的给药剂量和给药形式,然后通过 3D 打印技术制备出相应制剂,这对于实现患者的个体化用药有重要意义,而且自动化小规模的 3D 打印运营成本基本可以忽略。简而言之,3D 打印技术在小型化、个性化批次的生产上是经济可行的。此外,个性化给药还包括打印多种药物组合物,将患者需要服用的多种药物组合成单一的日剂量,从而方便服用,这对老年患者来说非常便利,可以防止药物漏服。

(三)按需制造

现阶段,3D 打印在加速新药研发方面具有很大的价值,在新药的临床研究过程中,如果患者对某一剂量的药物没有反应,那么通过 3D 打印可以迅速制造出不同剂量的药品,这将缩短药物的研发周期。在抢险救灾等应急突发事件中,可根据应急需要批量打印出急需药品,以解决救援现场用药的燃眉之急。

此外,3D 打印技术在儿童用药方面也具有独特的优势,可以确保不同成长阶段的儿童能够获得准确的药物剂量,并能实现高活性药物的个体化剂量给药。3D 打印技术可以精确控制制剂外观,使用彩色 3D 打印技术可以打印出特定颜色和形状的制剂,还可以按照儿童喜欢的形状打印出不同的卡通动物制剂,从而提高临床上儿科用药患者的依从性。

(四)降低药物不良反应

根据患者疾病及其他身体指标、服药情况等条件,利用 3D 打印技术制作出可植入人体内的个性化药物吸收装置。目前化疗药物和其他抗癌药物常给患者带来恶心、疲劳、脱发和溃疡等不良反应,这些不良反应大多是由于药物进入未受肿瘤影响的组织造成的。如在肿瘤周围血管植入 3D 打印的聚合物,其作用类似于"海绵",在药物进入人体被肿瘤足够吸收后,剩余的药物可被这个"海绵"吸收,最后可随粪便等代谢物质排出。

◀ **本章小结** ▶

　　3D打印技术是20世纪80年代末90年代初在美国开发兴起的一项高新制造技术,它是现代信息技术和传统制造技术深度融合的重要产物,是制造业领域中新兴的"朝阳"技术,被誉为"第三工业革命的标志",并被广泛应用于医疗领域,当前,3D打印技术仍在不断地发展完善,我们仍需要用发展的眼光看待3D打印技术。

　　随着临床应用研究的不断深入,4D打印技术应势而生,4D打印的定义也在进一步完善,即被认为是"3D打印+时间"。利用可根据外界刺激进行调整的生物打印材料,4D打印可以制造出具有"活性"且结构更为复杂的、与天然组织结构非常相似的工程化组织结构。4D打印技术在继承了3D打印技术优点的同时,也弥补了现有3D打印技术的一些缺陷。

　　未来在3D打印过程中需解决的关键问题有:如何整合人体的复杂仿生结构及功能? 如何从空间和时间上分布排列多个器官? 能否根据疾病性质有效统一传统的组织再生和器官功能修复? 生物或器官的3D打印是否能成为下一个定制骨科植入物的趋势?

思考题

　　1.什么是3D打印技术? 它又能给我们医疗领域带来什么?

　　2.3D打印技术在医疗领域的应用主要经历了几个阶段?

　　3.3D打印在医疗领域应用的主要障碍是什么?

　　4.如何更好地推广3D打印技术在医疗领域的应用?

　　5.3D打印植入物相对于传统植入物的优势有哪些?

　　6.如何审查监管3D打印个性化植入物在临床上的应用?

学习目标

● 知识目标:①掌握医学机器人的发展历程、分类。②熟悉手术机器人、康复机器人、服务机器人的特点。③了解外骨骼机器人、康复机器人、服务机器人的应用现状。

● 能力目标:①能根据临床实践需求提出3~5个医用机器人应用场景。②能运用所学专业知识分析医用机器人的应用局限性。

● 素质目标:培养医工交叉视野,注重人机互动过程的人文思考。

第一节 医学机器人概述

情境与思考

2021年3月2日,某主刀医师稳坐在控制台上,通过双手操作主控制器,用脚踏板控制器械和一个三维高清内窥镜,通过5G网络远程控制近3 000千米外的贵州省安顺市西秀区某医院手术室里的"妙手"操作端,为患者进行机器人辅助腹腔镜膀胱根治性切除术。

请思考:①什么是医学机器人?除了手术机器人,还有其他种类的机器人吗?②如果你是手术室护士,认为主刀医生所面临的挑战有哪些?③手术成功后,后续的诊疗护理工作如何实施?

医学机器人是多学科研究和发展的成果,是指被应用在诊断、治疗、康复、护理和功能辅助等诸多医学领域的机器人。机器人的英文词"robot"和德语中的"roboter"源自捷克语"robota"(出自捷克作家雷尔·查培克的舞台剧《罗素姆的万能机器人》),原意为"劳役"和"苦力"。目前多被定义为人们的"助手"甚至"伙伴"。1962年,美国人约瑟夫·恩格伯格(Joseph Engelberger)创办了全世界第一家机器人公司,并推出世界上第一个工业机器人 Unimate robot,从此机器人一词开始流行。20世纪80年代,机器人被首次引入医疗行业。经过40余年的发展,机器人已被广泛应用于危重患者转运、外科手术及术前模拟、微损伤精确定位操作、内镜检查、临床康复与护理等多个领域。

一、医学机器人的概念

医学机器人是将机器人技术应用在医疗领域,根据医疗领域的特殊应用环境和医患的实际需求,编制特定流程、执行特定动作,然后把特定动作转换为操作机构运动的设备。医学机器人的服务对象覆盖医疗领域的各个亚领域,如专科病房的患者、各临床科室及后勤部门的医护人员等,能够代替人类的部分工作,如代替医护人员开展一些简单的劳动,代替人在脏乱环境和危险环境下工作,或者代替人进行劳动强度极大的工种作业。同时也能够扩展人类的能力,如医学机器人可以做人类很难进行的高细微精密及超高速作业等,具有自身选位准确、动作精细、避免患者感染等特点。如在进行血管缝合手术时,手术机器人可以达到0.1毫米的精度,远远超过医生1毫米的精度。此外,手术机器人还能够避免医生直接接触患者的血液,减少了职业暴露风险。

二、医学机器人的分类

根据应用场景和功能,医学机器人分为手术机器人、康复机器人、医疗辅助机器人、照护机器人和医疗服务机器人。根据其功能和应用领域主要分为四大类:手术机器人、康复机器人、医疗助理机器人和医院服务机器人。手术机器人被用来协助外科医生进行手术。康复机器人在改善病情方面发挥着作用,并被用于帮助患者进行锻炼和训练。医疗辅助机器人通常用于代替医务人员提供医疗服务,医院服务机器人用于完成医院的非医疗任务。

此外,根据形状和大小,医疗机器人可分为宏观机器人、微型机器人和生物机器人,但该分类方法由于缺乏对使用场景和功能的识别,存在模糊性和粗化的缺陷。按照医院科室和功能角色又可划分为神经外科机器人、美容外科机器人、整形外科机器人、腹腔镜机器人、血管侵入机器人、辅助康复机器人、胶囊机器人等几类。还可以按照社交能力强弱,分为非社交型(如手术机器人系统)、社交型(应用场合需要与人交流,甚至是情感交流)机器人。本章主要按照功能和应用领域来探讨手术机器人、康复机器人和医院服务机器人这三大类机器人的特点,其具体的分类结构如图9-1所示。

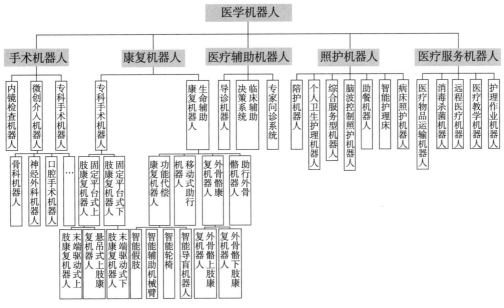

图9-1　医学机器人分类结构示意

(一)手术机器人

手术机器人是指在外科手术中经常使用的医疗机器人。作为一种工具,旨在扩展人的多种能力,如提高手术操作的精度、灵活性、稳定性、耐疲劳性、耐X射线辐射能力,以及手术操作距离等。随着医疗技术和仪器设备的发展,计算机视觉技术、语音识别技术、远程通信技术、三维成像技术等人工智能技术正逐步融入手术机器人系统中。近年来出现的外科手术机器人在微创手术中已经达到了较高的准确性和可行性。手术机器人的主要特点如下。①微创性:与传统的开放式手术相比,手术机器人最显著的优势之一是创伤更少,可以减少手术创伤,缩短患者的恢复期,减轻患者的痛苦。②高精度:与传统手术相比,手术机器人提高了医生操作的准确性。③手术应用范围广:由于驱动和控制方式的不断优化,手术机器人被医院越来越多的科室选择进行外科手术,其应用领域广泛增加。④高灵敏度:通过在适当位置集成传感器,可提高手术机器人的灵敏度。

(二)康复机器人

康复机器人是指能够自动代替或辅助人体的某些功能执行任务,从而在康复过程中发挥作用的设备。目前在神经系统的功能重组和恢复、代谢补偿、肌肉萎缩和关节萎缩的缓解等方面发挥着重要作用。随着智能控制技术、网络技术、仿真技术和新材料技术的迅速发展,康复机器人的研究和应用速度加快,也促进了相关领域的进步。与传统方法相比,康复机器人可以驱动患者进行康复训练,具有以下几个特点。

1. 操作简单,重复性强　常采用康复机器人(如智能轮椅、外骨骼装置、训练装置等)为残疾人提供辅助服务。这些进程需要消耗大量的时间来执行简单和重复的任务。康复机器人为运动中的力量、准确性和一致性提供了完美的训练和服务功能。

2. 个性化训练　考虑到损伤的严重程度和康复过程所需的时间,可以进行个性化训练,要求康复机器人具有个性化的特征、模式和结构。

3. 高集成度　康复机器人通常集成各种传感器,具有强大的信息处理能力。通过集成传感器,可以在康复训练过程中记录和测量患者的运动学和生理数据,并将这些数据实时反馈给机器人,定量评估患者的康复和训练进度,为外科医生改进治疗方案提供依据。

(三)医疗辅助机器人

医疗辅助机器人是指以患者为服务对象的机器人设备。它们用于替代或支持医院工作人员执行医疗工作,包括检查、诊断、指导和疾病分析。该类机器人最大的特点是代替护士和医生,为患者提供诊断和治疗相关的服务。在整个疾病的检测和治疗过程中,几乎所有与医疗程序相关的操作都可以通过医疗辅助机器人进行。它们的使用不仅限于医院,在日常生活中也有应用。目前,自动医疗诊断、监护、健康检查等医疗辅助工作可在家中完成。

目前,医疗辅助机器人已经被用于辅助医务人员,在诊断和检查方面,自动诊断机器人很受欢迎。作为技术进步的象征,胶囊机器人通过将不适和创伤降至最低,彻底改变了胃肠道诊断程序,如 NaviCam™胶囊内窥镜机器人已被用于许多医疗检查中心。在新型冠状病毒肺炎疫情暴发期间,一些医院认识到了机器人的重要性。利用医疗辅助机器人提供医院指导、智能分诊、自动诊断、商务咨询等服务。随着应用范围的不断扩大,医疗机构使用的医疗辅助机器人的主要特点如下。

1. 专业化　为了完成疾病诊断、预测、参数分析、检查等特定的医疗操作,医疗辅助机器人配备了专业知识,并具有较高的准确性来执行特定的程序。这意味着医疗辅助机器人可以被设计成执行特定任务,以在各种医疗环境中实现辅助。

2. 及时性　在与患者和医生互动时,需要快速准确地反馈所需信息,以改善应用体验。在诊断和检测过程中,及时的反应可以帮助患者和医生尽快得到结果,减少时间成本,必要时可以进行相关治疗,避免延误病情。

3. 丰富的专家库　医疗辅助机器人具有高度的人工智能技术,可以通过检测患者的生物学特征来检测健康参数、诊断疾病,并提供合理化建议。这些都需要强大的专家数据库的支持,以提供智能化的诊断和治疗方案。在应用过程中,机器人的专业知识和经验也在不断优化和丰富。

医疗辅助机器人的具体介绍已在第一章有所描述,如我国首个导诊机器人"晓曼"可以指导患者就医、引导分诊、介绍医疗保健知识及与患者互动等。IBM"沃森医生"(Dr. Watson)是肿瘤治疗领域的人工智能辅助诊断系统,它能够"诊断"8 种肿瘤疾病,诊断准确率达 90% 以上。

(四)照护机器人

照护机器人又称为护理机器人,一般是指为需护理人的身体功能和生活提供支援,或者为护理人员提供支援的机器,它服务的对象主要为失能老年人或者残疾人,其功能包括监测病情、提供日常生活照护、进行慢性病管理等,能够缓解照护者压力,使传统体力式照护模式逐步迈向智能化和一体化,提升老年人的照护体验。照护机器人的智能水平主要依赖于传感器以及智能控制技术的发展。传感器如同人类的"五官",机器人若需要感知外部的环境变化并做出反应,就需要依靠传感器来采集外界的环境信息并进行综合处理。早期的照护机器人主要依靠机械结构来实现其各项照护功能,随着技术的发展,目前的照护机器人使用了大量的传感器并结合智能控制算法来提高其自动化和智能化水平。例如:用于检测位移和角位移量的传感器,以及测量速度和加速度的传感器;检测气体成分和味道的嗅觉、味觉传感器等。

(五)医疗服务机器人

医疗服务机器人是由医疗机构的特定人员控制,用于医院或其他医疗机构提供与医疗操作无关的辅助任务的机器人设备。如运输、消毒、转移、清洁等,大大提高了对患者的服务质量,降低了医疗机构的成本。医院服务机器人为医护人员和患者提供了极大的帮助,一般具有以下特点。

1. 拟人化外观　为了改善与人的互动,医院服务机器人大多被设计成拟人化的结构,假设一个漂亮的外表会受到公众的青睐。

2. 移动方便　这些机器人必须能够在大多数情况下移动,同时进行清洁、消毒、运输和传输。因此,灵活的机动性是医院服务机器人的共同特征。此外,易于移动的特性可以减少机器人应用场景的限制。

3. 易操作　简单方便的操作方法减少了操作者的学习和适应时间,便于推广应用。

医疗辅助机器人和医院服务机器人都为患者和医务人员提供了便利。它们之间的显著区别在于使用目的和操作机器人的人。医疗辅助机器人用于为医疗过程提供辅助工具,操作人员为专业人员,如医院的外科医生和护士或患者本人。然而,医院服务机器人执行与医疗过程无关的工作,操作者是特定的工作人员。

三、医学机器人发展现状对我国护理学科的启示

(一)亟待开展基于人工智能、大数据的护理交叉学科研究

智能医学时代的到来将会对现有的医学模式带来颠覆性的改变,经验性、重复性的操作将在很大程度上由机器替代医护人员来完成,医护人员将从实施者、操作者,变成设计者、监督者。医学机器人的研发历程与人工智能、信息技术的发展基本同步,但护理领域的参与度较少。美国护理研究院指出,收集和分析大数据集的新策略将使我们能够更好地理解健康的生物学、遗传学和行为基础,并改善我们预防和管理疾病的方式。当前医学机器人发展的操作精细度、灵活度已经可以承担部分护理工作内容,但能够开展静脉输液技术、实施开展个性化的患者健康教育、预警监控医护人员职业暴露风险等任务的护理作业机器人报道较少,也缺少有关医学机器人应用护理场景的研究报道。此外,国内护理人员参与助餐、助洁及聊天、陪护机器人研发与经验总结的报道也较少。研究表明,护士工作中有 8% ~16% 的时间花在了非护理活动和应该委托给其他人的任务上,因此亟待护理人员参与研发相应的护理作业机器人,以帮助护理人员获得更多的时间和患者在一起。伴随"黎元""妙手 S""天玑"等国内手术机器人的首次应用,缺乏有关护理团队的配合体验报道,这提醒我们可跟进手术机器人、康复机器人等的研发进度,及时总结实践经验。上述问题可能与现有护

理学科知识体系中缺乏有关人工智能、大数据等知识有关,也与缺乏相应的护理机器人合作研发团队、平台及交叉学科背景的师资、教材等有关。在新医科建设背景下,我们亟须培养护理与理工科相结合的高端复合人才,基于护理学角度开展有关老年康复、慢性病健康管理、居家康养等领域的机器人研究,才能适应数字医疗时代对护理学科的新挑战。龚道雄提出传染病房的遥控操作机器人研发方案,其中类护士的作业能力设计环节需要护理人员参与研发;在常态化疫情防控形势下,尽快研制承担传染病接诊、核酸检测和部分护理工作的机器人也是重要需求,同时临床各专科护理决策辅助系统亟待研发,均需护理人员采用标准化语言凝练海量的患者信息特征。其他包括门急诊预检分诊决策系统、手术中的精细动作控制与交互过程、智慧护理教育中的场景重建、用户习惯分析和内容推荐等,均需要护理人员应用医疗大数据挖掘技术等,与人工智能领域科学家、工程师交流对话,共同完成跨学科合作研究。因此,面对现实需求与挑战,国内亟待构建医护理工跨学科协同发展模式,培养复合型"人工智能+护理"人才,才能推动我国的护理学科高质量发展。

(二)亟待开展"护士-机器人-患者"关系模式下的人文护理研究

基于上述医学机器人的应用现状发现,多数学者侧重机器人的关键技术研发、情感与语音识别等环节,较少关注患者的人机交互体验。临床的部分医、护、患交流工作流程可能会被机器人所替代,由此将构建出一种新的护患关系:护士-机器人-患者,要求我们前瞻性地分析医学机器人法律法规风险、预测因素,解决应用机器人过程中的安全性欠佳、专业性不足、人文关怀缺失等问题。在人机交互过程中,部分机器人可以模拟护理人员照护患者,但无法给予患者真实的情感传递和人文关怀,同时机器人给予的照护也可能违背患者的意愿和需求,无法提供患者真正需要的人文关怀。此外,长期应用机器人替代护理人员,将会减少护患之间的情感沟通,患者易出现社会孤立和尊严受损等心理问题,亟待开展基于"护士-机器人-患者"关系模式的人文关怀新理念、医学机器人伦理学研究,应围绕患者的灵性、精神慰藉需求有针对性开展多模态的人机交互情感干预研究。朱晶等提出现有疾病的复杂性与预测的有限性问题,启示护理大数据的安全管理问题,可从网络安全管理、医学云平台构建体系、临床护理专家库建设等方面考虑,尽快建立医学机器人的服务质量、安全性评价体系,规范患者数据收集和使用权限、研究责任归属方式等,从管理学、科技哲学、美学角度为护理领域的机器人服务安全提供前瞻性研究成果,以提升患者的使用体验感知度和满意度。智能医学时代,护理的本质依然是"关怀",故护理人员应主动参与人机互动中的关怀场景研究,在"护士-机器人-患者"关系模式中进一步提升护理人文关怀品质。

第二节 手术机器人

传统外科手术存在定位精度不高、术者易疲劳、动作颤抖、受空间及环境约束大,缺乏三维医学图像导航等局限性。随着医疗技术和仪器设备的发展,计算机视觉技术、语音识别技术、远程通信技术、三维成像技术等人工智能技术正逐步融入手术机器人系统中。近年来出现的外科手术机器人在微创手术中已经达到了较高的准确性和可行性。手术机器人定位准确、动作灵巧、稳定、可减轻术者疲劳、信息反馈直观(三维图像),术前快速手术设计可避免辐射、感染的影响、灭菌简单。在临床微创手术及战地救护、地震、海啸救灾等方面有着广泛的应用前景。

一、手术机器人的分类

目前,手术机器人可分为微创介入机器人、内镜检查机器人、专科手术机器人(如骨科手术机器人和神经外科手术机器人等)。此外,还可以按照控制方式不同分为3类:监督控制机器人、远程控制机器人和共享控制机器人。监督控制机器人是在影像学等信息基础上,通过计算机进行事先规划,并在术中根据计划逐步实施的自动化系统。这种机器人往往能显著提高手术操作精度,如普罗伯特(PROBOT)、机器人医师(ROBODOC)系统等。远程控制机器人是通过网络通信,从端真实且实时展示主端操作的自动化系统。这种机器人起源于美国国家航空航天局(NASA)对于太空、战场远程手术的需求,实际应用多针对手术资源分布不均问题,往往手术机器人操作主端放置在发达地区,而手术机器人从端放置在欠发达、手术资源匮乏地区。只要解决关键的信息时延问题,大部分的手术机器人都可以完成远程操作。共享控制机器人控制端在获取医师操作信号的同时,还对其操作产生反馈信号,这两种信号共同控制机器人系统的末端效应器的运动。这种机器人可以显著提高手术操作的稳定性和灵活性。同时,还能消除人手的颤动或某些有误操作,如达·芬奇(Da Vinci)手术机器人(图9-2)等。随着人工智能技术的发展,手术机器人技术也在不断优化。

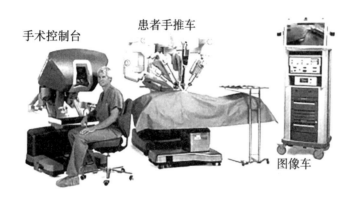

手术控制台　患者手推车　图像车

图9-2　达·芬奇内窥镜手术器械控制系统主要组件

(一)微创介入机器人

从20世纪80年代外科手术机器人面世,截至2020年,达·芬奇机器人手术系统在全球范围内已经完成超过150万台手术,涉及领域包括普外科、妇科、颈外科和胸外科等,手术机器人的发展不断发展、壮大。在血管外科,介入辅助操作机器人系统也逐渐开始应用于血管腔内治疗,机器人的引入能显著改善介入疗效,目前已成为国内外研究热点。2019年研发的新型开放式血管外科机器人,实现与已有的导丝、导管、球囊等设备结合,可对复杂运动进行实时高精度的协调,完成血管介入操作。此外,部分微创介入机器人已经用于心脏、胸廓、肝、胆、胰、胃肠道、泌尿外科和妇科手术。

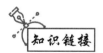

知识链接

宙斯机器人手术系统(Zeus robotic surgical system)简介:宙斯机器人手术系统由美籍华裔王友仑先生于1998年在美国摩星有限公司研发成功。1999年,该系统获得欧洲市场认证,标志着真正的"手术机器人"进入全球医疗市场领域。2001年9月7日,法国医师Jacques Marescax在纽约西奈山医院,通过大西洋海底光缆远程操纵在法国东部某医院的Zeus机器人的3条机械臂,为一位68岁的法国妇女做胆囊切除术,用时54分钟,术后患者情况良好,48小时候患者出院。宙斯机器人手术系统由伊索(AESoP)声控内镜定位器、赫米斯(HERMES)声控中心、宙斯(ZEUS)机器人手术系统(左右机械臂、术者操作控制台、视讯控制台)、苏格拉底(SOCRATES)远程合作系统四大部分组成。手术时,宙斯机器人3条机械臂固定在手术床滑轨上,医师坐在距离手术床2米的控制台前实时监视屏幕三维空间立体显示的手术情况,用语音指示 AESOP 声控内视镜,另外两条宙斯黄绿机械臂则在医师遥控下执行手术操作。医师足部脚踏板控制超声波手术刀,完成手术的烧灼、切割、电凝等工作。2004 年,深圳市人民医院引进了宙斯机器人手术系统,并完成了国内第一例宙斯辅助胆囊切除术和宙斯辅助心脏搭桥术。

(二)内镜检查机器人

内镜检查机器人又分为微创内镜检查机器人和无创内镜检查机器人。无创内镜检查机器人主要用于消化道疾病诊断,是一种能进入人体胃肠道进行医学探查和治疗的智能化微型工具,是体内介入检查与治疗医学技术的新突破。如胶囊内镜机器人中装有摄像头和无线模块,患者口服后通过无线通信装置将采集到的消化道内图像发送至人体外的图像记录仪或者影像工作站。该方式简单方便,有利于消化道检查的普及,且无创、无痛、无交叉感染,极大减轻了患者的痛苦。美国卡内基梅隆大学机器人研究所开发了 Flex 机器人系统,将内窥镜技术的应用提升到一个新高度。2014 年,美国马萨诸塞州雷纳姆市的 Medrobotics 公司将 Flex 机器人系统推向市场。

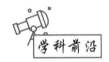

学科前沿

纳米医疗机器人:纳米医疗机器人是指可在细胞内或血液中对纳米空间进行操作的"功能分子器件",在生物医学工程中其可充当微型医生,解决传统医生难以解决的问题。纳米机器人可注入人体血管内,从溶解在血液中的葡萄糖和氧气中获得能量,并按照医生通过某种生化机制编制好的程序来探示它们碰到的任何物体。纳米机器人可以进行全身健康检查,疏通脑血管中的血栓,清除心脏动脉脂肪沉积物,吞噬病菌,杀死癌细胞,监视体内的病变等。由于纳米机器人可以在细胞层面工作,因此其有望应用于抗癌、止血、修复伤口、人工授精及延缓衰老等方面,以期极大地减小病患的痛苦,纳米机器人必然会给现代医学的诊断和治疗带来一场深刻的革命。

目前,纳米医疗机器人还处于初期发展阶段,其动力问题和定位问题依然是困扰科学的难题。纳米机器人将有望以主动的方式帮助我们解决细胞中特定的疾病,为癌症患者带来希望。纳米医疗机器人与人工智能相结合,更是医疗健康领域非常值得期待的技术变革。

(三)专科手术机器人

1. 骨科手术机器人　目前骨科手术机器人可分为半主动型、主动型及被动型 3 种类型,截至 2018 年已参与骨科手术 2 万余例。半主动型机器人系统为触觉反馈系统,典型方法是将切割体积限制在一定范围内,将切割运动加以约束,此系统依然需要外科医师来操作仪器,对外科医师控制工具的能力要求较高。主动型机器人不需术者加以限制或干预,也不需术者操作机械臂,机器人可自行完成手术过程;被动型机器人系统是在术者直接或间接控制下参与手术过程中的一部分,例如在术中,机器人在预定位置把持夹具或导板,术者运用手动工具显露骨骼表面。当前手术机器人已经参与到手术室环境、手术工作流程的具体操作,并结合计算机视觉、医学影像学、图形配准等技术和手段,实现了从简单定位到复杂定位、从术前计划到术中计划、从主动执行到辅助执行的转变,进而发展为目前的形态(图9-3、图9-4)。

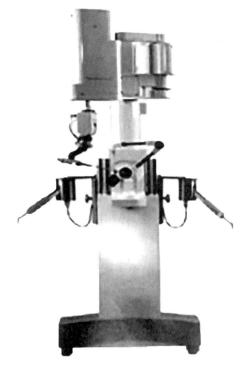

图 9-3 ROBODOC 机器人医师系统

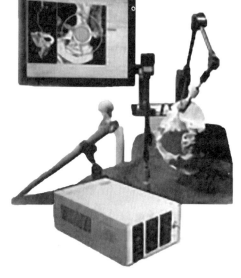

图 9-4 Acrobot 机器人系统

骨科手术机器人的功能原理是:机器人负责 3D 图像配准、视觉定位与跟踪、路径规划等关键技术功能。骨科机器人正朝着小型化、精度提高、术中实时成像、三维视角改善等方向不断优化。为了获得更好的定位精度,在常规手术过程中往往采用有创的方式对患者组织进行固定,增加了患者的术后疼痛感,延长了手术恢复时间。因此,在保证定位精度的同时,改进固定和配准方法,进一步减少创伤也是当前研究的一个重要方向。

在脊柱外科中,手术机器人的研究与应用主要聚焦于椎弓根螺钉置入前的打孔操作。除此之外,相关研究范围还包括穿刺活检、封闭、椎体成形术/椎体后凸成形术、椎板切除、肿瘤消融与切除、蛛网膜下腔探查等。自 20 世纪 90 年代至今,已有二十余种不同构型、标定方法的脊柱外科手术机器人系统的报道。微创脊柱手术机器人的工作流程可以分为 3 个阶段:定位、计划、执行。①定位,指通过诸如医学影像学的配准、手术导航系统光学标定等系列技术手段,实现不同坐标系的转换与跟踪过程。定位的精度与手术机器人辅助手术操作的最终精度直接相关。②计划,指在患者影像学信息(和定位信息)基础上,根据手术需要,制定手术操作规划。③执行,指机器人系统在上述两阶段后,按照之前制定的手术规划执行相应操作,如切割、磨削、钻孔等。

2. 神经外科手术机器人 颅内手术需要精确定位与精细操作,而颅面部有相对固定的解剖标志。这使神经外科成为机器人外科最早涉及的领域之一。目前,神经外科手术机器人系统已从立体定向手术发展到显微外科手术,甚至远程手术。随着术中视觉成像技术、定位技术、配准技术、路径选择技术的发展,神经外科手术机器人越来越受到关注。

自 1992 年以来,图像处理系统和导航系统逐渐集成到外科手术中。精确的数字成像已经为图像制导开辟了新的可能性。国际空间站公司开发了一种名为 Orthodoctm 的图像处理系统,开启了外科计划和外科手术与医学成像相结合的时代。自 1997 年以来,无框定位技术逐渐应用于手术机器人,其体积、外观、配准技术也逐步优化。瑞典 Elekta 公司研发的外科手术机器人 Surgiscope 实现

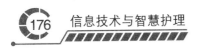

了无框架定位技术和术前MRI配准功能,减少了对术中操作人员的限制。

二、机器人手术的护理配合

手术机器人的应用打破了传统意义上的手术护理配合模式,给手术室护理工作带来了新的挑战。下面用两个案例说明机器人手术的护理配合基本流程。

(一)达·芬奇机器人辅助实施肾移植手术的护理配合

1.达·芬奇机器人手术系统的准备　根据达·芬奇机器人辅助肾移植术的要求标准,安置3个系统:床旁机械臂安置于患者左侧胸部无菌区,三维成像系统位于手术床右侧,医生操控系统位于无菌区外且视野可及患者及助手区域。完成系统3个部分的电源与光缆连接,并安装好附加设备,如电刀(双极单极)、超声刀、气腹、吸引等。连接完毕后启动系统,待系统自检成功即可将器械臂和镜头臂展开,依次套上无菌器械臂和镜头臂套,安装好机器人适配器,将套好的无菌臂收拢至最小面积备用。将镜头及光缆套上无菌套,将30°双目内窥镜安装后设置成像系统,包括设定黑白平衡和"十字"校准腔镜集合,确保两个光学通道融合成精确的高分辨率的3D图像。

2.达·芬奇机器人手术的术中配合　手术医生在经腹腔依次置入镜头和操作机械臂时,巡回护士检查患者身体受压情况,避免医疗器械压力性损伤的发生。巡回护士巡视检查机械臂周边障碍物,保证各设备安全运行。术中及时为器械护士补充机器人所需器械和所需物品。在游离出血管后,提供无菌冰屑,并将器官修整台推至手术台旁。此时应避免压到机械臂设备电源和光纤。取肾前巡回护士严格核对供肾信息,阻断血管时用计时器计时,吻合血管时观察显示屏术野,应对突发状况发生。动静脉开放后密切观察患者生命体征,为台上补充提供所需止血物品。

3.器械护士的配合

(1)物品准备:根据肾移植受体手术的要求,准备机器人器械,有孔双极镊、大号针持、CADIERE镊、MARYLAND、MEGA针持器、手术弯剪、中大号施夹钳、黑钻微型钳、30°镜头、双极线、单极线、穿刺器以及穿刺芯。其他需准备的手术器械包、腔镜纱条、血管吊带、双J形输尿管支架、刀结扎夹、可吸收缝线和血管缝线等与普通手术要求相同。

(2)术中配合:消毒铺单,安全核查患者信息,传递尖刀,建立Trocar孔。术中配合的关键环节是:与助手医生共同安装30°镜头、有孔双极镊、MARYLAND和黑钻微型钳至机械臂,连接连线,调至使用状态。操作器械进入腹腔后,密切观察显示屏术野,观察手术步骤,通过床旁机械臂麦克风与医生操作系统沟通联络术中机械臂器械的更换。主刀医生游离出髂外动静脉,端侧吻合血管后,器械护士需及时辅助手术助手将单极电剪更换为MEGA持针器,在器械置入过程中提醒手术助手在镜头直视下轻柔地置入器械。

(3)术后器械整理:机器人手术结束后器械护士要协助手术助手退出机械臂,整理手术器械。巡回护士将机器人系统推至合适位置,撤除机械臂的无菌保护套,将器械臂折叠至储存状态,注意关闭系统并拔掉相应线路。同时准确记录机器人器械的使用次数并做好交接工作。器械护士将机械臂器械和腔镜器械整理归类,与供应室人员交接。

需要注意的是:达·芬奇机器人手术虽然具备了精确度高、安全性能良好等优势,但术中不良事件依然是不可完全避免的。据文献统计,目前所报告的不良事件中最主要为术中设备故障或手术团队操作不当导致患者受伤和死亡。其中,设备故障类型主要包括手腕或工具尖端故障、仪器故障、仪表轴故障、电缆和控制外科故障、烧灼器械故障等。而手术团队的经验不足及排除故障能力缺乏是导致操作不当引起不良事件的主要原因。

因此,手术科室应建立完善的机器人手术配合技术相关培训制度,以确保手术团队顺利完成手术操作配合任务,保障机器人手术患者的安全。

（二）口腔疾病患者的人工智能手术配合

1. 术前对患者进行有关口腔手术机器人的科普知识宣传

（1）展示内容包括手术导航、3D打印设备、计算机设计系统等。

（2）做好数字医学检查数据采集,完成3D打印植入器具等的术前消毒工作。

（3）将3D打印材料与患者之间进行过敏实验,核查患者口腔有无松动牙并及时去除活动义齿,避免数字咬合板无法就位导致牙齿松脱。

（4）术前口内检查,取印模、咬合记录,拍摄曲面断层片。

（5）加强数字医学设备的日常维护与检测,术后应避免组件遗漏。

（6）护士协助医生为患者佩戴3D打印的定位标识,规划机器人的运动路径,自动采集和记录数据。

2. 术中配合　手术开始后,机器人的机械手臂按规划路径自主精准运动到预定位置,并依据医生设计的种植体位置、角度和深度进行窝洞预备,将种植体拧入窝洞中。专家经验与技术融合在机器人程序中,由机器人自主实施牙种植。在整个过程中,护士主要配合做好以下工作:①制作CT扫描导板,需要硅橡胶咬合记录;②应用CT扫描数据三维重建上颌骨、下颌骨;③协助设计完成上下颌种植体方案;④配合预制上下颌手术导板,手术导板始终在黑暗、干燥的环境中保存,不能暴露在阳光下;⑤手术导板使用前,需要用消毒液进行消毒,消毒时间应小于40分钟,消毒后应使用无菌水彻底冲洗干净,快速干燥手术导板,但不能加热,切忌进行高温高压灭菌。

第三节　康复机器人

康复机器人是指能够自动代替或辅助人体的某些功能执行任务,从而在康复过程中发挥作用的设备,是一种用于功能治疗或生活辅助的智能机器装置。康复机器人目前在神经系统的功能重组和恢复、代谢补偿、肌肉萎缩和关节萎缩的缓解等方面发挥着重要作用。随着智能控制技术、网络技术、仿真技术和新材料技术的迅速发展,康复机器人的研究和应用加快了进化过程的速度,加速了相关领域的进步。

康复机器人按驱动部分可分为腿驱动机器人、上肢驱动机器人和脚底驱动机器人。根据训练时的姿势,康复机器人可分为站立型机器人、坐姿型机器人和躺姿型机器人。按组合方式可分为嵌入式机器人和外骨骼机器人。按运动方式可分为固定式机器人和移动式机器人。从场景和使用目的的角度,又可将康复机器人分为医疗训练康复机器人和生命辅助康复机器人。医疗训练康复机器人用于患者的身体功能恢复和辅助锻炼,如帮助中风患者在一定程度上恢复主动控制肢体的能力。生命辅助康复机器人可用于辅助或直接替代身体功能,帮助患者完成日常活动,如智能假肢、智能机械辅助臂等。

一、医疗训练康复机器人

该类型机器人可以帮助功能障碍患者通过主、被动的康复训练模式完成各运动功能的恢复训练。如上肢康复训练机器人、下肢康复训练机器人等。此外,一些治疗类康复机器人还兼具诊断、评估等功能,并结合虚拟现实技术以提高康复效率。该类型机器人主要是在康复医学的基础通过一定的机械结构及工作方式,引导及辅助具有功能障碍的患者进行康复训练。因其体积庞大及结构复杂,一般为固定平台式,使用者需在特定的指定点使用。按作用的部位不同,可分为固定平台

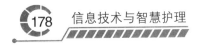

式上肢康复训练机器人和固定平台式下肢康复训练机器人。

(一)固定平台式上肢康复训练机器人

固定平台式上肢康复训练机器人是基于上肢各关节活动机制而设计的用于辅助上肢进行康复训练的康复设备。按其作用机制不同,又可分为末端驱动式、悬吊式和外骨骼式。

1. 末端驱动式上肢康复机器人　是一种以普通连杆结构或串联结构为主体结构。通过对上肢功能障碍患者的上肢运动末端进行支撑,使上肢功能障碍患者可按预定轨迹进行被动或主动训练,从而达到康复训练目的康复设备。如日本大阪大学研制的6自由度上肢康复训练系统、美国麻省理工学院研制的上肢康复机器人MIT-MANUS。

2. 悬吊式上肢康复机器人　是一种以普通连杆结构及绳索结构为主体结构,依靠电缆或电缆驱动的操纵臂来支持和操控患者的前臂,协助上肢功能障碍患者的上肢在减重的情况下实现空间任意角度位置的主、被动训练的康复设备。具有代表性的悬吊式上肢康复机器人有意大利帕多瓦大学研制的上肢康复机器人NeReBot。

(二)固定平台式下肢康复训练机器人

固定平台式下肢康复训练机器人是基于模拟步态及下肢各关节活动机制而设计的用于辅助下肢进行康复训练的康复设备。主要以末端驱动式下肢康复机器人为主,是一种以普通连杆结构或串联结构为主体结构,通过对下肢功能障碍患者的下肢运动末端进行支撑,基于模拟步态,引导下肢功能障碍患者实现下肢各关节的主、被动协调训练,从而达到下肢康复训练效果的康复设备。如以色列Motorika和Hwalthsouth公司联合研制的下肢康复机器人AutoAm-bulator及Hocorna公司研制的下肢康复系统Erigo。

二、生命辅助康复机器人

(一)外骨骼康复机器人

外骨骼康复机器人能够帮助人们实现行走、跑步、坐姿站姿转换、上下楼梯、负重等步行功能,其技术领域涉及机械、电子、控制、计算机、传感器等学科,是多种高新技术的集成。2008年何塞·庞斯教授在其专著 *Wearable Robots：Biomechatronic Exoskeletons* 中定义了电动外骨骼机器人(empowering robotic exoskeleton):由人操控,其结构匹配到人体活动骨骼形成具有非凡能力的扩展器,增强肢体力量超过其自然力量的一类机器人。美国食品药品监督管理局(FDA)在2018年10月给出动力外骨骼的定义:以治疗为目的,放置在瘫痪或弱化肢体上,包含外部电机等多个矫形组件的一种处方装置。最新外骨骼机器人文献综述将其定义为一种附加在人和动物身上,包含多个传动装置传递机械力来辅助活动的电动设备。外骨骼康复机器人的主要作用是带动上肢或下肢进行正确的运动模式训练。助行外骨骼机器人则能够帮助或带动人们行走,完成日常的生活行动。如代替轮椅帮助截瘫患者行走,使他们能够回归到正常的工作生活中。助力外骨骼机器人可以协助人们负重,增强人们运动能力的机器人,可以用于军事领域。如在战场上帮助士兵携带更多装备、增强他们的运动能力,从而减少他们的体力消耗,降低士兵的伤亡率。

1. 外骨骼上肢康复机器人　是一种基于人体仿生学及人体上肢各关节运动机制而设计的。通过不断引导患侧上肢做重复性周期运动,从而促进患肢关节及周围肌肉韧带的重建修复,同时在生活中也可以进行功能增强,从而达到上肢康复训练的目的。用于辅助上肢功能障碍患者进行康复训练,主要服务对象是脑卒中患者。根据其特殊的机械结构紧紧依附于上肢功能障碍患者的上肢,带动上肢功能障碍患者进行上肢的主、被动训练,如瑞士苏黎世大学研制的上肢康复机器人ARMin。

　　早期的康复机器人以末端牵引式为主，但它只适合于整个手臂的康复运动，当具体到不同部位时，其训练功能无法达到要求，会引入不需要的康复运动或无法实现需要的康复运动，所以上肢康复外骨骼机器人成为当前领域的研究热点。上肢康复外骨骼机器人的运动模式与人类更为相似，模拟运动更为真实，因而从 21 世纪初受到了广泛的重视。英国的南安普顿大学研制了著名的 5 个自由度的航行（SAIL）上肢康复外骨骼机器人，无驱动，在两肩、肘转动关节装有扭簧弹性辅助支撑系统，将 VR 技术与电信号刺激臂部肌肉技术相结合，完成对肩、肘、腕部训练，取得了不错的康复疗效。2004 年，美国亚利桑那州立大学研发了一种上肢助力外骨骼机器人普雷特（PURERT），并迭代了多个版本。它在肩部、肘部和腕部上具有 4 个自由度，由柔顺且安全的气动肌肉驱动，并通过传感器反馈位置和力信息来控制气动肌肉施加给患者的肌力以及实现对康复过程的定量评价。该装置具有较高的可加工性和轻便性，患者在站姿或坐姿状态下均可使用，在辅助康复治疗的同时也提升了患者的日常生活能力。2005 年，瑞士苏黎世大学研发了一种新型上肢康复外骨骼机器人阿明（ARMin-Ⅰ），它在肩、肘、腕关节上具有 6 个自由度，并安装了位置、力及扭矩传感器，该装置具有多种运动模式，包括被动模式、阻抗模式及示教模式，配套的显示器能够向患者呈现和运动任务相结合的简单游戏，并通过运动过程中传感器采集的数据对康复训练做出评估。之后，他们在第一代原型机的基础上，继续研发了上肢康复外骨骼机器人 ARMin-Ⅱ 及 ARMin-Ⅲ，这两个版本的上肢外骨骼均具备 7 个自由度及 5 个可调部分，能够适应不同患者的尺寸，并且可以额外配置手部运动模块，实现手指康复训练。原型机的有效性得到验证后，霍克马（Hocoma）公司与瑞士苏黎世大学合作，将 ARMin 商业化，推出了世界上第一台商用上肢康复外骨骼机器人军力（Armeo Power），它具备更高的可靠性和稳定性，还配套了更多相关软件。2015 年，得克萨斯大学奥斯汀分校研发了一种双臂上肢外骨骼机器人和谐（Harmony），它能够同时带动左、右两只手臂运动，辅助上肢运动障碍患者完成各种日常任务，并且可通过多种传感器为康复治疗提供必要的数据。

　　布法罗机器人科技（成都）有限公司针对卒中患者和上肢运动损伤患者研制的上肢康复外骨骼机器人的仿生机械结构作为运动单元的基本骨架，对患者起到了支撑与保护的作用。仿生的机械设计保证了外骨骼与患者关节运动自由度的一致性，从而保证了人机协同运动的适配性。该设备具备多个康复训练模式，能够带动患者进行主动、被动、助力、等速往复等多种训练模式的康复训练，满足了不同程度运动障碍的患者对人机交互和康复训练的需求。个人电脑端的上肢康复训练评估软件提供了可视化的人机交互界面，屏幕中的人物模型能够模拟当前人体的运动，从而起到视觉反馈的作用。除此之外还将游戏元素融入康复训练中，增加了趣味性。

　　穿戴式上肢外骨骼康复机器人是一种穿戴于人体上肢外部的康复设备，通过引导上肢功能障碍患者的患肢关节做周期性运动，加速关节软骨及周围韧带和肌腱的愈合及再生，从而达到上肢的康复训练。如美国宾夕法尼亚大学研制的可穿戴机械臂 Titan、美国 Myoxn 公司研制的肘关节训练器、上海理工大学研制的外骨骼机械手。

　　2. 外骨骼下肢康复机器人　是一种基于模拟步态并在各关节处配置相应自由度及活动范围可自行进行步态模拟工作的康复设备。当工作时，外绑带将使用者上身固定或进行悬吊，在带动下肢功能障碍患者进行下肢的主动训练或被动训练的同时，可为患者提供保护和支撑身体的作用。目前国内外的外骨骼机器人多应用于脊髓损伤（spinal cord injury，SCI）及脑卒中（cerebral stroke）患者。同年，班兰斯（Banlance）项目也开始启动，旨在开发一款外骨骼机器人，在人们很难保持平衡时（如在特殊工作环境中，或者患者因神经性损伤而难以维持身体平衡），能够帮助人们保持很好的平衡性。这款外骨骼是基于人机交互设计的，将会支撑穿戴者，而不是完全替代用户进行不必要的控制；不仅可以在艰苦的环境中给予穿戴者帮助，还能在用户错误操作时纠正过来，并且完全可以支撑穿戴者保持身体平衡（图 9-5）。

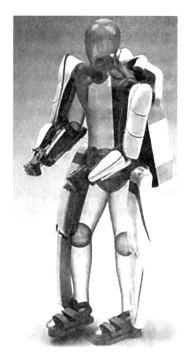

图 9-5 班兰斯机器人

（二）移动式助行机器人

该类型机器人是一种基于康复医学原理,通过模拟步态、辅助下肢功能障碍患者行走,并同时进行下肢康复训练的康复辅助设备。其工作机制是在为行走功能障碍患者提供辅助行走的同时,为其提供主、被动的康复训练。

（三）助行外骨骼机器人

助行外骨骼机器人能够支撑人体运动,帮助穿戴者完成日常生活中行走、上下楼梯等动作,不仅使截瘫患者能够回归正常的工作生活,还能提高下肢力量不足老年人的自理能力。

新西兰雷克斯仿生(Rex Bionics)公司研发的雷克斯(REX)外骨骼机器人,能够帮助截瘫患者进行康复训练、站立和走路,是世界首例解放双手自行控制的外骨骼机器人。患者穿戴 REX 后,能够在不使用任何支撑帮助的情况下进行站立和行走。目前有 REX 和 REXP 两套系统,REX 是为康复中心和医院设计,能够适应大部分人群,用于机器人康复治疗和运动功能损伤的患者;REXP 是为个人设计的系统,应用于日常生活和工作中,但目前 REXP 只能在一些国家进行使用。

（四）功能代偿型康复机器人

该类型机器人作为部分肢体的替代物,可替代因肢体残缺而损失部分功能的患侧肢体,从而使患者得以最大可能地实现部分因残缺而丧失的身体功能。按作用不同,可分为智能假肢、智能辅助机械臂、智能轮椅等。

1. 智能假肢　又叫神经义肢或生物电子装置,主要利用现代生物电子学技术,连接患者的人体神经系统与图像处理系统、语音系统、动力系统等装置,以嵌入和听从大脑指令的方式替代这个人群的躯体部分缺失或损毁。智能假肢包括上肢智能假肢与下肢智能假肢。2007 年,英国 Touch Biondics 公司制成功了世界上首个基于生机电信号控制的各手指可独立运动的多自由度灵巧假肢产品 i-Limb。该假肢仿生手具有 11 活动关节,每个手指由一个电机驱动。i-Limb 在 2008 年被《时代周刊》推举为全球 50 项最佳发明之一。继 i-Limb 假肢仿生手之后,德国 Vincent 公司和英国 RSL

Steeper 公司分别于 2010 年和 2012 年推出了 Vincent 假肢仿生手和 Bebionic 假肢仿生手两款产品。下肢智能假肢有冰岛 Ossur 公司的智能假肢 Power Knee。

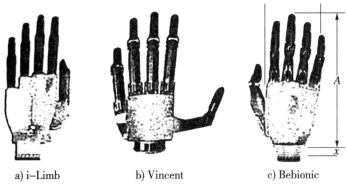

a) i-Limb　　　　　　b) Vincent　　　　　　c) Bebionic

图 9-6　假肢仿生手

2. 智能辅助机械臂　是一种用于生活辅助的机械臂。其结构类似于普通工业机械臂,主要作用是为老年人或残疾人等上肢功能不健全的人群提供一定的生活辅助,其服务对象是人,所以需要研究人机交互、人机安全等诸多问题。这是与工业机器人的最大区别,其关键技术涵盖机器人机构及伺服驱动技术、机器人控制技术、人机交互及人机安全技术等。如日本产业技术综合研究所研制的辅助机器臂 Rapuda、荷兰 Exact Dynamic 公司研制的 6 自由度机械臂 Manus。

3. 智能轮椅　是一种将智能机器人技术与电动轮椅相结合。用于辅助使用者行走的辅助设备,其融合多个领域的技术,在传统轮椅上叠加控制系统、动力系统、导航系统、检测反馈系统等,可实现多姿态转换、智能控制及智能检测与反馈功能,也被称为智能式移动机器人。1986 年,英国开始了全球第一辆智能轮椅的研发。自此之后,许多国家先后加入了智能轮椅研发的行列,如美国麻省理工学院智能实验室研制出半自主式智能轮椅 Wheelesley,可以在基于导航的情况下完全通过语音控制的方式在空间内移动。日本国立残疾人康复中心研发了智能轮椅 Orpheu。该轮椅主要是为护理残疾人士开发的,其最大的特点在于视觉导航和手势控制。用户不仅可以通过自己的手势来控制 Orpheu 的运动,还可以根据安装在头部上方的多个视觉传感器进行 360°范围障碍检测。若检测到安全距离范围内有障碍物,则 Orpheu 会及时停车,并且结合 WiFi 技术可将环境图像传输至移动电话。

4. 智能导盲机器人　导盲机器人是为视觉障碍者提供环境导引的一种辅助工具,通过多种传感器对周围环境进行探测,将探测的信息反馈给视觉障碍者,帮助弥补其视觉信息的缺失,以避开日常生活中的障碍物,成功行走至目的地,有效提高其生活质量。导盲机器人是集环境感知、动态决策与规划、行为控制与执行等多种功能于一体的综合系统。具体可分为以下几种类型。①电子式导盲:早期的导盲设备大都是一些装有传感器的小型电子装置,并通过一定的信号处理将传感器采集到的数据转换为盲人可以识别的信息,以达到为盲人提供一个安全的生存环境的目的。电子导盲器主要是以超声波测距为基础来实现导盲避障,其缺点是只能进行小范围单点测距。为了让盲人在行进中能够更加全面地了解前方的障碍物情况,就需要进行大范围测距,如果采用多个单点测距传感器,会造成系统体积大且笨重,系统复杂、功耗大、相互干扰严重,并具成本很高。②移动式导盲机器人:一般都装载有多种传感器和控制计算机,具备较强的计算分析能力,智能化程度较高,可在较为复杂的环境中自主导航。日本山梨大学研制的一种智能手推车 ROTA(Robotic Travel Aid)。该产品高 100 厘米、重 60 千克,具备先进的视觉系统。它可以引导人过马路,当它移动的时候,能够感知周围环境,并能够识别斑马线、红绿灯等路标。当它探测到红绿灯变红或者车辆和其

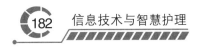

他行人时,能够自动停下来。如果遇到突发问题,它还能够自动和服务中心取得联系。美国匹兹堡卡耐基梅隆大学研制了一款适合老年人及视觉障碍者的导盲机器人,在稳定性和对老年人和视觉障碍者的支撑作用方面具有很大优势。该导盲机器人利用一系列触觉传感器和软件编程来实现定位和导航,通过安装在手柄上的按键实现对机器人的控制。③穿戴式导盲机器人:该导盲机器人可直接将移动式导盲机器人的避障系统穿戴在盲人身上,盲人成为接受避障系统指令的运载工具,可以提供比移动式导盲机器人更为灵活的行动能力。

相对传统的人工康复训练而言,康复外骨骼机器人有以下几个优点:①机器人可以长时间进行重复复杂的训练动作,减轻治疗师的体力劳动;②一个治疗师可以同时监控若干台康复机器人的运动,同时为多个患者进行康复训练,降低人力成本;③机器人能够进行精准康复训练和柔性训练,并实时调整运动参数,相比人工更加灵活和准确;④利用机器人训练可以实时监测参数变化及患者生理信号变化,有利于医师定量分析,也能够方便患者对自己的康复效果进行观察与比较;⑤机器人能够在家里使用,方便患者出院后的后期康复;⑥机器人融合了游戏模式与虚拟现实(VR)模式,使患者在康复治疗的过程中充满乐趣,增强他们的治疗主动性。

第四节　照护机器人

照护机器人是指用于医疗照护及健康服务等的机器人,其出现和普遍应用将大大缓解我国普遍存在的医护人员人手不足的困境。从目前的机器人应用来看,照护机器人可分为家庭社区照护机器人和病房照护机器人。其基本技术原理是通过模块系统集成化技术,将语音交互模块、导航模块、人脸识别模块、医疗服务资源系统模块、亲情服务互动系统模块等有机结合,使照护机器人具备常规医疗护理功能,既可以完成病情评估、服药监督、初步诊疗等医学服务,又能够营造轻松愉悦气氛,增添亲情关怀,有利维持良好医患关系,有助于缓解患者紧张压抑的心情。

目前,照护机器人主要应用在3个方面:日常生活护理、医疗健康的监控、提供陪伴。日常生活护理包括个人起居、饮食、排泄、睡眠、沐浴及室内清洁和护理。医疗健康的监控包括身体健康指标的监测、提醒老人用药、康复辅助等。

一、照护机器人的分类及应用

(一)陪护机器人

陪护机器人是具有生理信号检测、语音交互、远程医疗、自适应学习、自主避障等功能的多功能服务机器人,能够通过语音和触屏交互系统与使用者进行沟通,并通过多方位检测设备检测使用者的生理数据信息,从而进行相应陪护服务。提供陪伴的服务包括聊天、唱歌、跳舞、下棋、打球等。由此可见,AI 机器人的服务内容具有以下几个优势:可以提供 24 小时的服务;为居家养老提供各式的方便;可根据个人喜好为其提供量身定制服务;更具有透明度和预测性;便于统一控制和管理(容易移动和监控)。机器人具有人脸识别甚至情感识别的能力,未来机器人利用 AI 的语音识别、深度学习、数据算法等技术,还可以模仿老人子女的声音,提醒老人吃饭、用药、外出活动等,提供个性化的服务。

如德国弗劳恩霍夫生产技术和自动化研究所研制的服务机器人 Care-O-Bot、奥地利维也纳技术大学研制的陪护机器人、社交伴侣机器人 Elli. Q 利用仿人类的肢体语言、声音等维度,与用户进行更舒适、更自然的互动。Elli. Q 还可以运用人工智能技术主动学习用户的爱好、行为和个性,并根据用户的特征为用户推荐适当的活动,帮助对新技术不敏感的老年人使用社交媒体,并教他们玩简单的在线游戏及监控他们的身体健康和家中环境。NeCoRo 是皮毛像真猫一样的触感机器猫,共有48 种声音表现喜怒哀乐,它与主人相处久了会记住主人的声音和自己的名字,能模仿真实的宠物和患者之间的互动:摸它的头会撒娇;打它会生气并叫出声,还能根据"生理规律"告诉主人它想睡觉或要求主人抱抱它。陪伴机器人外形多样,还有海豹型设计的机器人 PARO 和机器泰迪熊CuDDler,满足不同需求的用户。PARO 专为罹患痴呆症的患者设计,它长得像海豚宝宝,能够减轻患者压力,方便患者与陪护者沟通,可以提醒患者预约看病、按时吃药、日常检查患者的健康和活动状态,但 PARO 的这些功能还不足以使它成为陪护者的助手。与宠物相比,陪伴机器人不会造成身体伤害,更清洁,减少了寄生虫感染的风险,并且减轻了管理机器人的负担。与此同时,陪护机器人还能作为医疗辅助工具用于监测老年人的心理变化。麻省理工学院研制的机器人 Jibo 具有看、学、听、助等系列功能,能识别照护对象情感并对其变化做出相应回应(图9-7)。

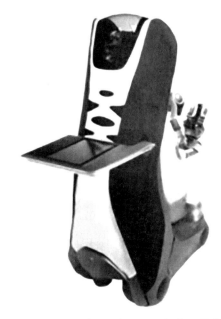

图 9-7　Care-O-Bot 3 智能机器人

目前在护理领域,聊天机器人对话设计基于认知行为疗法、辨证行为疗法、情感聚焦疗法、动机性访谈、行为强化、正念减压等心理学理论和模式,能够鼓励患者积极管理其焦虑、失落、担忧、冲突等负面情绪。如聊天机器人 Woebot 基于认知行为疗法框架构建的对话功能,包括交互界面将理论游戏化并激发参与的内在动机、明确与特定情绪问题相关的活动、为患者推荐活动并鼓励他们实时参与、解决焦虑和情绪低落、提供患者思想感觉或行为报告和心理健康信息等。另有研究显示,充当精神科虚拟护士角色的聊天机器人能够高度模拟护士的语言和非语言(手势、姿势转换、面部表情等)行为模式,为抑郁症患者提供出院指导。

(二)个人卫生护理机器人

主要为那些由不同原因导致的生理能力下降或功能丧失而无法实现自我照料的老年人、残疾人和无知觉患者而设计。该机器人通过微控制器及多传感器融合技术检测生命体特征,再经过按键或语音控制方式,控制自身产生进行相应动作,包括大小便处理机器人和辅助洗澡机器人。如日本安寝全自动智能排泄处理机器人、日本研制的自动洗澡机器人 Avant Samelubain999。日本松永和国产鱼跃品牌将轮椅与家用坐便器结合,在一定程度上解决了使用者的大小便护理问题,但在解决长期卧床患者的大小便问题时，仍显得过于烦琐。此外，日本还研发了 Ever Care 全自动排泄处理系统，该产品由床体集便器、净水污水箱、水循环系统及嵌入式计算机系统组成，可自动完成对患者的大小便护理工作。由于患者臀部需要长时间包裹于床体集便器内，使其舒适性受到很大影响，因此，该产品的使用者主要是生活完全不能自理的人群。在卫生护理方面，国内首台产品是由洛阳圣瑞机电技术有限公司主导设计的个人卫生护理机器人床，能实现洗发、清洁的自动化，还能实时测量生理参数（图 9-8）。

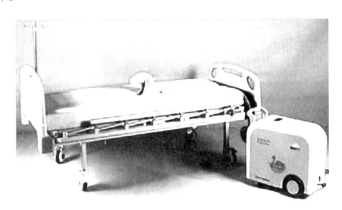

图 9-8　日本 Ever Care 全自动排泄处理系统

中国研制的伊利诺护理机器人可以智能处理失禁卧床老人的大小便问题。有了伊利诺的帮助，护工可以腾出大量时间，进一步提高养老服务的质量。2015 年，安徽一家公司研发出"全自动护理机器人"，具有自动处理失能老年人在轮椅或床上大小便的功能。

（三）综合服务型机器人

1999 年，意大利的 MOVAID 项目，推出了一款用于日常生活中的个人护理机器人，该 MOVAID 系统由一个分布式机器人系统组成，包括一个移动机器人单元和一些固定工作站，以及标准厨房设备的专用接口。MOVAID 会用微波炉加热食物、清洁厨房及拆卸床单等。之后的产品有欧洲的 Companion Able 项目创建的 Hector 护理机器人，Hector 能记录日常生活、控制家庭环境、进行认知训练、药物提醒以及审查日常议程，还具有跌倒检测能力，可与智能家居和远程控制中心协同工作；以及澳大利亚的一款护理机器人 Hobbit，能成为老年人家居生活中的优质伴侣。

另一款综合服务型机器人 P-Care 结合了欧洲最先进的机器人研发团队技术与中国优良的生产能力与经验，拥有 19 项国内外专利技术。作为一款综合服务型机器人，该机器人具有移动辅助、卫生保洁、行动助力、聊天提醒、安防保护、洗澡清洁、睡眠辅助、健康体检 8 个模块 30 余项功能，适用于家庭和养老机构，为老年人提供生活料理、情绪安抚和陪伴。随着世界人口老龄化趋势的日益加重，日本、英国、德国等一些国家研发了多款智能养老机器人，比如行动型辅助机器人、日常照顾型机器人、情绪调节型机器人、按摩型机器人、康复机器人及饮食护理机器人等。这些机器人主要用于养老机构和居家高龄、独居或残障老人，部分代替或辅助护理人员提供日常生活护理、康复护理、心理护理、疾病监测与症状控制等护理服务，旨在提高老年人独立生活能力，增强他们的社会互动，减少消极情绪，提高生活质量。

AI 的应用在一定程度上缓解了专业护理人力资源缺乏带来的压力，减轻了护理负担，还可以改善护理服务的质量。如浴缸式自动洗浴机器人可以实现自动洗头、洗澡、按摩、干身、生命体征监测等功能，被护理者可以不必站立而完成个人卫生的清洁。由于浴缸式自动洗浴机器人存在被护理者进出不方便的问题，因此出现了看护用轮椅洗澡机器人，如日本的 Bishamon 看护用轮椅洗澡机器人（图9-9）。它采用了角度可调的浴缸和上下可分离的轮椅紧密结合的模式,轮椅即为整个机器人的一部分,这样,被护理者进出浴缸非常方便。我国洛阳圣瑞机电技术有限公司与河南科技大学等联合开发的轮椅式洗澡机器人,采用半封闭卧式舱体结构,分为固定、移动两部分,其中移动部分采用座椅结构,以方便洗浴者入舱。

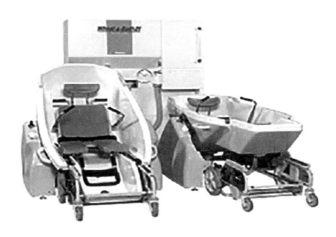

图9-9 日本Bishamon看护用轮椅洗澡机器人

（四）脑波控制照护机器人

我国自主开发的用于进行脑电反馈训练的脑波控制照护机器人,集专注度检测与训练、课程点播、人脸识别、语音识别、远程咨询等人机交互功能于一体,适用于孤独症谱系障碍、注意缺陷多动障碍、智力障碍等特殊儿童的康复治疗,也可用于正常发育阶段的儿童的信息加工、注意力、空间认知等能力的教学训练,同时适合长期处于紧张环境下的成年人使用,用于解决应激情况产生的焦虑、惊恐、注意力降低等心理认知问题。

（五）助餐机器人

助餐机器人是对残疾患者进行进食、饮水等一些日常的饮食护理。1987年,英国Mike Topping公司开发了Handy 1护理机器人,用来帮助身体部分功能障碍的患者进餐、饮水等。该护理机器人能使一位患有脑瘫的11岁男孩独立完成就餐。随后,该公司又对Handy 1护理机器人进行了二次开发,对其人机界面进行改造,不仅解决了因其系统结构过大而不能使男孩同家人共同进餐的问题,而且还增加了化妆、刷牙、刮胡须、绘画等诸多功能,从而成为功能更加完善的护理机器人。美国Sammons Preston公司生产的Electric Self-Feeder电动助餐机器人能根据使用者的不同身高,调节该护理机器人的桌面高度以方便患者进食,同时患者可以按照自己的进食速度控制碟盘的旋转。患者在取餐的时候只要稍微触动下颌选择开关,就可启动动力推送器将食物推进餐匙,然后自动送至口中。如果餐匙里的食物过多,患者可以操作控制系统将食物放回盘中,重新取用。对于无法使用下颌开关的患者,可使用手、脚控制器。该助餐护理机器人配有方便袋、餐匙、碟、碗、下颌开关、玻璃托架、转盘、备托架及手动/脚动控制器等装置,而且结构紧凑,小巧灵活。

助餐机器人的工作原理是基于多传感器融合技术,通过多自由度串联机械臂协助使用者进食,其服务对象主要为肌萎缩侧索硬化症、脑性瘫痪、帕金森病和脑或脊髓损伤等造成手部不灵活甚至手缺失的患者。其控制系统大致可以通过3种途径实现:一是脚踏开关。使用者只需要踩踏相应脚踏开关即可获得进餐帮助,其缺点是自动化程度较低。第二种是语音识别。将特定功能的语音信号存入模板库中,当使用者发出声音指令时,将其与模板库中的原有信号进行匹配与识别。其缺点是由于不同人的发音存在差异,会导致不能识别或者误识别的情况出现。第三种是识别头部姿势。

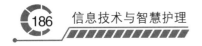
其硬件由视频采集卡和高精度摄像头组成,通过头部的动作,如摇头、低头等识别使用者的需求,并产生相应的操作命令。其缺点是系统组成较为复杂,软件控制上也容易出现误动作。

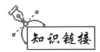

照护机器人的未来发展趋势:随着老龄化社会的到来,未来照护机器人的需求会有明显增长。①智能化感知和认识:在未来照护机器人的研究中,各种人工智能技术与多传感器融合技术的结合将应用到机器人系统中,由简单机电一体化装备向生机电一体化和多传感器智能化等方面发展,以便提高照护机器人的适应能力,更好地为人类服务。②人性化信息交互:照护机器人直接与人打交道,因此机器人与人之间互助、传递信息等非常重要。未来的照护机器人必须具备更加人性化的人机信息交流界面和模式,由单一作业向照护机器人与人、信息网络相结合的虚拟交互方面发展。③功能集成与模块化:推行照护机器人应用的关键在于其功能的集成与模块化,即能按用户的要求提供照护。既满足个体需求,也能提高照护机器人的研发速度,扩大应用范围。④市场产业化:促使照护机器人走出实验室,真正应用于人们的日常生活中,市场产业化是唯一的途径,但受到机器人价格等问题的制约。如何实现真正意义上的照护机器人产业化将是探索的重点。

(六)智慧护理床

智慧护理床是一种为生活不便或瘫痪在床的老年人和残疾人提供生活护理而设计的生活辅助设备。智慧护理床不仅可以通过连杆链的机械结构,以及直线推杆作为动力源,实现患者翻身、起背、屈伸 腿等辅助换姿活动,还可以基于传感器应用的生理参数监测系统以及人机交互系统检测人体生理参数监测系统,判断人体的生理状况。如美国史赛克医疗公司研制的智慧护理床及瑞典 Arjo Huntleigh 公司研制的智慧护理床 Enterprise,智慧护理床式机器人主要服务于空巢家庭中的老人、失去自理能力的患者等。国外护理床研究起步早、技术比较成熟。早在 20 世纪 90 年代,相关电动护理床就已经在医疗护理领域得到应用,其中具有代表性的是日本八乐梦公司的 KQ-86330 和 KR-C7320E。该护理床采用电机驱动,根据使用者要求调整靠背、大腿板、小腿板的角度,可以改变睡姿和坐姿。美国 Hill-Rom 公司研发了 CareAssist 系列多功能电动护理床,该护理床采用创新性机械结构将床体与轮椅融合为一体,通过机构的运动即可将床体变为一个轮椅,以便于患者在不离开护理床的条件下完成位置转移和坐、卧姿态的转换;但该护理床存在体积较大、轮椅状态时行驶不便等不足之处,因此该类护理床目前多应用于医疗机构(图9-10)。

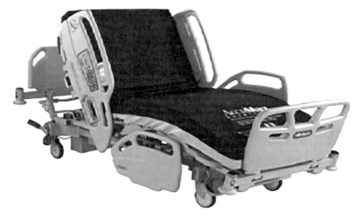

图9-10 CareAssist 多功能电动护理床

(七)病房照护机器人

病房照护机器人目前的功能包括为患者按时输液服务、配药服务、体检服务、康复护理等,医师也可以根据机器人测量的数据为患者进行诊断。医院和医护人员可以根据医院的需求对这些功能进行增减和优化。前文提到的照护机器人在功能和实际应用上都可以将情境换成医院进行使用。如国内某医院的核医学科的 AI 机器人搭建了多个数据模块,可以实现个体化宣教、环境监测、生命体征采集、电子语音病历、远程查房、远程探视等多项功能。

恩格尔伯格创建的 TRC 公司第一个服务机器人产品是医院用的"护士助手"机器人。它于 1985 年开始研制,1990 年开始出售,目前已在世界各国几十家医院里投入使用。"护士助手"机器人可以完成以下各项任务:运送医疗器材和设备,为患者送饭,送病历、报表及信件,运送药品,运送试验样品及试验结果,在医院内部送邮件及包裹。该机器人由行走部分、行驶控制器及大量的传感器组成。机器人中装有医院的建筑物地图,在确定目的地后,机器人利用航线推算法自主地沿走廊导航,由结构光视觉传感器及全方位超声波传感器可以探测静止或运动物体,并对航线进行修正。它的全方位触觉传感器保证机器人不会与人和物相碰。通过"护士助手"机器人上的菜单可以选择多个目的地。机器人有较大的显示屏及用户友好的音响装置,使用起来迅捷方便。

二、需关注的研发照护机器人的关键技术

照护机器人在工作的过程中,机身、感知系统和控制系统这 3 部分协调地发挥作用,离不开以下一些关键技术。

1.机械系统设计 照护机器人的机身是整个系统的基础,必须具有较高的精度、强度和稳定性。除此之外,由于照护机器人是为老年人或患者服务的,所以它应具备较高的安全性,而且在运动时应有较小的噪声、振动和冲击。

2.语音识别技术 照护机器人通过对语音信号的识别和理解将其转化为相应的文本或命令。基于这种技术的成功应用,照护机器人能够通过语音识别系统很好地解读人的指令,从而能更好地为老年人或行动不便的人服务。

3.多传感信息融合技术 传感器感知技术是把分布在不同位置、处于不同状态的多个同类或不同类型传感器提供的局部信息进行分析、综合和平衡,利用信息互补降低不确定性,以形成对系统环境相对完整一致的感知描述。照护机器人需要感知系统内部、外部的静态和动态等多方面的信息,对环境和自身状态要有一致性的描述,靠单一传感器是难以完成的。所以,多传感信息融合技术在照护机器人应用中非常重要。

4.智能控制技术 照护机器人技术越来越向智能化方向发展。将各种智能控制方法应用到照护机器人上,可使其具有良好的自主性、适应性、自耦合性及运动的多样性,继而让照护机器人能够适应复杂、不确定的工作环境。目前应用的智能控制方法有多级递阶智能控制、模糊控制、神经网络控制、基于规则的仿人智能控制、基于知识的智能控制、基于模式识别的智能控制以及混沌控制等,在照护机器人智能控制中应用最多的是模糊控制和神经网络控制。

5.视觉技术 视觉系统能获取和识别外部环境信息。视觉传感器具有探测范围广、精度高、信息量大和很高的分辨率等优点,但也有其不足:往往需要很大的信息量,才能从背景中分离出所要探测的目标,从而降低了实时性和抗噪声能力。基于高精度的图像处理算法和并行处理技术能够很好地解决以上问题。利用视觉传感器进行导航是照护机器人常用的技术之一。

6.路径规划技术 路径规划技术是根据机器人所感知的工作环境信息,在起点和终点之间找到一条基于某一条件的最优路径的技术,其实质是导航和避障。按照机器人获取信息的方式不同,一般可分为 3 种类型:①基于传感器信息的路径规划,主要应用于非结构化环境,其规划方法有人工

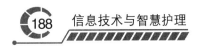
势场法、确定栅格法和模糊逻辑算法等;②基于模型的路径规划,主要应用于结构化环境,其规划方法有栅格法、可视图法、拓扑法等;③基于行为的路径规划,主要是把规划问题分解为许多相对独立的单元,如避障、跟踪等。

7.人机交互技术　人机交互研究系统与用户之间的交互关系,即人与机器人之间进行信息交换。人机交互功能主要靠可输入/输出的外部设备和相应的软件来完成,其优点在于人的智能通过机器人加以延伸。照护机器人的人机交互技术的研究直接关系到人机关系的和谐及整个机器人设备的易用性和效率。因此,研究照护机器人时应该充分利用好人与机器人的智能,遵循人性化、情感化、智能化的原则,做好两者之间的信息传递。

8.生命体征监护技术　在照护机器人上嵌入生命体征监护系统,用以实时检测和诊断护理对象的心电、呼吸、血氧饱和度、体温等人体生理参数,达到监护人体健康状态的目的。

9.远程监控和网络控制　远程监控和网络控制是通过网络实现医护人员和照护机器人之间的双向信息传递、共享,以达到远程监测、护理、及时处理突发事件的目的。

照护机器人是一个具有鲜明特色及巨大社会关注度的战略性高新产业,是21世纪高技术制造业与现代服务机器人的重要组成部分。研究照护机器人的核心技术对促进机器人自主创新体系的建立,适应"照护机器人进入千家万户"的产业发展趋势,将产生深远影响。

目前的康复机器人多数是被动式的训练方法,患者被动接受训练,而没有主动的运动意图参与。现代康复医学认为,运动康复训练主要基于神经系统的可塑性原理,即激发患者中枢神经系统的重组和代偿,实现神经系统功能的恢复,进而恢复患肢的运动功能。康复医学的临床研究表明,患者主动参与的康复训练对其神经系统重建和运动功能恢复更加有效。因此,基于脑电、肌电、眼动等生理信号的运动意图识别来控制机器人的运动能够使患者主动参与到训练中来。目前国内外也对这方面进行了一些研究,但精确程度尚且不足。除此之外,按需辅助方式能够更有针对性地对患者进行训练,例如对下肢力量薄弱的患者来说,他们本身有一部分力量,机器人只需要给予患者需要的剩余力量来辅助他们运动,这样能够使患者走路时减轻能耗,并且能够延长机器人的续航问题,使用更加方便。

第五节　医院服务机器人

医学上的服务机器人是指用于医院、诊所、社区及养老院等医学相关场所,在实际应用中发挥着辅助医护人员、扩展医护能力以及提高医疗质量等作用的服务类机器人。目前主要从事维护、保养、修理、运输、清洗、保安、救援、监护等工作,大致可分为以下几类:医用物品运输机器人、消毒杀菌机器人、远程医疗机器人、医学教学机器人(智能模拟患者)。医院服务机器人是移动式机器人的一个分支,集成了多种传感器,能够处理传感器噪声、误差和定位错误,具备发现并避开障碍物的能力。同时能够辅助护士完成食物、药品、医疗器械、病志等的传送和投递工作及病房巡视工作,缓解目前一些国家医护人员短缺的状况。因此,开展医院服务机器人的研究具有十分重要的意义。我国《机器人产业发展规划(2016—2020年)》中也明确提出,将护理机器人作为标志性产品,实现机器人在医疗领域的规模化应用,这将促进护理机器人产业新的发展。

目前,美国已有专门提供医疗服务的公司 Off Site Care 利用 InTouch Health 的产品协助医院建置远程医疗系统。研究人员还开发了可对机器人全身进行操控的网络系统,在紧急时刻,这种机器人能像人类条件反射一样对外界环境做出快速反应,其第二代升级版本——RIBA 护士机器人,其主要功能是将患者从床上搬到轮椅上。美国 Luvozo 公司的 SAM 看门机器人能够通过自动导航、远程监控和摔跤风险检测系统,为住户长期提供频繁的查房及非药物类的护理服务。

国内移动机器人技术起步较晚,在"八五""九五"期间主要研制的是军用机器人。在国家"十五""863"计划中开始逐步展开移动机器人相关研究。

(一)医用物品运输机器人

1. 概念与基本技术原理 医用物品运输机器人是指用一种设备传输物品,把医用物品从一个位置移动到另一个位置的运输机器人。医用 AGV 自动导航车意即"自动导引运输车",是指装备有电磁或光学等自动导引装置,能够沿规定的导引路径行驶,具有安全保护以及各种移载功能的运输车。其能够与现代医用物流运输技术配合使用,且能实现点对点的自动存取功能,在搬运、作业过程中,能够保证精细化作业、柔性化合作、信息化处理,从而让医用运输管理更加智能化。

2. 医学实践应用情况

(1)TUG 物品运输机器人:美国研发的 TUG 物品运输机器人已经在医院使用,能实现自主路径规划、避障、充电、物品运输等功能,它用激光测距仪实现避障,用无线通信的方式乘坐电梯,用于输送血液、药品、手术耗材工具等方面。

(2)新松物品运送机器人:新松物品运送机器人是一款针对现代化使用环境开发的智能机器人。具有自主行走,自主避障,防跌落,自主语音提示等功能,在降低人员劳动强度的同时,最大程度节省运营成本,提高工作效率,提升服务质量,帮助实现工作场景智能化、科技化、现代化,提供优质的服务体验。

(3)病房护士助手:该机器人配备抽屉式药柜时,可以分装运送药品、小型医疗器械、单据、标本、血液、血样、X 射线平片、敷料、处方、办公用品等小型物品,通过医师和患者的信息管理系统、密码解锁等安全功能,实现一键式运送、精准化管理。中国科学院自动化研究所开发的"非典"助手机器人、哈尔滨工程大学研制的护士助手机器人等传送机器人,可借助传感器、无线网络与医院中央系统连接,由传感器探测物体,按照事先输入的地图信息确定行走路线和修正运送路线,完成送餐送药、运送医疗器械和设备、传递实验室检查标本等活动,减少了护理人员在物品传递上花费的时间。

(二)消毒杀菌机器人

消毒杀菌机器人是一类为医疗机构及科研院校提供安全可靠的终末消毒的机器人。环境污染可以导致院内感染的发生,良好的终末消毒,可以有效地降低院内感染率。为此,消毒杀菌机器人旨在替代传统的终末消毒方式,开启新的终末消毒时代。

1. 消毒杀菌机器人的概念与基本技术原理

(1)脉冲紫外线强光技术:消毒杀菌机器人利用环保的惰性气体氙气灯在极短时间内(数十至数百微秒),以光辐射形式释放出极高能量,宽光谱的脉冲光(太阳光的 1 万~20 万)来实现对病毒、真菌、细菌、孢子等有害微生物进行灭杀,目前尚未发现对脉冲紫外线强光(紫外波段 200~400 nm)有抵抗能力的病原体。

(2)闪蒸专利技术:无须加热或除湿消毒环境,消毒杀菌机器人采用独有的同时蒸发过氧化氢和水技术,产生高浓度 HPV 破坏微生物细胞膜和 DNA,在极短时间内杀死微生物,达到消毒效果,不管终末消毒还是随时消毒均可使用。

2. 消毒杀菌机器人的应用情况

(1)光线灭菌机器人:该机器人是一款可以消灭手工清洁工程中可能遗漏的微观细菌,帮助医院降低其医院相关感染率。机器人所使用的脉冲氙气是一种环境友好型的惰性气体,可以创建全光谱,通过高强度紫外线灯,不到 5 分钟就能够快速消灭感染性细菌。

（2）"小莫"机器人："小莫"是一款可以消灭埃博拉病毒的机器人，机身为白色，呈长方形，底部装有4个轮子，方便移动。运作中的杀菌机器人能每隔1.5秒向半径3米的范围发射氙气，其引发的紫外线亮度比阳光还要高出2.5万倍。病毒被照射后，其DNA结构被破坏，只需5分钟整间房内潜在的埃博拉病毒就能被彻底消灭。

（3）基诺（KINO）机器人：智能终末消毒机器KINO是一款采用移动式操作模式，方便我们随时随地对不同的房间进行消毒的机器人。智能化简易操作，只需轻松一键即可开始消毒过程，采用独有的闪蒸专利技术，迅速灭活，使用高速通风降解单元，可快速将空间内残留的过氧化氢蒸汽分解成水蒸气和氧气，达到快速消毒且无残留的效果。

（4）脉冲星D-I机器人：病房房间消毒系统PulseIn D-I是目前较快速、较安全的房间自动消毒和提高患者安全性的智能机器人。对比传统的化学消毒方法，PulseIn D-I可获得20倍以上的更高效的处理结果，极大地降低耐药菌等的感染率。

（三）远程医疗机器人

远程医疗机器人是指使用远程通信技术和计算机多媒体技术提供远程诊断及咨询、远程护理、远程教育、远程医疗信息服务等医疗活动的医学服务机器人。该机器人突破了传统的时间和地域限制，使得优质医疗资源能够全国甚至全球共享变为现实。如监测和诊断机器人在病房内和患者近距离进行信息交互。一方面可以作为医生和患者之间远程交流的工具，实现半自主远程诊断功能，另一方面还可以根据设置好的程序执行例行病房巡视和支持任务，检测感染患者每天的临床感染症候，比如炎症指标（C反应蛋白和白细胞数量）、脓毒症指标（体温升高、血压变化和呼吸频率）、体温、血压、心率、血氧浓度等生理参数，以及临床微生物学检查等实验室指标的变化，记录电子医疗档案并将检测结果及时通知医生。

1. 远程医疗机器人的概念与基本技术原理　远程医疗机器人通过远程通信存储技术与医师工作平台，多家医院医疗系统连接传输，并通过云技术，存储患者病历、视频信息等资料；通过高精度自主定位与导航技术，有效保证远程医疗可靠度和安全性。

2. 远程医疗机器人的应用情况

（1）RP-VITA远程医疗机器人：RP-VITA是美国两家知名公司联合研发的远程医疗机器人。作为远程医疗助手，设计者希望医师们可以通过它远程实时监控患者的情况。因此，包括超声和电子听诊器等诊断设备均被内嵌在机器人上，RP-VITA可以通过平板电脑应用进行控制（图9-11）。

（2）小白远程医疗机器人：国内首款"小白"智能远程移动医疗护理类机器人，实现了自动室内定位与导航、自动跟随、自动避障、自动归位和语音交互等功能，可实现自动巡房、送药等常规性护理工作。减少护士的日常工作量，且能给患者带来新鲜的体验。同时，小白机器人能够将患者与医师工作台以及医院信息系统（HIS）、影像存储与传输系统（PACS）、实验室信息管理系统（LIMS）医疗软件融合集成在一起。

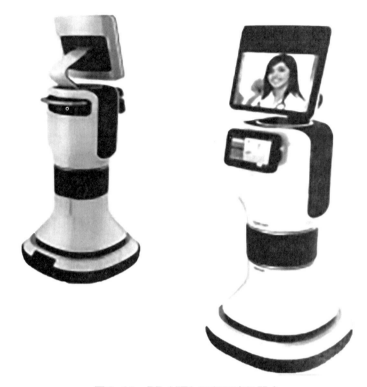

图9-11　RP-VITA远程医疗机器人

(四)医学教学机器人(智能模拟患者)

医学教学机器人是指用于医学高校、医院进行辅助教学活动的机器人,又称智能模拟患者。在当今医学的迅猛发展和日趋规范的医疗环境下,对医学生的素质及操作能力的培养显得愈发重要。随着医学院学生数量日益增长,直接在患者身上进行操作的教学活动难以大量开展,满足不了临床教学需求,医学教学机器人的替代操作对于医学生或低年资医师的教学具有重要意义。

1. 医学教学机器人基本技术原理　医学教学机器人外形与真人相似,具有皮肤仿真、触觉真实、关节活动灵活的特点,内置了传感器、微控制器、计算机程序等,其核心技术为高级生理驱动技术、虚拟触觉感知及力反馈技术等。教学者通过计算机可实时控制医学教学机器人,使其表现真实的各项生命体征指标、生理参数及疾病特征,并能对所给予的各种治疗措施(药物、操作等)做出相应的反应。

2. 医学教学机器人的应用情况

(1)超级模拟人(HPS):是1997年美国研制的第一款具有生理驱动功能的模拟人。其具备逼真的机械肺、强大的生理驱动引擎以及其他多种模拟功能,如高级气道管理、胸腔穿刺、胸腔闭式引流、心包穿刺、诊断性腹腔灌洗、真实监护仪进行心电和无创血压监测。

(2)爱因斯坦(iStan)智能模拟人:是2007年美国研制的全内置超级综合模拟人系统。其具备更高级的虚拟触觉感知及力反馈技术,根据环境的变化可以智能反应如真人一样临床特征,如呼吸、肠鸣音、脉搏等,并可模拟发汗、发音、瞳孔变化、排尿等反应。不管是真实的注射给药,还是除颤、呼吸机机械通气等操作,iStan模拟人均能自动做出真实的生理药理反应,而无须人为改变相关联的效应指标。

(3)希曼(SimMan 3G)智能模拟人:SimMan 3G智能模拟人是2009年挪威研发的高端智能模拟

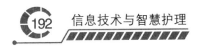

人。SimMan 3G 在生理驱动下实时模拟不同性别、年龄及疾病状态的患者的病理生理状态,当接受静脉给药、气管插管、心肺复苏、吸氧或静脉置管等操作时,模拟人的生理指标会发生相应的改变,并能实时显示出各种疾病状态患者的生命体征、血气分析结果以及其他的生理参数。

(五)护理作业机器人

此类机器人承担最为细致的护理任务,需要在病房内和患者进行密切的物理接触,特别是和一些特定的人体组织和器官进行物理交互,执行一些精细专业的护理操作。完成此类任务需要考虑到医学作业规范、患者的安全和舒适度、遥操作控制人员的工作压力和操作难度等多个方面,对遥操作机器人的位置控制、速度控制、力控制、触觉反馈等提出了非常高的要求。

护理作业机器人的核心技术是精细的遥控操作控制、力控制和触觉反馈,典型代表包括前述咽拭子采样机器人和 Veebot 护理机器人。Veebot 进行抽血和静脉注射,能够以 83% 的精确性正确地找到最好的静脉血管,在 1 分钟之内完成抽血,水平相当于一名有经验的人类抽血护士。此外,临床医生还采用遥操作机器人(移动平台+灵巧机械臂)治疗 Ebola 病毒感染者,传染病房中的危重患者往往需要进行插管治疗,包括导路尿管、静脉导管、透析导管、呼吸机插管等,开展面向此类任务的遥控操作机器人系统研究具有十分重要的意义。

上海交通大学医学院附属仁济医院日间化疗中心尝试使用机器人护士进行配药。护理人员只要从电脑中调取患者需要的处方二维码,并准备好药剂、输液袋等设备,机器人护士就会在完成扫描后立即进行配药。它会按照设置来确认每瓶药的定量配置,同时上面完整的患者信息、药品名称以及具体用法都标得清清楚楚。整个过程仅花费 1 分钟,快速又精准。南方医科大学南方医院也引进了智能静脉用药配置机器人进行药液配置,该机器人通过一系列自动化机构实现装药、药瓶检测、扳断、抽吸、注液等操作功能,还具有设置、环境控制、信息记录、视频监控、废物清理和回收等功能。与传统的人工配药相比,机器人配药的效率大大提高,药物残留率和配药错误发生率明显下降。此外,也极大减少了护理人员由于配药环节造成的职业损伤。静脉输液是护理工作中最常见的操作,护理人员通常需要遵医嘱或根据患者情况手动变更输液速度。美国研发的自动流体管理系统利用 AI 的深度学习技术,通过监测患者身上持续发生的对静脉输液流量控制的反应,继而学习随时调整流量,可避免由于滴速调整不及时而造成的不良反应,也减轻了护士的工作量。

随着全球老龄化不断加剧,医护人员的缺口将会越来越大,医院服务机器人也将会出现在越来越多的医院、养老院、社区及家庭中,成为医学实践中不可或缺的帮手。在医疗机构中使用的医疗机器人的精度要求将会得到更多的关注,而在家庭护理中使用的医疗机器人的交互能力和智能化将会得到更多的重视。

◀ 本章小结 ▶

随着人工智能技术与医学领域的融合渗透,先后出现了手术机器人、康复机器人、生命辅助机器人、照护机器人、护理作业机器人等。本章简单回顾了各类型医用机器人的发展历程、种类及特点。当前越来越多的学者正在研制不同功能的护理领域机器人,如能够帮助医护人员确认患者身份,并准确无误地分发所需药品;可以检查患者体温、清理病房,甚至通过视频传输帮助医生及时了解患者病情;帮助护士移动或运送瘫痪、行动不便的患者等。未来的人工智能将会使患者、护士和医生受益更多,帮助护士降低护理职业损伤和医疗的风险,有更多的时间对患者进行个性化的护理和健康指导,提升患者的自我健康管理能力;帮助医生更准确地进行疾病的预判,提高医疗质量。因此,未来以智能护理机器人及其人工智能技术为基础的护理科研将逐步成为护理领域的主流。

思考题

1. 如果医院目前准备引进手术机器人手术,需要做好哪些准备?
2. 护理机器人未来应用趋势有哪些?
3. 我国的医用机器人研发现状存在哪些阻碍因素?

第十章　可穿戴医疗设备

█████████ **学习目标** █████████

●知识目标：①掌握可穿戴智能健康设备的基本概念、基本原理、核心技术及在疾病诊疗和护理工作中的应用。②熟悉智慧健康的概念。③了解可穿戴设备的发展历程、与医疗大数据的衔接。
●能力目标：能根据案例，基本掌握可穿戴设备在医疗大数据、疾病诊疗过程中发挥的功能和作用。
●素质目标：了解智能可穿戴设备在未来医学领域中所发挥的作用。

情境与思考

手术室中，患者在手术台上正在进行肝脏肿瘤切除术，现场手术医生戴着虚实结合全息眼镜，通过高清摄像录播设备和旁边的大屏幕上，实时观察着手术的全过程。同时，远在北京的肝脏外科专家也正通过5G技术，用IPAD对现场手术的医生进行指导，还时不时用电子笔在上面进行圈圈点点。这些笔迹同时也显示在了现场的大屏幕上，一群年轻的医生和研究生围在大屏幕前，认真地倾听现场做手术医生与北京专家的对话与讲解，时不时还有人提出问题。

2个小时的手术很成功，患者被推进病房，他佩戴着诸多的智能可穿戴健康设备，可以与远在国外的朋友进行聊天，国外朋友也可以通过手机APP获知该患者的心率、血压、睡眠状况等健康数据，并通过这些数据的分析交流病情。

3天后，患者出院，回到家中，他被转入社区医院，也被告知可以回家进行进一步的康复。由于患者同时合并有"三高"，他的电子病历和各项检查记录在出院之前，已经由做手术的大医院转到了社区卫生中心，这里的医生按照上级医生的指示对患者进行进一步的健康监测和康复治疗，并很谨慎地控制他的血压、血糖和血脂。

请思考：①可穿戴设备的核心技术有哪些？②术后住院期间，有哪些可穿戴设备对患者实施实时监测？③术后康复中，有哪些可穿戴设备可以用于该患者的康复和治疗？具体可以有哪些应用？

可穿戴医疗设备(wearable medical devices)是指可以直接穿戴在身上的便携式医疗或健康电子设备，在软件支持下可感知、记录、分析、调控、干预、维护健康状态甚至治疗疾病。可穿戴医疗设备将机械功能与微电子学、计算机学在某种程度上智能集成在一起，可很好地做到对患者体征的即时检测、实验室检查指标的建议提供、运动辅助给药提醒等，是用于实施监测患者健康状况的一项重要措施。它通过内置传感器、集成芯片等实现对信息和信号的获取，再由物联网技术、移动互联网、云存储技术和大数据技术等数字化技术不断进行信息交换和智能交互。智能可穿戴设备具备可移动性、可穿戴性、可持续性、简单操作性、可交互性五大基本特征(图10-1)。

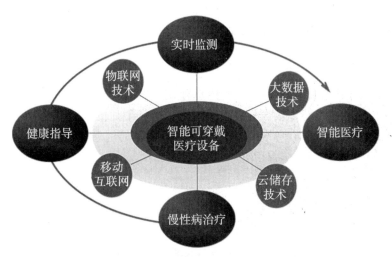

图 10-1　智能可穿戴医疗设备

　　随着移动通信技术的发展,移动互联网日益普及,传统互联网已经在向移动互联网迁移,近年来,智能穿戴设备的发展非常迅速,成为一个热点行业,它通过借助传感器,与人体进行信息交互,是一种在新理念下诞生的智能设备,具有广泛的应用领域,并能够根据用户需求不断升级。智能穿戴设备在提高人们生活品质、促进生活方式智能化方面将会起到很重要的作用。

 第一节　可穿戴设备的发展历程与核心技术

一、可穿戴设备的类型

　　由于可穿戴设备的便携化、智能化、微型化等特点,其被广泛应用于医疗健康、军事、教育、工业等多个领域。随着移动医疗的发展及公众对健康需求的增加,可穿戴设备在医疗领域的研究及应用成为其发展的热点,不仅被广泛应用于临床,也被逐渐应用到家庭日常健康的管理中。可穿戴设备常见的穿戴方式有接触型、植入型和外接型。接触型可穿戴设备直接将传感器固定到皮肤表面;植入型可穿戴设备则是将传感器植入到体内获取信息;而外接型可穿戴设备通过将传感器外接到固定装置实现其穿戴。

　　1. 接触型　可穿戴设备常用的接触方式是通过黏合剂或吸附力等直接将设备固定到皮肤表面,实时分析表皮生物流体中的生物标志物,将传感器直接粘贴到皮肤上(使用电子皮肤或印刷的临时文身),然后结合腕带和贴片,或者通过将传感器直接嵌入纺织品中以确保与皮肤紧密接触,通过表皮电化学生物传感器实时、无创地测量汗液电解质(酸碱度、铵或钠)、重金属(锌)和代谢物数据的变化,同时可对人体的心电图/肌电图、温度和张力进行同步监测,还具有运动识别、热管理和血压监测的功能,从而达到检测健康相关指标的目的。

　　2. 植入型　植入型的可穿戴设备具有轻薄性、柔软性及灵敏性等特征,可与包括大脑、心脏、皮肤、眼睛、肌肉和神经元在内的各种人体器官和组织相匹配,通过微型针的形式进行体内健康监测,连续监测生物物理和生物化学信息。植入型可穿戴设备在手术、心脏、肾脏、血压、血糖等患者的管理中均取得了良好的应用效果。

3. 外接型 外接型可穿戴设备本身不能直接穿戴,而是通过将其外接到穿戴物品上实现穿戴,如集成了视听图像处理和记录设备以及无线连接和传感器的智能手表和眼镜等。其中谷歌眼镜就是一种典型的外接型的智能穿戴设备,它包括计算机化中央处理器、集成显示屏、高清摄像头、麦克风、骨传导声音传感器和无线连接,具有成像和视频记录功能。国外还有将带有数字印刷石墨电极的纸附着在柔性纺织品手术面罩内,通过纸质传感器、电子设备和软件将一个简单的纺织面罩转变为一个功能性面罩(具有互联网连接性),将呼吸数据传送到附近的智能手机或平板电脑进行处理,它可以测量、分析、存储和共享关于单个患者呼吸速率和模式的信息。

二、可穿戴医疗设备的发展历程

(一)可穿戴医疗设备的发展历史

从发展历程来看,智能可穿戴医疗设备行业从 20 世纪 70 年代开始进入学术研究视野,90 年代由于在时间和地点受限制的情况下,传统医疗无法随时监测院外患者的生命体征变化,也无法给医疗服务者提供更多第三方的意见。这就需要在不受上述条件影响下对个体数据进行实时采集的装备,可穿戴医疗设备应运而生。其典型的代表是美国太空计划中用于不间断监测美国宇航员在外太空的一系列生理反应的宇航服,随后美军的"陆地勇士计划"也应用了具有可穿戴监测作用的作战服,这些作战服可分析记录心率、呼吸等基础指标,用于自动判断士兵存活状态还可分析士兵当前疲劳、压力及焦虑水平。在一定的触发条件下向作战中心上报士兵的全球定位系统(global positioning system,GPS)所示位置及可能受伤的严重程度。可穿戴医疗设备的发展共经历了研究与探索期、应用萌芽期、快速发展期,目前进入调整深化发展期,如图 10-2 所示。

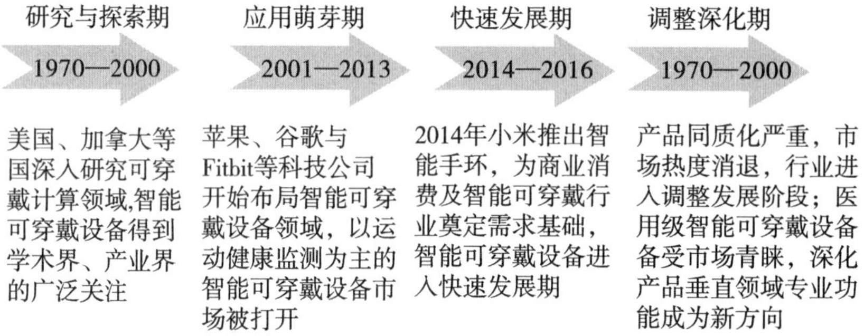

研究与探索期	应用萌芽期	快速发展期	调整深化期
1970—2000	2001—2013	2014—2016	1970—2000
美国、加拿大等国深入研究可穿戴计算领域,智能可穿戴设备得到学术界、产业界的广泛关注	苹果、谷歌与Fitbit等科技公司开始布局智能可穿戴设备领域,以运动健康监测为主的智能可穿戴设备市场被打开	2014年小米推出智能手环,为商业消费及智能可穿戴行业奠定需求基础,智能可穿戴设备进入快速发展期	产品同质化严重,市场热度消退,行业进入调整发展阶段;医用级智能可穿戴设备备受市场青睐,深化产品垂直领域专业功能成为新方向

图 10-2 可穿戴设备的发展历史

(二)可穿戴医疗设备的发展趋势

可穿戴医疗设备行业的崛起与远程医疗的发展密切相关,可穿戴医疗设备可以作为远程医疗的前端硬件组成之一,实现数据监测、采集和传输,通过云端将患者、医生无缝对接。近年来,我国加快建设远程医疗体系,相应配套政策逐渐完善,可穿戴医疗设备需求随之提升。目前,随着人口老龄化趋势不断加快、慢性病群体规模不断扩大以及新技术应用不断出现可穿戴医疗设备行业将得到快速发展。但在其快速发展过程中,也面临着一些问题和挑战,如数据安全的问题、行业标准不统一、监测数据精准度不够、未有相关医疗设备的认证等。其发展趋势主要表现在以下几方面。

1. 规模高速增长 中国智能可穿戴设备行业保持高速增长态势,预计 2020—2025 年市场规模复合增长率20% ,到2025 年,中国智能可穿戴设备市场规模有望突破 1 500 亿元。

2. 诊断远程化 医用级智能可穿戴设备将催生出更大的移动医疗市场,远程患者监控及在线专业医疗应用将成为医用级智能可穿戴设备的重要入口。

3.数据云端化 随着移动医疗平台的快速发展,未来智能可穿戴设备将实现与云端互联,患者数据可实现"云端数据集成化",医生远程即可开立药物、提出诊疗建议等。

4.产品垂直化 围绕某一疾病垂直领域,聚焦细分市场、细分人群,实现数据监测-疾病诊断-数据分析-医疗服务健康类垂直市场布局。

5.功能专业化、产品轻柔化 智能可穿戴设备将实现为用户提供监测、诊断、干预、治疗一体化服务,由最初的实时监测向疾病干预治疗转变;同时产品向柔性化、轻量化方向发展。随着电子产品的柔性技术、集成水平及人工智能等创新技术的进步,可穿戴医疗设备将向着更贴合人体、更小巧、更智能的方向发展。

6.盈利模式多样化 盈利模式将从传统硬件销售,逐渐向挖掘诊断价值、数据价值、医学价值和服务价值的新模式转变,目前,可穿戴移动医疗已发展出不同的商业模式,通过向医院/医生/药企/保险公司收费实现盈利。

三、可穿戴医疗设备的核心技术

可穿戴医疗设备的性能高度依赖其背后的核心技术,主要包括芯片技术、传感器、操作系统、数据计算解决技术、通信技术、电池技术、交互技术6个方面。

(一)芯片技术

芯片是计算机的心脏,也是可穿戴设备的核心器件。可穿戴设备使用的芯片主要包括中央处理器(central processing unit,CPU)和数字信号处理器(digital signal processor,DSP)两类。CPU是相对通用的业务处理芯片,兼容性好。而DSP芯片是能够实现数字信号处理技术的芯片,强大的数据处理能力和高运行速度是DSP芯片的两大特色。随着可穿戴设备的功能越来越多,数据量越来越大,芯片需要更多的兼容性和更快的运算速度。因此,CPU和DSP的配合使用,才能更好地满足可穿戴设备的功能需求。

(二)传感器

和人体体表紧密接触是可穿戴设备的主要特征,而可穿戴设备正常工作的前提是对人体数据的有效感知,这些都依赖于各种类型的传感器。可穿戴设备使用的传感器需要具备体积小、质量轻、功耗低、可靠性好、稳定性高、易于集成等特点,目前使用的传感器主要包括运动感知类传感器、环境感知类传感器和生物传感器等。

1.物理传感器 是利用各种声光电磁等物理效应,将待测量物理量转化成便于处理的能量模式,并以数字化的方式进行输出的装置。在健康与医学方面,物理传感器在朝着多通道、多功能、图像化、智能化的方向发展。一般分为下列几类。

(1)压力传感器:是能感受压力信号,并可将其转换和输出为电信号的器件。如常见的电子血压仪,通过检测捆绑在手臂上的袖带的压力及波动的变化来检测血压。由于纳米材料具备较高的导电性、柔韧性和光学透明度,采用碳纳米管等纳米材料结合金电极来制造柔性和可穿戴压力传感器,实时和原位监测重要的人体生理信号(例如桡动脉脉冲、不同位置的肌肉活动)。这种压力传感器还可以作为人造皮肤集成到机器人上,可以感测力/压力及人造皮肤上的力/压力的分布。还有研究把压力传感器运用于足底,进行足底的压力监测,用于诊断和监测糖尿病足、骨科病变、平衡障碍等疾病。

(2)光传感器:是一种通过光敏电阻将光信号转换成电信号的设备。常见的手环测心率等就是运用光传感器来实现心率测定的。指尖的微血管脉动性变化会随着心脏收缩和舒张性地而发生改变;当传感器的微光束照射到指端皮肤表面时,这种光线投射或反射的所带来的强度变化会转化为电信号输出。无创血糖监测也有使用光学传感器,通过运用拉曼光谱、旋光、中红外光谱、近红外光谱等方法,均可定期无创监测血糖,对于避免糖尿病并发症的长期和短期影响具有重要意义。近红外光谱可以用于神经外科患者脑氧监测,可同时监测脱氧血红蛋白和氧合血红蛋白。外周神经系统的研究依赖于药物和(或)光遗传学技术对神经元功能的控制操作,可通过将微型无机发光二极管和超低功率微流控系统与软件平台中的电化学泵送机制集成系统植入实验动物体内,进行药物传递和光遗传学研究。

(3)声学传感器:是感受外界声场中的声信号,并转换成电信号的传感器。可分为声压传感器、噪声传感器、超声(波)传感器和微型麦克风。在听力减弱的老年人或听力丧失的人群中,助听器成为他们日常生活必不可少的"助手"。助听器的信号链前段是由微电子机械系统(micro-electromechanical systems,MEMS)麦克风组成的。电容式 MEMS 麦克风利用电容大小的变化,将声信号转化为电信号,目前主要应用于语音助理、语音采集与识别中。市面上出现的柔性可弯曲、贴敷于皮肤上新型声学传感器,可以监控心跳和其他健康指数。在对于心脏病患者的监测中,对涉及心电图和心脏杂音的监测都可以完成,而且对于心室辅助装置中泵血栓形成的监测为机械植入物的表征提供了一个实例。

(4)加速度传感器:是能测量并将加速度转换为电信号的传感器,在加速过程中,通过对质量块所受惯性力的测量,获得加速度值。根据其敏感元件可分为电容式、电感式、应变式、压阻式、压电式等不同类型。加速度传感器应用于监测帕金森病患者的症状,监控其运动障碍的严重程度,有效地帮助医生调整药物剂量和测试新药疗效。如基于 AirMouse 鼠标,可完全实现准确、可靠、实时的活动识别和交互,尤其是针对残疾人。它将嵌入式设备被连接到一副眼镜上,利用陀螺仪来精确探测头部或其他肢体部分的活动,并将其映射到设备(如电脑、智能电视)上的相应鼠标操作。

(5)温度传感器:方便地应用于多种可穿戴设备以及需要对人体温度进行高精确测量的应用场景,其分辨率已达到±0.2℃的医疗级精度。温度传感器与先进柔性材料的结合被广泛地应用于医疗与健康领域,用于医疗诊断类和健康管理的可穿戴设备温度感应的装置。柔性温度传感器由于其柔软、灵活、灵敏度高和生物相容性好的优势,能够自然地贴敷于皮肤表面,并不产生不舒适感。基于热稳定性的超灵敏可伸缩的自修复有机水凝胶温度传感器,可通过调控水凝胶的溶剂可大幅度提升水凝胶的温敏特性,并远远高于可拉伸热敏电阻。

(6)辐射传感器:暴露于来自于日光和人工照明系统的电磁辐射(electromagnetic radiation,EMR)中是一种健康的风险因素,甚至于产生不可逆的损伤;包括皮肤癌、皮肤老化、睡眠和情绪障碍以及视网膜损伤等。新型的毫米级、超低功率的 EMR 数字化传感平台,实现了多个电磁波长的自主和连续 EMR 剂量的检测;通过与标准消费电子设备的无线远程通信自动报告辐射暴露数据,可作为可用于指导健康行为的信息基础,还可用来监测来自室内照明和显示系统的短波蓝光及来自太阳的紫外/可见/红外辐射。

2. 化学传感器 是对基于化学反应,能够感应化学物质敏感变化,并将其浓度转换为声、光、电等信号的器件。最常见的是电化学传感器,用于汗液监测,制成可穿戴式汗液传感器,用来测量各种感兴趣的分析物。

该可穿戴式的葡萄糖传感器,可以通过长时间保持附着在皮肤上,通过皮肤上产生的汗液,可持续监测汗液中葡萄糖水平的变化。该传感器通过使用 Ag/AgCl 电极用作两个传感器的共用参比电极和反电极,电流型葡萄糖和乳酸盐传感器(具有电流输出)是基于固定在线性多糖壳聚糖的透膜内的葡萄糖氧化酶和乳酸氧化酶;通过使用离子选择性电极和聚乙烯醇缩丁醛涂覆的参比电极来促进 Na^+ 和 K^+ 水平的测量。另一种化学传感器是由加热器、温度、湿度、葡萄糖氧化酶和 pH 值传感器以及可热激活的聚合物微针等组成,通过皮肤传递药物,并且该贴片可以热激活释放二甲双胍并降低糖尿病小鼠的血糖水平。还有基于微型像素阵列平台的传感器,可通过阵列的像素实现选择性、非侵入性的经皮葡萄糖监测。用像素阵列体内连续监测组织间液体葡萄糖能够跟踪健康人受试者的血糖。这种方法的优势表现在不需要进行有创的手指式血液采样，减少了患者的痛感与不适，对糖尿病患者的护理监护提供了极大的帮助。

3. 生物传感器　随着生物技术的发展，生物传感器是被广泛地运用于医学和生命科学领域的生物感知微器件，包括疾病诊断、脑损伤监测、葡萄糖监测、DNA 突变、病毒监测、康复患者行为预警的等方面。该生物传感器的原理是：在生物敏感载体中包含抗体、抗原、蛋白质、DNA 或者酶等生物活性材料，待测物质进入传感器后，通过分子识别或相互作用，发生生物反应并产生相关的生物变化信息，这些信息可被物理或者化学换能器转化为声、光、电等信号，通过仪器将信号输出，从而得到待测物质的浓度。目前所采用的生物传感器因普遍需要使用外部功能驱动，这极大地限制了柔性可穿戴设备优势的发挥。目前带有纳米图案化有机太阳能电池的自供能超柔性生物传感器，实现了心率的实时精准监测和自供能驱动，为未来医疗用生物传感器的发展提供了新方向。

4. 新型传感器　高导电性和可拉伸的电子皮肤是一种新型的传感器，其中液态金属电路（liquid metal circuit，LMC）嵌入硅橡胶薄膜中，可用于生理信号监测，能够在实时测量身体活动期间获得稳定的信号。基于 LMC 制备的电子皮肤还可以进一步扩展到集成化医疗保健设备和智能健康监测网络。研究人员还研发出采用微型传感器和发光二极管嵌入服装中的智能服装式新型可穿戴设备，使用智能服装测量人体体征，如血氧、体温、心跳等，可用来评估参与者的情绪反应并通过实时监测确保用户身体健康。

脑机接口（brain-computer interface，BCI）技术是机器人健康监测实现的关键技术，核心是通过人脑神经元与电脑微芯片的连接，实现对特定脑神经元信号进行获取和远程意识或意念控制。机器人健康监测通过加速计、蓝牙装置、WiFi 网络、中央处理器、插件等体征传感装置，经机器人学习功能（如地点、环境、活动、情绪等），形成相应的评估功能（如行为健康、心理健康等）从而经网络或其他途径向健康管理服务提供者推送数据。

2018 年，小狗机器人 puppy bingo 在深圳正式发布，基于科大讯飞的语音技术进行的深度定制，可实现 AI 语音助手的多种功能；同时具备健康检测与咨询、信号传导和分析功能，可以对用户的体温、血压、血氧等生理和健康指数进行监测、记录与管理，是一款较为适用于家庭健康场景的机器人。

近年来，随着传感材料由半导体材料向纳米材料、柔性材料及智能材料过度，传感技术也逐步向微型化和高度智能化的微机系统发展。传感技术为人体内外环境监测与预警，高度便利的人机交互等领域提供良好的技术支持。

（三）操作系统

可穿戴从附属设备逐渐转变为具有自主功能、能够独立工作的智能硬件产品，可穿戴设备专用的操作系统也就此诞生。各大可穿戴设备厂商在推出自家产品的同时，也都搭载了自研的操作系统，努力构建可穿戴系统生态：如苹果的 watchOS，华为的鸿蒙（Harmony OS），三星的 Tizen 和小米的 MIUI 等。

（四）数据计算解决技术

人机交互输出界面或回馈涉及文字显示、数据分析、语音反馈、动态或虚拟影像等，所有这些输出界面呈现都必须通过内容运算系统分析，如增强现实（augmented reality，AR）、虚拟现实（virtual reality，VR）、AR 结合 VR 混合现实（mixed reality，MR）、立体投影等各种现实内容计算和环境感知分析以及各种测量分析计算如血压、血氧、心率、脉搏、体温等。此外，云计算、大数据等有关数据解决技术，可以将智能穿戴设备采集数据及时快速、精确地发送到后台，通过对收集到数据进行有效记录分析。

（五）无线通信技术

数据传输几乎是所有智能硬件正常工作的必备条件,可穿戴设备也不例外。早期的设备组网模式多是利用电缆及导线将各种传感器相互连接,并组建成局域网络,这种传统的组网方式已经无法满足实时的健康监测需求。无线通信技术是指通信过程中的数字化信息的传输和信号处理。它可以以电磁波、光波或声波的形式把信息从发送端传输到接收端。健康数据监测与采集的通信技术现多用无线技术。目前可穿戴医疗设备使用比较多的无线通信技术有蓝牙技术（bluetooth）、近场通信（near field communication,NFC）技术、无线高保真技术（wireless fidelity,WiFi）、低功耗局域网（ZigBee）技术等。可穿戴医疗设备上可能同时存在上述多种无线传输技术,设备会根据环境自动识别、选择最优的无线传输方案进行工作。下面对这些比较适合可穿戴医疗设备的通信技术做简要的概述。

1.蓝牙 是一项专为移动设备开发的低功耗移动无线通信技术,其标准采用跳频和扩频技术,能够很好地抑制码间干扰,提高通信质量,保持通话的安全性。通过减少待机功耗、使用高速连接及降低峰值功率3种方法来降低功耗。蓝牙标准可分别支持1米、10米和100米等3种不同距离的通信能力,提供高达每秒1G的通信速率。其优点是可进行点对点串行通信方式,适合低功耗私有局域网的组件。目前已被广泛用于智能手表、手环、医疗保健、健身等可穿戴设备中。

2.NFC技术 NFC是一种能在短距离（一般在10厘米以内）与兼容设备快速识别和数据交换的高频无线通信技术。与蓝牙技术相比,NFC技术可提供更高的连接速率,高度的加密方式,NFC技术目前已应用于移动支付等诸多领域功能。

3.无线高保真技术 WiFi是基于IEEE802.11协议无线网络传输方式,目前常见于个人电脑、手持终端无线互联通信技术。WiFi具有覆盖面广、传输速率快、传输带宽高优点,相对于蓝牙,NFC技术功耗相对较高。

4.ZigBee 是一种低功耗、短距离内可实现无线通信的技术,其特点是组网很方便,能形成较大的网络规模,便于多个网络节点的管理,是目前应用于人体生参数监测的医疗保健领域的主流技术。

各种无线通信技术的对比如表10-1所示。

表10-1 各种常用的无线通信技术比较

项目	GPRS	Bluetooth	UWB	Wi-Fi	EnOcean	Zigbee
标准	GPRS	802.15.1/Bluetooth 1.021.1	802.15.3a	802.116	14542-3-10	802.15.4
工作频段	1 800 MHZ	2.4 GHZ	3.1~10.6 GHZ	2.4 GHZ	31.5 M/868 M 902 M/928 M	2.4 G (868 M/928 M)
电池需要与否及维护	否 充电电池	否 充电电池, 数天	否 电源	否 电源	是 能量采集	否 电池,几个月至几年
报文长度	—	0.7 ms	—	—	0.6 ms	4 ms
最大传输速率	114 kbps	720 kbps	1 Gbps	11~54 Mbps	125 kbps	250 kbps

续表 10-1

项目	GPRS	Bluetooth	UWB	Wi-Fi	EnOcean	Zigbee
通信距离	长距离运输	≤10 m	≤10 m	20~30 m	≤300 m	≤100 m
互相干扰概率	较低	较低	一定程度	较低	极低	低
兼容性	是	是	是	是	是	不同版本间不兼容
特点	数据分组发送和接收成本低永远在线	功耗低、穿透力强、成本低、抗干扰性强	低复杂度、发射信号密度高、低截获能力、定位精度高	组建简便、成本低、带宽高、传输距离长	超低功耗	对等网络结构、速度低扩展性好、网络容量大、功率低成本低、支持路由功能
应用	手机、电脑	通信、汽车、医疗设备、无线办公、学校、工厂	家用类设备、终端无限连接、数据传输	无限上网、PC、PDA、无限局域网	楼宇自动化、智能家居、工业控制	PC设备、消费类电子设备、玩具、医护、家庭内智能控制

注："-"为未涉及或无此内容。

ZigBee 具有低成本、低功耗、辐射小、可靠性高、自组网能力强等优点,且具有良好的抗干扰能力。无线体域网(wireless body area network,WBAN),是由各种可穿戴传感器组成的测量人体状况的系统;WBAN 的腕部、腰部和肩部模块可以帮助监测、分析并向用户提供建议,以便进行适度的锻炼;小型、低成本的网络传感器与先进的信号处理和信息提取技术相结合所组成的 WBAN 系统为医疗系统的精确测量、加强运动和健身训练、生活方式监测和个性化安全提供了技术支持。

在新型冠状病毒肺炎疫情防控过程中,通信信息技术的快速引入和应用在疫情防控发挥了重要作用,并且有非常成功的应用案例。如公众所熟知的健康码和"互联网+医疗健康",5G 技术在助力搭建高效、便捷的互联网诊疗平台,特别是用于在高清网络会议系统和各类医疗场景中。除了 5G 技术,AI 赋能的智慧医院,在疫情期间快速开发了很多如 CT 快速诊断系统、智能测温等,智慧核酸采样已经在很多地方得到应用;利用 AI 开展的数据采集、机器人采样、输送物品等,这些都减少了人员进出隔离区的风险。在抗疫期间,通过在线咨询、疫情科普、心理帮扶及远程会诊等方式,有效降低了人群的交叉感染,同时也缓解了一线医疗机构的压力。从社会经济发展的配给角度来看,数字平台、数字健康平台的打造有效降低了平台建设的边际成本。从医生和患者的角度,通过线上和线下互为补充的医疗方式,满足了群众随时看病问诊、咨询和交流的路径。

(六)电池技术

可穿戴设备的续航能力是限制可穿戴设备功能扩展的重要因素之一。目前,包括可穿戴设备在内的智能硬件均较多地使用锂电池。随着可穿戴设备功能增加、数据交互增多,加之需要长期追踪用户数据的特性,设备的功耗也必然增大,对电池性能的要求也会更高。因此,可穿戴设备的发展必然需要更高能量密度的锂电池或者新型电池技术的支撑,如何提高设备续航时间是关注重点,也是要解决的重要问题。当前重要解决办法有 3 种:一是从操作系统、芯片、屏幕及终互联等方面来减少功耗,在性能与功耗之间找到平衡点;二是增加电池容量,如柔性电池技术可在缩小电池体积同步增加电池容量;三是通过无线充电、极速充电、太阳能和生物充电等技术缓和地解决该问题,但这些充电技术大多处在研究阶段,尚未大规模商用。

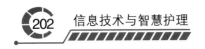

(七)交互技术

目前,通过触显屏进行人机交互是当前大部分智能硬件采用的交互方式。当前应用在智能穿戴设备中常用显示技术涉及薄膜电晶体液晶显示屏、积极式矩阵有机发光二极体、发光二极体与电子纸等。除此之外,当前重要3种穿戴式显示技术是:

1. 微型显示 如硅基液晶、微机电系统/数位光源解决、激光扫描等。

2. 柔性显示 当前,世界上多个高科技公司正积极研发并推动可弯曲柔性屏幕、电池和人机界面系统并进行专利布局。现阶段主流柔性显示技术研发瓶颈重要聚焦在以下几种方面。①显示技术所用核心光电材料及有关功能材料性能改进、提高,涉及新材料研发等;②器件封装基板及有关封装材料研发;③更高显示性能参数和效率显示屏件构造设计和优化;④低功耗、高效率驱动电路设计和优化;⑤低成本材料、制作工艺研发及产业化等。

3. 透明面板 透明显示已开始应用于公共看板与橱窗等,若应用于个人穿戴,需再提高穿透率与解析度。

除此之外,还有语音、姿势、眼动等新的交互技术。语音交互的实现主要依赖于语音识别技术,随着语音识别技术的日趋成熟,其在可穿戴设备及其他智能硬件中的使用也会越来越广泛。姿势交互是通过采集人体不同部位的姿势,利用计算机图形学相关技术,转化为计算机指令,以达到交互的目的。

智能穿戴设备价值更多地还是涉及依托于硬件软件和数据服务。但是当前诸多厂商应用和云服务封闭,存在数据孤岛,不能与其他设备共享数据,缺少开放产业生态环境。因而需要开放并统一智能穿戴设备、手机、云服务之间接口,推动信息流动和共享,消除数据孤岛,为智慧健康产业创造出更多价值。

第二节 可穿戴医疗设备在健康监测中的应用

国家卫健委发布的《2020年度国家老龄事业发展公报》指出,截至2020年11月1日零时,全国60周岁及以上老年人口26 402万人,占总人口的18.70%;全国65周岁及以上老年人口19 064万人,占总人口的13.50%;80周岁及以上老年人口3 580万人,占比为13.56%。由此可见,老龄化问题凸显所带来的健康服务需求在不断增加。同时,伴随着经济和生活水平的提高,对健康的追求也随之不断提升,专业、精准的健康医疗管理服务成为需求。将用户的生活习惯通过数据形式进行量化处理,借助健康监测并进行科学分析,可以达到保持用户健康生活、对健康进行前瞻性管理,有效提高病患及社区居民的整体健康水平,降低慢性病、多发病的风险和患病率。

连续全面的健康监测是确保智慧健康的重要环节,间断或连续地测定人体中各种需监测生物物质或生命体征的浓度或情况,观察、分析其变化和对人体健康影响的过程。其目的是准确、及时、全面地反映人体健康状况及其未来发展趋势,为健康评价、风险评估等提供科学准确的依据。健康监测是即时对某个居民、某一器官、某种生物物质或其生命体征进行的检验和测试。智能可穿戴设备可以在血压、血糖和血脂管理、睡眠状况、运动情况、心脏监护、慢病管理、精神健康、风险评估、用药提醒、虚拟护理和精神陪护等方面给予更为精准的指导和建议,实时监测人体健康状况,为患者提供高质量的智慧化、个性化、常态化的健康指导和医疗护理,提供全方位、全生命周期的健康服务。

健康监测的内容日益丰富,逐渐覆盖使用者全生命周期,为满足人们的健康需求提供了新的方法和模式。从疾病预防、健康评估、慢性病管理等多方面为用户提供个性化健康服务,实现以"预防为主、防治结合"为核心的全人群、全生命周期健康管理。

(一)疾病预防

疾病预防通过可穿戴医疗设备收集用户的饮食、服药习惯等信息,运用人工智能技术进行数据分析,对用户的健康状况进行量化评估,帮助用户更全面准确地了解身体状况,并为纠正不健康的行为和习惯提供基础。例如,风险预测分析公司卢米亚塔(Lumiata)的核心产品风险矩阵(risk matrix)能够为个体绘制患病风险随时间变化的轨迹,其核心引擎医疗图谱(medical graph)可以映射出当前和未来的个人健康的轨迹,并提供详细的临床基本原理。

心脏病的发作往往带有随机性、突然性,由于缺乏有效监护,患者容易错过最佳抢救时间而使病情恶化,甚至有可能导致死亡。因此加强心脏监测对于预防与控制心脏相关疾病意义重大。临床上对预防猝死常规的方法是除颤器。随着可穿戴技术发展,可以在患者发生恶性心律失常时自动放电除颤,拯救患者生命,是预防猝死的有效方法。卓尔控股有限公司研制的可穿戴式除颤背心,能帮助患者监测心律失常等情况,并且对于严重心脏病发作的患者可以进行紧急除颤,患者出现丧失意识情形时,设备通过电击让患者恢复正常心律。最新的可穿戴式除颤器具有自动化和多参数可控功能,除颤时多采用双相除颤波以增加除颤的成功率,除颤能量可预先程控为 50～150 焦不等;连续除颤次数可达 5 次;此外还可详细记录胸壁电阻、心电号除颤过程等多方面的信息。

(二)慢性病管理

人工智能与医疗健康可穿戴设备的结合可以支撑慢性病与健康管理,实现疾病的风险预测和实际干预。通过收集和分析数据,医师可以更好地判断患者病情,可实现计算机远程监护,对慢性病进行管理。通过对远程健康系统产生的数据分析,可以帮助患者寻找病因,发现潜在风险,实现疾病预防和早期治疗。

慢性病管理方面的应用是作为医患沟通的桥梁,在减轻医师工作的同时保证患者病情在已知、可控的前提下进行病情判断和处理。通过分析语义理解指令,替用户记录当日监测的指标、饮食摄入情况等。当患者的数据发生变化的时候,人工智能可以及时发现问题,请医师或药师人工介入。

2016 年 9 月美国美敦力公司研发的混合型闭环自动胰岛素输送系统 MiniMed 670G 通过美国 FDA 认证,适用人群为 14 岁及以上的 1 型糖尿病患者,2018 年获得 FDA 批准将使用范围扩大至 7～13 岁的 1 型糖尿病患者。当设备自动调节胰岛素水平时,用户需要手动输入糖类摄入量,系统应用一种新型算法机敏卫士(smart guard),为患者提供相应剂量的胰岛素,把基础胰岛素剂量分散在数小时内连续不断地输入,使 24 小时内血液中的胰岛素保持在平稳水平。该系统理想地模拟人体内胰岛 B 细胞的工作程序,迅速控制高血糖,稳定性较好血糖波动较小。此外美敦力与 IBM 的沃森医疗合作创建了一款认知应用程序,利用美敦力的胰岛素泵和大数据来预测患者的血糖趋势,可在低血糖发作的 3 小时前向患者发出预警,更有效地减少血糖波动及低血糖事件发生。

欧姆龙在 CES2018 上展示了一款智能手表——心脏向导(heart guide),该智能手表配备了一根额外的硬表带,能够像常规血压仪套袖一样通过充气来读取血压数据,并通过 WiFi、蓝牙等技术自动传输血压数据到互联网云端,反馈给医师和患者本人,进行数据分析和数据储存。此外心脏向导还能实时读取心率,并在夜间用户熟睡时实时监控血压心率,以便在用户出现高血压或卒中风险前及时提醒患者。智能血压计改变了传统的测量模式,以更加便捷、持续的测量帮助用户建立血压轨迹,熟悉自己的血压变化情况,并为用户在易发生高压的时段和场景下进行血压管理,提供了更好的基础。

在国内,中国疾病预防控制中心慢性非传染性疾病预防控制中心、中国信息通信研究院技术与标准研究所、妙健康智慧健康管理平台共同合作开发了一款"健康管理信息交互大数据平台"。该

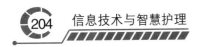
平台将会推广我国智能健康医疗大数据的发展,为移动医疗健康大数据真正价值的实现提供了可能。其最为突出的亮点在于汇总了基于不同智能硬件和传感的健康数据,集合了注册用户的健康电子档案,实现了数据共享,为慢性病管理、医疗大数据的接入提供了数据支撑和平台,提高了健康医疗服务的精准性。

(三)母婴健康监测

母婴健康监测领域的应用可以分为两方面,一方面是通过可穿戴设备针对女性受孕前后的生理状态、情绪状态、睡眠等数据进行监测;另一方面是针对育儿过程中发生的具体问题实现即时反馈。这些设备以脚环、粘贴片等形式贴敷在母亲或婴儿身上,可以记录心跳速率、呼吸模式、温度、身体位置及房间的环境条件等。

莫妮卡健康维护(Monica mealth care)研发了名为罗薇无线补丁系统(Novii wireless patch system)的胎儿监护仪,通过一次性贴片监测孕妇心率胎儿心率和子宫活动。猫头鹰(Owlet)无线智慧袜能够监测婴儿的健康和舒适度,记录婴儿的心率、血氧水平、睡眠质量、皮肤温度及睡眠位置等信息,搭配智能手机的应用连接,可在侦测到婴儿异常心率或血氧水平时通知父母。萌芽公司研发的跟踪设备用透气材料制成,可绑在婴儿的脚踝处,内置的传感器可以跟踪婴儿的心率、皮肤温度、动作和位置,并估算婴儿此时所处的睡眠阶段,预测他们还要多长时间才会醒来,以及判断婴儿是否情绪稳定。此外设备的无线充电装置可以感知周围环境的声音、温度湿度和光线,保障最佳的睡眠环境。

(四)在院内护理中的应用

智能可穿戴健康设备可以一定程度辅助护理人员对患者展开更为细致和有效的护理,缓解了日常护理工作的强度。如在ICU,长期卧床患者易产生压力性损伤,将压力监测装置贴附于皮肤表面可实时监测,当压力超过设置的阈值时就会报警,这给临床护理工作带来极大便利;体温监测是院内危重患者、术后患者重点护理项目,智能温度监测仪的使用避免了护士因忙碌而忘记测量和记录体温;血透患者在上机初期需多次进行血气分析,给患者带来了极大的痛苦,智能可穿戴pH值监测的应用可在一定程度上指导血气分析;内分泌科患者不仅要监测日常食物的摄入量及空腹血糖,甚至凌晨的血糖都要记录,可穿戴式微针血糖采集器的出现不仅减轻了患者的痛苦,还可以实时监测。因此,可以通过智能穿戴设备解决在院内的部分护理问题。

可穿戴医疗设备作为一个新兴产业,在医疗卫生和健康监测领域具有良好的发展前景与广阔的市场空间,也逐步由应用研究走向了实际场景下的应用。除了监测用户个人健康外,还能够为医疗提供新的诊断与治疗手段,有效解决了临床方面的实际需求。然而,可穿戴设备还存在很多不足亟待解决,如舒适性、便利性、功耗等问题。这需要研发人员进一步的开发,将各种先进技术融入可穿戴设备中,并借助互联网与大数据分析,实现对疾病的早期发现与早期诊断,为健康做好保障。

第三节　可穿戴医疗设备与医疗大数据、疾病诊疗的衔接

一、可穿戴医疗设备与医疗大数据的衔接

(一)可穿戴医疗设备与医疗大数据的衔接管理

进入21世纪,随着互联网技术的发展,大数据、人工智能、电子云等已经进入我们日常生活中。

医疗健康领域信息化进程加速前进,智能可穿戴设备的发展,实时获取人们的心率、血压、呼吸、睡眠等基本健康数据变得简而易行。自2009年起,在大数据时代背景下,计算机、数学、信息技术等领域的科学家加入了智能可穿戴设备的研究领域,可穿戴设备与医疗大数据的衔接主要通过数据的获取、传输、集成、交互、存储、分析等几个阶段进行。随着5G时代物联网技术的高速发展,可穿戴功能的电子设备嵌入人体日常穿戴中,给医疗卫生领域带来了极大便利。患者身上的可穿戴设备通过大数据、云端交互,将采集到的实时数据上传到云平台,形成医院-患者-社区三方可共享的同步动态监测。前提是该数据的共享是经过患者的知情同意。这样用户就可以随时查询就诊历史、既往检测、治疗信息;医生也可以通过该系统对患者病情进行动态化管理和个性化随访服务,并可随时调整患者诊疗方案。但是这些数据采集后的存储、分析、共享、制定诊疗护理方案等还需要结构化的管理。目前我国智慧健康管理决策所需医疗资源"数据孤岛"现象十分突出,院前、院中和院后数据量都非常少,因此无法形成全流程的数据。面向全流程智慧健康管理决策迫切需要解决多源异构大数据融合的问题。

当前,可穿戴设备算法的基础数据大多来自发达国家建立的西方人种数据库,如美国麻省理工学院提供的研究心律失常的数据库。但是,不同人种、年龄、性别的人群生命体质特征数据存在差别。目前,各类可穿戴设备能监测的体征数据有上百种,但大多没有针对国人的体征基础数据库。这类数据库具有一定公共物品属性,亟须采取举措来建设开源、标准化的数据库。

(二)可穿戴设备医疗与医疗大数据衔接所需注意的隐私及数据保护制度

《人口健康信息管理办法(试行)》第六条规定了"采集、利用、管理人口健康信息应当按照法律法规的规定,遵循医学伦理原则,保证信息安全,保护个人隐私"。健康医疗数据的收集、存储或处理首要遵守的原则应当是医学伦理原则,其次是保护信息安全和个人隐私。遵守医学伦理即收集、存储或使用患者医疗数据的目的要符合医学伦理,不能违反人类正常的医学伦理规范,不能违反法律或者法规禁止的行为目的。在合法目的前提下,才可以继续探讨健康医疗数据的收集、存储和使用问题。在制度层面上,应建立全流程的数据保护规范,保障个人信息隐私,促进个人信息安全流动。在数据收集阶段,要保障个人的知情权和同意权,详细告知个人有哪些健康数据将被收集,个人有权自主决定健康信息是否同意被收集。在数据利用阶段,应明确利用范围,原则上个人健康数据只能用于收集的初始目的,不得另作他用;变更用途需要再次授权,监管者可以对数据利用情况进行审查,在数据存储阶段,应完善安全防护体系,重要数据本地化存储,建立泄露通知制度,一旦发生泄露事件及时告知数据主体,并采取救济措施。在数据销毁阶段,应明确个人数据保管期限,超过保管期限的个人数据不管是否利用过,都应销毁。尤其对于残疾、老年、婴幼儿等特殊人群应有更为严格的数据保护制度。

二、可穿戴医疗设备在疾病诊疗领域的应用

目前,可穿戴设备逐渐渗透到许多医疗领域,提高医疗服务质量。

可穿戴医疗设备行业的崛起与远程医疗的发展密切相关,可穿戴医疗设备可以作为远程医疗的前端硬件组成之一,实现数据监测、采集和传输,通过云端将患者、医生无缝对接。近年来,我国加快建设远程医疗体系,相应配套政策逐渐完善,可穿戴医疗设备需求随之提升。目前,已有部分地区将部分远程医疗服务项目纳入医保,未来随着纳入项目的不断增多,可穿戴医疗设备行业将得到快速发展。

一方面,可穿戴医疗设备克服了传统医疗检测抽样的片面性,能够实时、持续收集患者的监测信息;另一方面,扩展了监测内容,包括步数、心率、运动、脑电波、血氧和睡眠等。这些客观的数据记录往往比患者向医生描述的自我感受或者记忆更为精准,为更好地开展患者的状态评估和支持

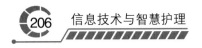

临床决策提供了重要信息。

可穿戴医疗设备的动态监测、量化标准,使得个人对于自身健康情况和运动能力有了便捷和准确地掌握,有利于进行自我健康管理。针对老人、儿童、孕妇等特殊人群,可穿戴设备还能提供安全监护方面的服务。

(一)康复医学中的应用

可穿戴技术在康复医学中的应用领域涉及早期诊断、功能康复、康复评定以及远程监测等,从发病早期到稳定期、从家庭到医院都有广泛应用,与康复工程结合也是近年来研究热点之一。目前可穿戴医疗设备已经在康复医学的各个亚专科中得到了一定的应用。

1. 神经康复　近年来,可穿戴医疗设备在康复医学领域的研究与应用在对患者的辅助康复治疗与疗效评价中发挥着重要作用。利用可穿戴医疗设备进行的康复与治疗更为精确,部分设备可居家使用,能够较为显著地提高康复治疗效果。

可穿戴式步态分析传感器在脑卒中康复与治疗领域取得显著进展。该传感器可以自动识别脑卒中患者的步态参数,为康复与治疗提供反馈信息;可穿戴技术也被当作一种可靠和客观的医疗设备,监测脑卒中患者日常活动,也可应用于脑瘫患者的术前治疗计划和手术决策。步态分析提供了重要的附加信息,可有对外科手术给予较好的指导和建议;通过步态分析后进行治疗,患者预后在行走方面有更显著的改善。此外,可穿戴技术还可应用于监测癫痫发作。斯坦福大学医学院的研究人员发明了一种可穿戴式智能手表,可以发现不同类型的癫痫发作,并将病情反馈给护理人员。

另外,许多神经系统疾病都遗留有步态异常,有些典型异常步态对特定疾病有提示意义,步态分析有助于神经系统疾病的诊断、治疗和评估。可穿戴式步态分析传感器可动态监测帕金森病患者的实施动态的步态变化,可对康复与治疗提供很好的指导。冻结步态是帕金森病患者经常出现的突然性行走迈步障碍。步态辅助系统可通过置于脚踝上的加速度传感器,自动检测患者是否存在冻结步态,进而帮助患者纠正和克服冻结步态。

2. 骨科康复　该传感器基于加速度传感器和陀螺仪的原理,可以在无症状人群中区分膝内侧骨关节炎患者,监测骨关节炎患者的膝关节功能状态。另外,可穿戴式智能鞋可以显著改善下肢骨折和髋关节置换术后患者的异常运动模式。可穿戴式外骨骼手,以改善患者的手功能,并且具有舒适性、耐磨性以及安全性高等特点。

3. 老年退行性疾病康复　此类产品大多集中在对老年退行性疾病康复诊疗过程中心电、心率、呼吸及血压等生理参数的监测,并对睡眠、跌倒及安全定位等不良因素进行报警。

4. 吞咽功能康复训练　脑卒中、口腔癌等头颈部肿瘤患者术后都面临吞咽功能下降的问题,这不仅影响到患者饮食,造成营养不良,还降低了患者的生活质量。国外有学者研制出一套吞咽功能训练系统,该系统将可穿戴式柔性智能贴片贴于患者颌下,对患者吞咽时肌电活动进行描记,通过传感器传送至显示器,在显示器中反馈出患者的吞咽状态,以此对患者进行针对性的吞咽功能康复训练。

随着新型传感技术、无线通信技术、数据分析技术和低功耗芯片技术等创新驱动,将可穿戴技术与传统的康复理念和康复工程相结合,家庭康复和社区康复将更加有效。

(二)老年慢性病中的应用

我国包括糖尿病、充血性心脏衰竭、高血压等在内的各类慢性病患者高达3亿左右,这其中一大部分为老年人。患有帕金森癫痫、脑卒中的老年患者存在肢体活动障碍,发生病情时容易发生摔伤、烫伤等意外,因而对这些特殊老年群体安全监护也是十分必要。这些患者患病时间长、服务需求大,占据了大量医疗资源。

在慢性病管理方面,可穿戴健康监测设备能克服患者管理的时空限制;基于监测数据,可穿戴设备能够自动预警,提醒存在健康风险的患者及时就诊,使慢性病患者在接受药物治疗的同时还通过云端能来实现病情远程监测、远程治疗方案调整、生活方式管理等功能,避免严重并发症的发生。更为重要的是,可穿戴设备有利于帮助患者提高自觉性和按照健康科学方式生活的依从性。通过可穿戴设备长期监督慢性病患者状况,能提供持续长期、细致准确的各项诊疗数据,提高疾病管理和防治的效率,将在很大程度上降低老年慢性病的危害和治疗费用。

1. 糖尿病　在糖尿病的诊疗中,血糖的监测是糖尿病的主要诊断依据,也是判定疗效的重要指标。大量可穿戴设备不仅在糖尿病的诊断中被开发利用,而且在其治疗过程中也发挥着巨大作用。目前有多种可穿戴设备供临床选择,如柔性贴片式汗液芯片,可通过汗液中葡萄糖含量测定反映血糖水平,由石墨烯等纳米材料组成的呼吸传感器,可通过测定呼出气体葡萄糖含量用于对糖尿病的诊断。另外,一种嵌入式隐形眼镜传感器,将其用于泪液中葡萄糖水平的检测以诊断糖尿病。

微针透皮给药是治疗糖尿病的一种技术,通过采用微针阵列作用在皮肤表面形成微米级的小孔作为递送药物的通道为体内输送药物。由于微针的结构尺寸很小,对患者皮肤层几乎不会产生创伤。微针贴片通过内部集成传感器,可以监测糖尿病患者体内的葡萄糖浓度,并通过反馈系统自动调节药物的释放量,进行精确的药物递送治疗。

2. 心血管疾病　24 小时动态心电图是目前应用于临床比较成熟的可穿戴医疗设备,它弥补了常规心电图不能动态监测的缺陷,但是其穿戴舒适性较低、带有导电凝胶的电极片可导致胸部皮肤过敏溃疡等缺点限制了其在家庭日常监测中的应用。而心脏超声检查也因无法进行院外操作不能满足日常应用。为满足人们对自身健康进行管理的需要,国内外研究者对可穿戴的健康监测系统进行了大量的研究,特别是对心电长期采集用的可穿戴系统。

目前苹果公司的 Apple Watch 已经发展到了第 7 代产品(图 10-3),可以实现对重要的健康信息,如睡眠、心电、血氧、摔倒等指标进行实时监测。从 2018 年的第 4 代智能手表开始,苹果还为 Apple Watch 增加了心电图绘制功能,这也是 FDA 批准的首款提供心电图功能的消费类设备,也是得到美国心脏协会(AHA)认证的用于收集穿戴者心电信息的设备。该功能可在识别到疑似房颤的心律不齐时提醒佩戴者注意。根据 Cardiogram 公司和加州大学旧金山分校研究显示,Apple Watch 能够通过内置的心率检测器检测到心房颤动,准确率高达 97%。摔倒监测是利用两个新感应器提供的动作信息,分析手腕移动轨迹和冲击加速度,判断用户是否跌倒,进而启动求救功能。

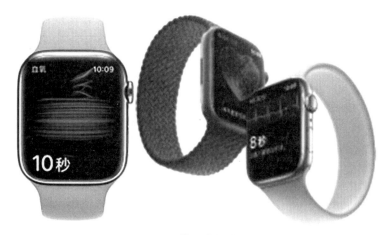

图 10-3　第 7 代智能手表

3. 脑卒中　脑卒中具有发病率高、并发症多的特点,是世界范围内造成残疾、瘫痪的主要原因之一,患者多伴有运动、吞咽等日常生活功能障碍,因此,脑卒中后居家康复在患者的诊疗过程中占有很大比重。惯性传感器可通过监测患者简单活动中上肢的加速度数据来检验脑卒中后活动的质量,用于协助康复治疗师进行临床康复训练。应用可穿戴智能足底压力反馈设备进行平衡功能训练,可以改善脑卒中患者的平衡功能。在脑卒中患者的康复中,可穿戴设备用于上、下肢、手部运动功能的评定,以及关节活动度、平衡功能的评定等。

4. 高血压　高血压是由遗传、环境、生活习惯等因素共同导致的慢性非传染性疾病,是导致心脑血管疾病的危险因素之一。越来越多的可穿戴设备被用于高血压的监测,包括臂带式、袖带式、指套式等。无袖带血压技术应用于患者中,可准确地监测夜间高血压患者,给高血压患者的疾病监测带来了福音。另外,指套式可穿戴设备在测试中也取得了较好的结果,其优点在于相较于臂带式可穿戴设备而言,更加小巧、方便,便于携带、应用。此外,智能手环具有即时、连续、便捷的特点,患者可随时进行监测,并获得精准的实时数据,实现了更好的自我管理,减轻了医务人员的工作压力。

5. 慢性呼吸系统疾病　慢性阻塞性肺疾病(chronic obstructive pulmonary disease,COPD)、慢性肺源性心脏病、支气管哮喘、睡眠呼吸障碍等慢性呼吸系统疾病在我国的发病率均处于较高水平,对于这类患者能够早期发现疾病进展表现有利于控制疾病。价格低廉的可穿戴设备的出现使人们能够几乎连续监测心率、脉搏、血氧饱和度和身体活动等,并记录能够检测咳嗽呼吸音等特征的音频。这些信号可以用于肺功能早期恶化的预警。监控型智能吸氧设备已经在慢性阻塞性肺疾病患者中得到了应用,可准确监控慢性阻塞性肺疾病患者吸氧时的氧流量,有效改善患者的肺通气功能。以上表明智能监测可穿戴设备具有准确、实时等优势,还可提高患者依从性。

(三)睡眠医学领域中的应用

可穿戴设备可以在相对自然的环境中对睡眠进行连续定量监测,无须烦琐、专业化的监测流程,因而在睡眠医学临床实践中引起了广泛关注,可用于监测和量化睡眠持续时间、睡眠效率、睡眠质量、睡眠规律、睡眠满意度及中枢/自主神经系统状态等特征。睡眠监测所获得的数据包括脑电、心电、眼动、血氧、呼吸气流、地理位置、体温、皮肤导电性等十几种参数,部分设备还可以根据多指标进行综合睡眠质量的评价,从而可以为使用者和医护人员提供更为专业的诊疗依据。

目前,多导睡眠图(polysomnography,PSG)在研究和量化睡眠的领域中,成为睡眠研究和睡眠障碍诊断的金标准。基于生理信号监测的PSG测量,主要监测脑电图、心电图、眼电图及鼻气流等信号。监测人体体位位移的设备主要是智能睡眠床垫,该床垫内部设有传感器和压力数据捕捉系统,可实现用户睡眠时心率、呼吸、体动、打鼾、深浅睡眠等监测并生成睡眠报告,对用户的睡眠数据进行管理与健康服务,管理作息,对改善睡眠问题有一定效果。但这些监测方法尚有一些缺陷,很多设备需要在人体上贴附多个电极,这将对正常睡眠造成影响,所得到的数据不能准确反映被测者的正常睡眠状况;复杂的电极测量要求睡眠者在睡眠过程中不能有太大活动,否则会导致监测元件滑动,因而对正常睡眠构成干扰;不能保证测量数据的稳定性。

便携式睡眠监测仪使居家进行睡眠监测成为可能。如:可对COPD患者合并的阻塞性睡眠呼吸暂停(obstructive sleep apnea,OSA)进行监测,患者可在居家自行佩戴头戴式或腕式睡眠监测仪进行OSA的监测。很多腕式监测设备也可用于OSA的诊断中,其研究结果显示腕式监测设备在与多导睡眠同步监测时表现出较高的诊断价值。另外,头戴式睡眠监测设备,可利用鼻压力传感器与其连接的鼻导管对鼻气流量进行监测。有研究还发现,使用可穿戴设备进行密集纵向评估可预测短期自杀风险,以便及时对高危人群进行精准干预。此外,动态电生理学技术的发展还带来了通过脑电图量化睡眠的商用设备。

(四)智能生理功能辅助应用

1. 智能视觉辅助设备　由于视觉的残疾或缺失,盲人在日常生活中往往遇到各种不便,智能视觉辅助设备,如智能盲人眼镜,为盲人带来了福音。智能眼镜中嵌入的AI系统,结合图像识别技术与自然语言处理技术,通过摄像头捕捉视觉信息,再用耳机传输语音提示,为视障人士描述周围人和事物。

　　智能盲人眼镜涵盖人机交互和人人交互两大功能。人机交互,即人与机器的互动。盲人的语音转化为电信号后通过语音识别技术进行识别,然后计算机对识别结果进行理解,并从数据库中调取资料,找出最优质的回答合成语音进行交互。盲人输入的语音转变成电信号在识别系统的输入端进行语音识别,智能盲人眼镜再对所识别的语音中的关键词进行提取,找出关于人人交互的指令,然后通过蓝牙连接手机来完成指令,从而实现与家人、朋友的通信,即人人交互。这样盲人在行走时也能感受到亲情、友情的温暖。智能盲人眼镜最大程度上帮助视觉障碍者正常生活,提高他们的生活质量。

　　浙江大学科研团队将三维立体信息获取技术应用到视觉辅助领域(图10-4),并首创了立体声交互系统,通过特殊编码的立体声可以在脑海中"虚拟"呈现环境信息。智能眼镜中采用了双目红外摄像头,使用时不受光线作用影响,最近距离达到50毫米。采用骨传导耳机、姿态角膜组、定位模组等技术,目前实现了纸巾识别、通路检测、室内导航、楼梯检测、红绿灯检测、斑马线检测、语音交互、人脸识别、物体识别、障碍物检测共十大功能,将极大地解决了盲人日常生活对视觉的需求。

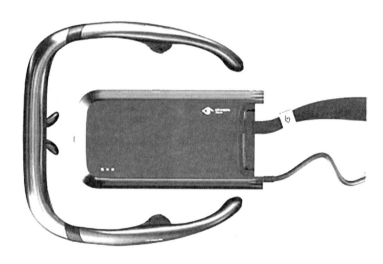

图10-4　盲人视觉辅助眼镜

　　2. 智能听力辅助设备　随着全球社会人口老龄化的日趋明显,听力障碍人群的日益增加,人们对其日益关注。助听器是医疗领域中发展较早的可穿戴式医疗听力辅助设备,它的诞生为听力障碍人士带来福音,极大程度上提高了他们的生活质量。

　　智能助听器将助听器行业发展推到了一个新的高度,让听力缺失患者在复杂多变的环境中也能自主选择最想听的清晰声音,摆脱或改善听力障碍。其主要技术包括宽频技术、防水技术、定位技术、微型化技术、环境参数配置技术、触控技术等。

　　3. 智能肢体辅助设备　对于肢体残缺的残障人士,假肢不仅能填补外形上的空缺,还能在一定程度上恢复一些活动。传统的假肢在一定程度上不能完全满足残疾患者的日常活动辅助的需求,智能肢体辅助设备能够更好地辅助患者完成更高难度和灵活的肢体运动,甚至在不久的将来,可通过脑机接口技术或脑控技术,实现通过人脑来控制智能肢体辅助设备的运动。随着机器人的发展,融入机器人技术的外骨骼机器人、柔性外肢体、可穿戴系统和智能假肢是近年来国内外的研究热点。

　　国内部分企业在助行机器人领域已经走在世界前列,可辅助肢体残疾患者或因脑卒中而偏瘫的患者进行日常行走活动的辅助,在日常生活场景下出行使用,可有效改善患侧步态、增强步行能力、提高行走速度,改善肢体健康状况,提高生活质量(图10-5)。

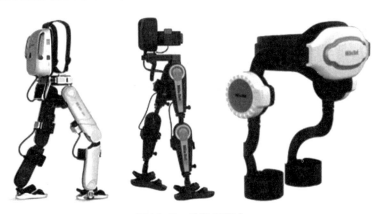

图 10-5　助行机器人

(五)运动医学中的应用

运动医学专业是医学与体育运动相结合的综合性应用科学。研究与体育运动有关的医学问题,运用医学的知识和技术对体育运动参加者进行医学监督和指导,从而达到防治伤病、保障运动者的健康、增强体质和提高运动成绩的目的。国家体育总局发布的《"十四五"体育发展规划》提到要进行可穿戴运动装备研发,构建主动健康新模式,为开展健身指导、体质评估等提供支持。《健康中国行动(2019—2030 年)》中,15 条内容有 13 条和运动相关,足以证明运动对健康的重要性。智能可穿戴运动装备从常规的智能手环、智能手表、智能眼镜、智能鞋服、智能腰带延伸到 VR 直播、赛事场地和球员现场感强的虚拟运动场景、健康运动及产生的运动健康大数据的开发等。

有些公司研制的可贴式心脏监护仪设备,贴附到佩戴者胸部便可检测出心率、体温、运动参数等多项指标。佩戴者根据这些数据能够科学地修正错误的运动姿势,调整运动量和运动强度。此外,过激过量的运动可能导致运动性猝死,随着可穿戴设备的普及,在大型马拉松运动中已经有越来越多的初级运动员、运动爱好者自觉佩戴心率监控的设备,避免心律失常、心肌缺血、心力衰竭等状况,预防猝死。另外,智能可穿戴运动装备也可以部分指导使用者及运动员采用科学、合理化的运动锻炼,也是对运动的安全性、合理性提出更高的要求,更好地通过运用科学的智能可穿戴运动装备增进健康。

(六)手术治疗中的应用

随着 VR 技术及远程技术的应用,使得临床专家远程指导、术中模拟实操、精确病灶定位等成为可能,下面将从"VR+医疗""AR+医疗"、可穿戴远程指导领域讲述可穿戴医疗设备在疾病治疗领域的应用。

1."VR+医疗"　VR 眼镜作为一种全新技术的可穿戴式设备,可以让人在视觉、听觉等方面身临其境带给人更加真实的感受。由于它采用了 3D 数字化、多传感交互及高分辨显示的科学可视化技术,能够生成立体逼真的虚拟场景,并能使用户与场景进行实时交互,感知和操作虚拟对象,因而能够提供比现有虚拟实验更佳的性能和更好的手术预演效果。

作为将 VR 技术应用于医疗的全球开创者之一,VR 与医疗的结合主要体现在 4 个方面:医疗培训、临床诊疗、医学干预、健康保健。如虚拟现实技术从技术层面解决了观摩手术的问题,通过 VR 眼镜和高清晰的 VR 视频录制直播,医生可以在第一时间以现场视角观摩手术过程。这对于医学教育具有重大的意义。图 10-6 是心脏病专家借助谷歌眼镜疏通了一位 49 岁男患者阻塞的右冠状动脉。冠状动脉成像和三维数据呈现在谷歌眼镜的显示器上,根据这些图像,医生可以方便地将血液导流到动脉。

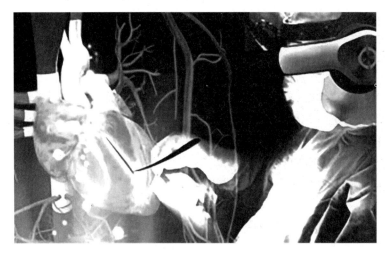

图10-6　心脏病专家借助谷歌眼镜疏通患者阻塞的右冠状动脉

2. AR眼镜　AR技术不仅在与VR技术相类似的应用领域,诸如尖端武器、飞行器的研制与开发、数据模型的可视化、虚拟训练、娱乐与艺术等领域具有广泛的应用,而且由于其具有能够对真实环境进行增强显示输出的特性,在医疗研究与解训练精密仪器制造与维修、军用飞机导航、工程设计和远程机器人控制等领域,具有比VR技术更加明显的优势。医师通过穿戴AR眼镜,利用AR技术,将虚拟的情景与真实的手术场景叠加,实现对手术台上的患者病灶的立体精准定位,手术刀的触及部位也更加有数,手术安全性大大提高。

2019年3月12日,国内首台5G+MR+AR协同远程手术率先在深圳市人民医院开展,清华大学附属北京清华长庚医院董家鸿院士在北京远程现场指导,共同完成远程协同手术演示。这种虚拟与现实结合的"混合现实"让外科手术更精准。三维立体影像不仅可以调节大小、远近和位置,还可以将病灶从人体结构中单独剥离出来,这样看得更加清晰直观,有利于进行精准手术。手术过程中,现场的医生带上AR全息眼镜,手术部位的三维图像已经出现在眼前,而远程的专家也通过屏幕一目了然,并通过手中的IPAD将切除部位进行了标记,这一标记便立即显示在三维图像中。

MR+AR让术前讨论和手术更直观、更精准、更安全,5G技术让手术协同实时同步,远程的专家可以及时看到并做出指导。目前已经实现了恶性肿瘤的精确切除、微创介入治疗主动脉夹层、全膝关节置换、脊柱全息手术等难度较大的手术。未来还有望实现"无人手术",专家通过5G技术就可以远程操控手术机器人进行手术。

3. 可穿戴高清视频录播设备　国外对于可穿戴式高清视频转播下的远程手术指导实际应用较早,2013年美国伯明翰阿拉巴马大学利用谷歌眼镜开展了远程虚拟手术,代表了该领域的研究前沿。国内目前基于高清视频的手术示教系统已经得到了较为广泛的应用,有条件开展远程手术指导。将现场外科手术场景通过可穿戴的高清影像摄录设备进行视频采集,同时将患者的生命体征信息通过高速网络转播到远程医疗资源丰富的医院,并将远程医院专家的指导意见以音视频的方式传输回手术现场,从而达到远程手术指导的目的。可穿戴式高清视频手术转播可以真实还原手术现场,让专家可以通过手术医师的视角对手术过程进行指导;普及远程手术指导能够提高手术的精准度和成功率,提高医疗专家的利用率,减少患者转院时间以及治疗等待时间,整体提高中小医院手术水平,同时改善大众就医难的医疗环境。

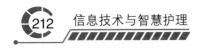

(七)其他领域的应用

在临床诊疗中可穿戴设备的应用不仅限于慢性病、术后、康复等领域,其在跌倒预测、手术等方面的应用也非常广泛。

尤其是针对一些重大手术的术后康复,例如心脏外科手术、膝关节置换手术等,可穿戴设备能提供更及时的数据反馈,从而辅助医生更快地进行计划和干预。新型冠状病毒肺炎疫情期间,有公司开发了远程和实时跟踪疑似新型冠状病毒患者的可穿戴设备,根据体温、血氧饱和度和呼吸模式的监测,判断患者完成隔离期时,症状是恶化还是改善,并自动通知医护人员。智能化静脉曲张弹力袜,可精准测量患者各部位的压力情况;在其基础上提出将压力数据通过蓝牙传输到患者的手机上,患者可通过手机APP居家监护,同时医生可在医院远程医疗机构对患者进行沟通指导。另外,有研究显示一种腰部可穿戴设备可实时监测老年人的活动状态,通过对步态或姿势等感应,进行数字信号处理并将其传输到手机APP上,提前发出预警,有效预防了老年人跌倒事件的发生。

◀ **本章小结** ▶

智能可穿戴医疗设备突破了很多传统医疗设备的使用局限,为医疗器械行业发展及疾病诊疗防控方法带来了新的创新方向,行业发展方兴未艾。目前,智能可穿戴医疗健康设备将可实现为用户提供诊断、监测、干预一体化的服务,为用户提供便捷和切实可行的移动医疗健康福利。本章已经谈到,可穿戴医疗设备在疾病预防、慢性管理、母婴健康检测等健康监测方面有所应用,在各种疾病诊疗方面,如康复医学、老年慢性病、睡眠医学、智能生理功能辅助及运动医学等领域发挥着越来越重要的作用。另外,可穿戴医疗设备只是数据的接入口,更多地依赖于收集到的云端医疗健康大数据才能提供有效的医疗健康服务。而随着多模态健康大数据的深度整合,能够实现实时健康监测、智能分析健康状况、疾病早期预警的智能可穿戴医疗设备将是未来的发展方向。它将为健康监测和临床实践提供重要的参考和支撑,将会产生更大的应用价值和作用。

思考题

1. 什么是可穿戴设备? 以智能腕表为例,阐述智能腕表的工作原理和核心技术是什么?

2. 以睡眠监测仪、智能手环、智能眼镜等智能可穿戴设备举例说明可穿戴设备在健康监测中有哪些应用?

3. 可穿戴设备是如何与医疗大数据衔接的?

4. 可穿戴设备在疾病诊疗中发挥了什么作用? 你还能列举出智能可穿戴设备用于疾病诊疗的案例吗?

情境与思考

一周前，76 岁的彭阿姨在家附近割草时，不慎从约 3 米高处坠落，臀部及左足着地，随即感觉腰背部及左足疼痛难忍，活动受限，一度双下肢不能活动。这次高处坠落导致她胸椎骨折合并不全瘫痪，在咸丰县人民医院诊断为胸 12 椎体爆裂骨折并脊髓损伤。由于彭阿姨年纪较大，同时骨折程度较重，不便外出就诊。在 5G 网络支持下，7 月 17 日上午 8 时，武汉协和医院的骨科团队在 600 千米之外，基于云平台开展远程手术，指导咸丰县人民医院骨科主任进行远程骨科手术。

请思考：①什么是医学云平台？②医学云平台有什么特点呢？③医学云平台在医学专业领域的应用现状如何？

第一节　医学云平台的概念及部署方案

随着计算机技术和互联网技术的快速发展，催生出一种全新的网络应用——云平台。云平台（cloud platform）也称为云计算平台，是指基于硬件资源和软件资源的服务，提供计算、网络和存储能力。云计算平台可以划分为 3 类：以数据存储为主的存储型云平台，以数据处理为主的计算型云平台及计算和数据存储处理兼顾的综合云平台。随着医疗信息化发展和云计算技术在医疗领域应用的不断成熟，数字化医疗云平台的建立，可以降低医疗成本，提高医疗机构业务效率，实现以患者为中心的数字化医疗体系。借助数字化医疗云平台，可以实现医疗物资、医疗信息、药品研发和远程急救等在线服务、监控、跟踪和合理配置功能，从而促进医疗领域向数字化、智能化、精确化方向的可持续发展。

一、云计算及云平台的概念

根据美国国家标准与技术研究院的定义,云计算是一种通过网络对共享可配置的计算资源池进行无处不在的、便捷的、按需访问的模式,它可以通过最简化的工作和交互进行快速的配置和发布,用户不再需要了解"云"中基础设施的细节,不必具有相应的专业知识,也无须直接进行控制。第三方云可以组织专注其核心业务,而不是在计算机基础架构和维护上花费资源。相较于传统服务模式,云服务提供了更大的灵活性,使用户能够以最低的成本享受最优化的信息化服务。云平台,也称为云计算平台,指用户通过云计算技术实现快捷、随时随地对网络中共享的电子信息资源进行访问的服务平台。该平台具有整合资源、数据安全、方便储存、使用高效等优势,可以实现有限医疗资源的高效利用和医疗数据的互联互通,可提供实时动态的医疗服务,为医疗信息化的发展提供强有力的平台支撑。

二、云平台的部署方案

云平台包括公有云、私有云、混合云3种部署方案。常规互联网公司的业务系统一般构建于公有云之上,常规医院的信息系统一般则构建于私有云系统。涉及混合现实医疗云平台的建立需要使用合二者优势的混合云部署方案,涉及需要远程协作的相关内容使用公有云系统实现,而常规数据则保存在私有云系统内,这里介绍这3种常见的云方案。

(一)公有云

公有云是部署云计算最常见的方式。公有云资源由第三方云服务提供商拥有和运营,并通过互联网提供。微软蔚蓝(Microsoft Azure)、亚马逊网络服务(Amazon Web Services,AWS)和谷歌云(Google Cloud)是公有云的典型示例。在公有云中所有硬件软件和其他支持性基础结构均为云提供商所拥有和管理。在公有云中,不同用户共享相同的硬件、存储和网络设备,并可以使用网页浏览器访问服务和管理账户。

公有云的优势:成本更低,无须购买硬件或软件,仅对使用的服务付费;无须维护,维护由服务提供商提供;近乎无限制的缩放性,提供按需资源,可满足业务需求;高可靠性,具备众多服务器、确保免受故障影响。

(二)私有云

私有云由专供一个企业或组织使用的云计算资源构成。私有云可在物理上位于组织的现场数据中心,也可由第三方服务提供商托管。但在私有云中,服务和基础结构始终在私有网络上进行维护,硬件和软件专供组织使用。私有云可使组织更加方便地自定义资源,从而满足特定的IT需求。私有云的使用对象通常为政府机构、金融机构以及其他具备业务关键性运营且希望对环境拥有更大控制权的中型到大型组织。

私有云的优势:灵活性更高,组织可自定义云环境以满足特定业务需求;安全性更高,资源不与其他组织共享,从而可实现更高控制性和安全性级别;缩放性更高,私有云仍然具有公有云的缩放性和效率。

(三)混合云

混合云通常被认为是将本地基础架构或私有云与公有云相结合,具备两者的优势。在混合云中,数据和应用程序可在私有云和公有云之间移动,从而可提供更大灵活性和更多部署选项。例如:对于基于Web的电子邮件等大批量和低安全性需求可使用公有云,对于涉及患者隐私的敏感医疗数据和业务关键型运作可使用私有云(或其他本地基础架构)。在混合云中,还可选择"云爆发"。

应用程序或资源在私有云中运行出现需求峰值(如网络购物或报税等季节性事件)时可选择"云爆发",此时组织可"冲破"至公有云以使用其他计算资源。

混合云的优势:控制性,组织可针对敏感资产维持私有基础结构;灵活性,需要时可利用公有云中的其他资源;成本效益,具备扩展至公有云的能力,因此可仅在需要时支付额外的计算能力;容易轻松,无须费时费力即可转换至云,因为可根据时间按工作负荷逐步迁移。

三、云平台的特点

1.能够高速存储和处理各种大量的数据　由于数据的数量和多样性,特别是来自社交媒体和互联网的数据来源不断增加,能够高速存储和处理各种大量数据的能力非常重要。

2.计算性能强大　Hadoop 的分布式计算模型可以快速处理大数据,同时通过增加计算用的节点,还可以进一步增强其处理能力。

3.具备容错功能　保护数据和应用程序的处理,使其免受硬件故障的损害。当节点发生故障时,作业会自动重定向到另一个节点,因此分布式计算永远不会停止。此外,还会自动保存所有数据的多个副本。

4.有较好的灵活性　与传统的数据库不同,不需要在保存之前预处理数据,可以根据需要存储尽可能多的数据,后续再决定如何使用,并且还可以保存非结构化数据,如文本、图像、音频、视频等。

5.低成本　这个开源框架是免费的,可以使用廉价的通用硬件存储大量数据。

6.可伸缩性　只需添加节点即可扩展系统大小,并且可以处理更多数据。

四、云平台的发展趋势

在国外,IBM 推出的"蓝云"计划为用户提供云计算平台。谷歌公司自 2008 年推出 App Engine 云计算服务以来,一直致力于谷歌云平台的开发,提供一系列模块化云服务包括计算、存储、分析和机器学习等。与之相似的还有亚马逊的 Amazon Web Services(AWS)、微软的 Microsoft Azure、Oracle 的 Oracle Cloud。根据 Synergy Group 的数据,截至 2017 年底,AWS 占所有云计算的 34%,接下来的 3 个是微软、谷歌和 IBM 分别占 11%、8% 和 6%。在医学领域很多研究组织和研究人员也开始使用 Hadoop 进行医疗服务和临床项目的研究。

国内诸多医院联合国内外云计算技术提供商都在进行医疗云和健康医疗大数据相关的研究和应用。2018 年,由中国卫生信息与健康健康医疗大数据学会家庭健康专委会、腾讯云和微医云三方共同发布了"全国健康医疗行业云平台"。同时,国家卫健委公开《国家健康医疗大数据标准、安全和服务管理办法(试行)》,旨在加强健康医疗大数据服务管理,促进健康医疗大数据的相关业务发展,发挥健康医疗大数据的潜在价值。由此可见,国内的健康医疗大数据云平台建设受到政府的大力支持,也吸引了众多的公司和企业,发展的越来越迅速。

第二节　医学云平台的构建

信息技术的进步带动医疗行业的发展,使得医疗行业的信息化程度提高的同时,产生了庞大的健康医疗数据。基于医疗数据规模庞大、流转迅速、类型多样以及价值密度低的特点,在大数据的获取、存储、管理和分析上都更为困难。为了使医疗中的数据得到有效应用,现有的医疗应用需要与时俱进,结合云计算等信息技术,依托于云平台,健康医疗大数据的存储、计算以及分析处理更为灵活、方便和快捷。

医学云平台的构建首先建立起医学云平台的需求功能模型,对该平台分别进行功能性和非功能性需求分析,然后在建立的模型的基础上,构建医学云平台。设计完成后,先使用 Open Stack 和 Docker 来构建云计算基础设施,再采用 Eclipse 开发工具来实现云平台,最后进行系统测试。

一、确定云平台理论体系

(一)医学云平台服务模式

医学云平台是一种新型的技术,是以患者为中心的医疗服务平台,为患者提供创新的医疗服务模式,是医疗服务的全新体验。医学云平台可以将分散的资源和数据放在云上,构建了医疗中心和数据中心,医疗服务系统可以实现跨区域的共享,医疗数据共享成为可能。患者可以实现随时通过云平台享受医疗服务,可以利用其进行数据挖掘,提高医疗服务能力(图11-1)。

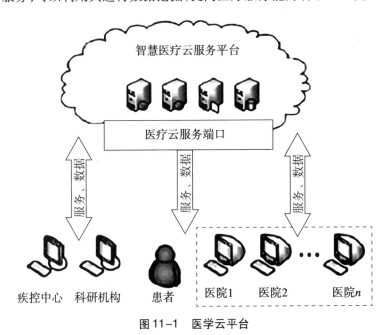

图 11-1　医学云平台

1. 医学云平台体系结构　医学云计算平台的体系结构,该体系是以海量的资源池为基础,把丰富的医疗服务进行汇聚融合,用户可以通过多个智能端进行随时随地的获取云医疗服务。医学云计算平台的基础是云计算理论,结合面向服务架构框架,进行建模和上层架构的设计。

(1)客户端:云计算主要面对的是医疗云服务用户,主要包括的用户类型是患者,医生可以通过手机、电脑为载体,通过浏览器来访问医疗服务,除了客户端以外,平台通过软件开发工具包和应用程序接口,借助第三方集成服务平台。客户端和服务器都通过访问云端的所有服务。

(2)软件及服务(software as a service,Saa S):软件是各种医疗云服务,是医疗服务资源核心,面向服务对象进行设计,所有的云医疗服务都可以实现复用,云计算组件部署,服务器层作为 Saa S 前端,软件是平衡负载,反向代理的作用。服务器管理模型主要维护数据服务注册中心,包括数据服务名称,服务地址。接收到请求以后,会到注册中心查询服务地址,客户端不需要提供具体的服务地址就可以访问到服务。云服务是 Saa S 的核心,集成了多种服务,可以满足结构的接入。

(3)平台即服务(platform as a service,Paa S):通过使用 Paa S 层提供的测试服务可以自动化搭建测试环境(包括虚拟机实例的分配,依赖镜像的安装)、自动化执行测试用例以及负载可配置的压力测试。通过该服务,应用层的开发者只需要简单的配置一些参数,就可以自动化的测试自己的服务。除了测试服务外,PaaS 层还提供了医疗云存储服务、分布式缓存服务、大数据分析服务和消息队列服务。这些服务为 SaaS 的服务提供了有力的公共服务支持,由此使得整个云服务端层次更加清晰,服务间黏合度更低。

平台就是提供云计算的服务,这一层主要包含所需要的组件,比如 java 的 jdk 组件。镜像可以部署在虚拟机中,统一的镜像保证环境的一致性和平衡性。基础设备是支持服务模型的最底层,通过分配虚拟机默认部署监控组件,自动化的扩展数据支撑。

二、医学云平台需求分析

(一)总体需求目标

根据患者及医护人员的需求分析,通过监护仪、呼吸机等医疗仪器提供的接口,采集被监护的患者的各种医疗数据,再通过医院医疗护理系统提供的接口,实现与医院系统的数据共享,同时也适用于不同医院之间、医院与其他上级主管部门之间的信息交互需求。

(二)可行性分析

可行性分析包括从促进医疗规范、质量保障,精简医疗工作流程,节约人力成本、节约效率,支持统计查询和科研工作,以及将患者重要诊疗信息、生命体征数字化保存,对于医疗举证、医疗科研带来极大的帮助等方面进行云平台的可行性分析。

(三)功能性分析

医学云平台应具有以下的基本功能。

1. 医生　如供医生使用完成其患者疾病评估、诊断、治疗、手术、康复治疗等日常诊疗工作。

2. 护士　病房护士用来对患者完成病情观察、护理评估、医嘱执行及日常护理记录的工作。如患者信息、床位管理、生命体征记录等。

3. 电子健康档案管理　此功能模块用于档案的建立、健康档案的信息管理、档案数据的输入、修改、维护等。

4. 就诊管理　此功能模块主要包括患者在门诊部与住院部的就诊信息,包括常规的检查结果、手术信息、用药信息等。

5. 院外信息　此功能模块主要包括患者院外健康体征记录,包括症状体征随访记录、量表记录,以及一些自我护理的知识、复诊信息提醒等。

6. 数据接口　与各家医院自己的系统建立数据交换接口;与床旁监护仪器建立接口;与可穿戴设备建立接口等。

7. 系统管理　此功能模块用于系统用户的注册、登录、用户信息管理等。

(四)非功能性分析

1. 易用性　系统具有可操作性,容易学习,容易理解,可以快速掌握。可靠性:是保持系统的稳定性,可以实现分级,不必要所有的功能都在核心服务区运行,保证系统在异常消除以后,继续运行,要求在异常发生后,可以恢复数据,不至于数据丢失,核心数据能够保存。可扩展性:第一,就是对现有的服务有横向的比较;第二就是必须实现面对业务发展后,实现业务灵活拓展的功能。

2. 可维护性　系统在进行修改、测试、排除的时候,是否方便快捷,主要包含容易分析、容易改变、容易测试、有完善的日志和监控体系、做好排查的准备,容易测试主要是可以预警异常、排除故障,在线下的环境下完成测试,对系统进行配置和修改,不会影响系统的稳定性。

3.安全性　云计算的平台可以提供数据的传输、存储,采用合适的加密手段,其次服务的可达性,要求在公共平台的基础上,难以控制安全威胁,拒绝服务攻击。

三、医学云平台总体设计

(一)医学云平台的总体设计

设计可采用基于 SOA 的 SaaS 服务器方式,以建立公共的医疗服务管理系统为目标,设计一套可以动态配置、扩展,充分利用现有阿里云,经济、高效、安全的一套面向公共的医学云平台。

医学云平台系统的功能框架可包含:基础数据(如患者信息维护、床旁设备维护);患者管理(就医信息登记);医嘱管理(医嘱信息同步);护理管理(医嘱执行、护理记录、单据打印、院外随访);评分管理(入院评分、心理评分、营养评分、镇静评分、跌倒风险评分、格拉斯哥昏迷评分等);系统维护(医疗机构维护、参数设置);系统管理(操作员维护、权限分配);账号管理(注销、修改密码)。

(二)实体模型

1.护士实体的属性有　护士工号、护士姓名、护士性别、护士密码、医疗代码。

2.患者实体的属性有　住院号、患者姓名、患者性别、年龄、患者性质、医院代码、入院日期、医生工号。

3.医生实体的属性有　医生工号、姓名、性别、医生密码、医疗机构代码。

当医学云平台用于院内时,可能还需包括床位实体的属性有床位号、医院代码、占用标识、床位类型、收费标准。

每家医院都拥有许多医生、护士和多张病床。当患者在某医院办理入院后,首先要在平台上登记患者信息,为病患分配床位、医生、护士。出院时进行转出操作,回到各家医院自己的系统里进行费用结算,办理出院。护士可以通过系统接口传来的医嘱信息,为患者做各种医疗护理;医嘱执行、生命体征记录等。院后随访和健康教育在随访模块中继续进行(图 11-2)。

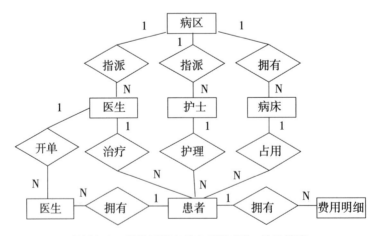

图 11-2　医学云服务信息系统实体-关系模型

(三)数据库设计

数据库设计中包含用户账号表:用户表记录着所有平台用户的注册信息,包括注册用户的用户名、密码、所属医院等基本信息。此外还包括患者信息表、医生信息表、医疗机构信息表、护理业务表、护理记录单表等信息。

（四）开发环境及技术平台

开发环境一般包括 Microsoft Visual Studio 2010 作为开发工具，C#作为开发语言，SQL Server 2008 r2作为数据库。在租用的阿里云上下载 SQL Server2008 r2，把本地的数据库（架构和数据）使用脚本导出保存，再复制在云服务器的 SQL Server 中执行，将数据库迁移到云端。

四、平台的详细设计与实现

（一）用户模块

1. 用户登录　用户在使用平台系统时先使用远程桌面输入用户名密码登录阿里云服务器，之后双击医疗云平台的快捷方式，弹出系统登录窗口。再次输入用户名和密码登录平台系统。

2. 系统主界面　系统主界面包括基础数据维护、患者管理、医嘱管理、护理管理、评分管理、权限管理、操作员维护等功能。

3. 医嘱处理　医嘱处理是病区护士工作站的主要功能，主要指护士根据医生的医嘱信息，录入到计算机，或对医生站提交过来的医嘱进行提交或执行操作。

4. 护理管理　面向护士，协助护士处理日常护理工作业务，自动生成特别护理记录单、一般患者护理记录单等护理医疗文书，减轻护士书写医疗文书的压力，也方便护士监护患者。

护士用户登录后可以进行护理措施、护理信息记录。一般包括查看、填写患者的护理记录；打印护理记录单；进行医嘱执行操作等。患者可以通过登录界面查看自己的疾病及用药信息，了解自己的病情发展并寻求专业的医疗护理支持。

（二）管理员模块

1. 操作员维护功能设计　操作员维护用于管理各家医院信息系统的用户们，即用户管理。用户管理包括两部分，一部分是角色管理，另一部分是用户管理。用户管理权限只有管理员拥有，新建用户直接分配到建立好的角色里。没有角色要新建角色，再新建操作员，已经有角色的可直接新建操作员。在操作员维护的时候，角色是通过下拉框选择已经维护在系统里的角色，同时还需要选择该用户所在的医院。

2. 权限分配　权限分配使得用户只能访问自己被授权的资源。

3. 医疗机构维护　医疗机构必须注册本平台后才可以在平台上进行患者信息管理。

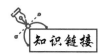

基于云平台的医学影像学远程教学系统的开发与应用

传统医学影像学教学基本采用书本联合影像胶片、多媒体幻灯片的方式进行，数据较为陈旧且操作复杂，教学质量不高，教学与临床实践不能有效衔接，难以满足现代教学要求。在此背景下，基于 Internet、Dotnet 3.5 框架和 Vmware Vsphere Client 云平台，依托附属医院 PACS 平台及其软硬件网络环境，构建和应用医学影像学远程数字化教学系统，实现附属医院的医学影像学信息资源在高校医学影像学实验实训中心共享。

基于"互联网+"的理念设计，基于云平台的医学影像学远程教学系统首次运用 Microsoft . NET Framework，有机地将临床与教学紧密结合，支持专用网络、公网网络、广域网网络，数据交互与传输应用通用的跨平台 Web Service 技术。此平台具备高可扩展性，实现影像存储的自我叠加，以完成海量数据的存储管理，实现教学媒体资源的整合、分布式服务、负载均衡、更能有效利用与提高网络数据交换效率;能够应用云服务结合计算机网络、数据库、计算机图形、软件工程等技术,实现教学使用的大影像数据及时从附属医院的影像服务器端获取,使医学影像学教学图片、文字资料库、医学影像学多媒体教学课件、医学影像学考试题库等实践教学内容运行于多台计算机和局域网内,实现教学内容的全面数字化、网络化运行;应用云服务实现区域PACS影像数据在教学中心与附属临床医院之间适时同步,实现病例数据库快速检索并行影像浏览,完成医学影像教学实验中心与附属医院影像信息的互动,达到教学与临床实践紧密结合,实现医学影像学实时、动态、全程数字化实践教学;各教学终端计算机能同步实时呈现教学内容,实现医疗资源的充分共享和再分配,达到教学资源共享、教学内容共显的实践教学目的。以上特点保障了云平台的影像学教学资源库的收录更新、影像学教学资源库的查询调阅、影像学教学远程科学化考核、医学影像学远程视频化教学等功能。

目前该远程教学系统,率先在安徽省内提出影像教学与临床实时互动,并且在皖南医学院影像与检验学院成功运用。已经在积极倡导及该系统成功运行的基础上,积极推动加强与省内甚至国内医学院校及附属医院医学影像教学经验交流,持续加大对该系统的深度研究与深化应用,在此基础上,研究教学案例描述标准化、教学案例系统化知识库,后续将加大支持多种方式移动端开发与应用,继续研发智慧教学、智能语音应用、深度学习(如大数据智能分析与应用)。

第三节 医学云平台的应用现状与研究热点

一、医学云平台的应用现状

目前,云平台的应用在移动医疗、物联网、远程医疗、医疗信息化、区域医疗、健康管理等方面取得了一定的研究成果。近年来,随着信息技术的快速发展,通过各种APP、网页等形式,借助云平台实现医疗物资、医疗信息、药品、医疗健康和远程急救等在线服务、监控和储存功能,从而促进医疗领域向数字化、智能化、精确化方向的可持续发展。

(一)医学云平台在临床诊疗中的应用

近年来,医学云平台在临床诊疗中发挥着越来越重要的作用。

在现代化医院中,80%~90%的医疗数据信息来源于医学影像,约80%的存储空间被影像数据所占据,根据互联网数据中心2017年的研究数据,全球每年新增超过450PB的图像数据,图像存储量预计将在未来5年内翻一番,传统以单体医院为单位的影像存储让医院不堪重负。医学影像云平台可以在云端对医学影像数据进行储存、快速调用,以实现跨地域、跨医疗机构的数据共享,为医师和患者提供更加便利的临床影像数据服务,帮助医疗机构降低医疗数据管理成本;也便于医疗管理部门建立全民电子健康档案,掌握全民的健康信息,完善监管体系,推进区域分诊,让患者得到更优质的医疗服务,从而实现医疗资源的最有效配置。此外,云平台逐渐运用到乳腺癌行靶向药物治疗、卵巢肿瘤诊疗当中,医生和护士通过对患者就诊信息进行数据分析、临床诊断、提供护理意见,可通过专家团队远程会议进行病情讨论与决策,同时患者可实现针对自身病情进行查询、与院方医护人员交流治疗方案。

(二)医学云平台在远程医疗中的应用

云平台上可通过部署远程医疗应用系统软件,实现远程会诊、病历资料采集、远程专科诊断、双向转诊及远程预约、远程查房及远程探视、多参数监护与健康管理、院前急救指导、远程教育和培训考试管理、视频点播、手术示教与指导、双向转诊等功能，满足开展各种远程医学业务应用的需要。如新型基于云平台的医疗平衡救护床系统可以实现人体的血氧浓度、心率、温度等相关生理数据采集，利用GPS定位模块获取定位信息，并通过运用5G网络通信模块，有效地把采集的信息与数据以云平台的形式传送到远程医院并进行显示。

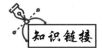

知识链接

　　互联网+远程智能医疗超声产前筛查云平台研发：我国每年有80万～120万的缺陷儿出生，约占出生人口总数的6%，给社会和家庭造成巨大负担。超声产前检查是减少缺陷儿出生率的有效手段之一。在基层医院即便仪器设备检测精度达到要求。但由于受超声医生临床经验、水平制约，诊断率不高，存在误诊和漏诊风险。由珠海艾博罗生物技术股份有限公司研发的互联网+远程智能医疗超声产前筛查云平台，既可作为对基层医院超声医生培训指导的软件，又研究开发常规产前超声检查(包括双顶径、头围、腹围、股骨位置)超声图像定位，收集、分析超声检测图像数据，建立图像数据库，提出超声检测的人工神经网络模型，可作为诊断的客观评判指标，能迅速提高超声医生的产前筛查技术水平，提升医院整体水平和设备利用率。还可使各家医院超声产前检查质量统一规范化，逐渐达到专家水平，惠及患者。

(三)医学云平台在疫情防控中的应用

　　自2019年新型冠状病毒疫情发生以来，医学云平台在人员救治、定点追踪、患者疾病信息数据分析与管理中都取得了重要作用。如针对COVID-19疫情，内蒙古自治区远程医疗中心第一时间启动应急预案，充分利用自治区医疗云平台的远程医疗功能，与区内各地收治COVID-19确诊患者的定点医院，每日逐一进行远程会诊，实现了统一调度、远程会诊、救治指导等方面快速响应，第一时间掌握全区所有确诊患者的病情进展，传递权威的指导性意见，起到了显著效果。在全区COVID-19诊疗中，通过对云平台中大数据的分析，摸索出更加严谨、科学的防控措施，对有明确流行病学病史和密切接触者人群，虽然多次核酸检测阴性且无症状，但肺部有影像学改变者及时收入定点医疗机构，进行规范诊疗，且出院标准的制定更加严格；"出院不离院"，患者出院后继续在定点医疗机构集中医学隔离两周，给予康复治疗和医学观察，满14天后核酸检测、CT及血常规等的复查。同时通过云平台开展远程培训，在整个内蒙古自治区内对COVID-19诊疗方案、医院感染防控、疫情的应急处置、用药指导、护理、心理疏导、康复、回访等主题内容进行培训，有效缓解医疗资源分布不均衡的问题，使广大群众享受优质的医疗服务。

(四)医学云平台在慢性病管理中的应用

　　医学云平台已经在慢性阻塞性肺疾病、脑卒中、疾病预防中进行初步的探索和尝试，加强人们的疾病管理，以达到未病先防和既病防复的目的。如基于互联网的健康呼吸管理云平台通过对无创呼吸机功能的进一步开发，实现了对患者治疗过程中所产生的数据的自动、连续采集和存储，且与云平台相连，对压力、流量潮气量实时波形数据进行远程传输，提升慢性阻塞性肺疾病患者居家无创呼吸机通气治疗的体验。脑卒中协同服务云平台采用Framingham心血管风险评分作为脑卒中风险评估工具，划分社区患者的脑卒中风险等级，基于针对性的分级预防建议，急救中心定期与信息平台的数据库进行同步。一旦疾病发生，急救中心医生在急救车上对患者进行初步的神经功能检查，并将检查结果传送云平台监管中，便于三级医院医生开启绿色救治通道，患者出院后转诊至社区卫生服务中心，由社区全科医生对患者进行随访并将评估数据同步至云平台，实现脑卒中危险因素评估、双向转诊、远程视频会诊、远程影像诊断、远程心电诊断及远程介入治疗指导、远程培训教学等功能,围绕脑卒中的系统化干预研究制定相应服务规范,实现社区卫生服务中心承担的患者风险评估、一级预防、二级预防等功能,急救中心承担患者发生紧急事件后的转运和急救功能,三级医院承担危重症急救、疑难复杂情况会诊及对社区卫生服务中心医疗服务进行指导等功能的分级诊疗。并计划未来将冠心病、高血压、糖尿病等其他慢性病纳入区域医疗协同云计算系统中,组成重大慢性病的协同管理云平台,助力慢性病人群的疾病健康管理。对于出院后的慢性病患者健康指标进行有效监测,从而达到降低患病风险、提升患者的自我管理疾病水平,提升生活质量的服务平台。如济南大学院后随访云平台就是关于心血管疾病患者使用的远程医疗数据的移动医疗随访系统,医护人员可不定时查阅患者的健康情形,帮助患者提供更好的院后诊疗服务,患者可实时测量并上传自己的心电、血压、血氧、生化等指标的数据,实现对自身疾病的维护,可通过网站在线查看自己的病历档案、最新检查结果以及动态医疗数据情况,随时了解医生出具的诊断报告、关爱提醒,也可通过网站查看医生排班表,进行预约就诊从而实现了对慢性病的远程随访。

(五)医学云平台在医学教育中的应用

1. 住院医师规范化培训云平台　　目前,医学云平台主要运用于住院医师的规范化培训系统设计当中。给予目前国内住院医师的规范化培训存在的规模扩大管理困难、带教工作缺乏标准化管理体制、住院医师的培训数据难以整合共享等现状,提出了集住院医师招录、培训基地管理、培训考核、考试结业、医疗公共信息、学术交流、住院医师人事管理、系统管理八大功能一体化的住院医师规范化培训云平台,加强培训资源的共享、提升管理水平、降低不同医院的信息化建设成本、同时为住院医师规范化培训的医学研究人员提供一个专属的学术交流平台,能积极响应医疗行业"终身学习"的理念。然而,目前该云平台仍然处于构思阶段,其实际建设和具体实施还有待进一步的探讨。

2. 数字人医学云平台　　数字人体是由信息科学技术与人体解剖学结合而成的新技术,与之相关的开发研究是当今世界的前沿技领域之一。早期数字人体主要是建立一个"理想人"用于医学教育和科研,随着技术的发展,又发展出了"数字双胞胎"的概念,有望在一个虚拟的人体上实施虚拟手术等干预,完善治疗计划后再真正实施在人体上。

虚拟可视人计划于1989年由美国国立卫生图书馆发起,并由美国科罗拉多大学健康中心负责采集数据,Spitzer教授领导的研究小组分别于1994年和1995年完成了首例男性和女性数字化虚拟人的数据采集。之后韩国、德国和中国相继启动了虚拟人计划,2002年10月至2003年1月,我国完成了中国第1例男性和第1例女性数字可视化人体数据采集工作。数字人体的发展迅速,其中谷歌公司于2010年12月推出了第一个基于网络的3D人体模型。

现在数字人的研究已经从可视化人、物理人步入数字生理人的阶段,国际上正在或已经建立了不少数字人研究模型,如细胞模型、蛋白质模型、组织模型、器官模型等不同层次的模型。在国内,数字人的发展也为中医药现代化研究提供了先进的技术平台。

目前,已经有一些公司可以提供商业化的"数字人云平台"用于互联网在线教育,通过云在线的方式,为客户提供基于数字人的互联网教学、学习、互动与考核的相关服务,为用户提供混合式的学习、评估系统,提高医学院校的信息化教学资源建设水平,方便教师的教学过程,协助学生的自主学习,成为医学教学的优质工具。

目前中国解学会也提出了"数字解剖教研室建设规范",希望通过与数字人云平台合作,为各大医学院校提供"数字解教研室",以改变原解实验室"环境差、手段旧、教学难"的问题,通过数字人体与标本的虚实结合教学,提高教学的效率,提升学生的学习积极性和学习效率。

3. 健康教育　　2017年宁波市疾病预防控制中心应用信息化技术构建了"宁波健康教育云平台",将健康教育资源通过专网上传至后台云服务器,将文字、图片和视频等多媒体信息进行编码转换后,保存至云存储的资源库,然后后台播控中心完成资源的下发和实时监控,并实时收集视频资源在前端播出平台产生的相关数据,使市、县、本地的市民通过云平台实现1 500余部健康宣教视频资源实时共享,用以提升公民的健康素养。

(六)医学云平台在医院管理中的应用

医学云平台在医院的电子病历管理、消毒灭菌质量控制以及医疗费用管理中发挥着巨大作用。基于云平台的电子病历共享文档系统综合利用Web服务、物联网、云计算、SOA和虚拟化技术有效改变了传统电子病案占用存储空间大、整合数据资源难、数据安全难保证等不足,满足医疗机构病历信息共享的需求。福建省医疗废物管理云平台涵盖数据申报、业务办理、环保服务、全过程监管、直击现场、数据中心、预警中心等七大功能模块,对医疗废物的产生、储存、转移、处置环节进行全程监管,构建完整准确的医疗废物数据链条并提供预警分析,有效提升了全省医疗废物环境监管水平和风险防控能力。中国疾病预防控制中心环境所通过局"互联网+消毒灭菌在线监测"云平台已在全国9个省市25家医院开展监测工作,监测压力蒸汽灭菌器1 000余台次,致力于提高民营医院、口腔诊所、医疗美容机构等基层医疗机构的消毒质量监测水平,是有效保障人民群众健康权益和提高医疗安全。

通过将生命体征的测量设备与患者的身份信息相匹配,将测量所得的生命体征具体的数据瞬时同步上传至系统,系统中的数据将由云平台进行整合,同步到医院的电子病历系统中的体温单或危急护理记录单中,也可生成一份健康评估报告供患者及其家属自行查阅。如基于云平台的生命体征监测系统,主要包括了医疗检测设备、PDA设备、云计算平台、查询网站、电子病历服务器。使用时,由护理人员登录相关设备,通过扫描患者手腕带的二维码从而定位需要测量的患者,使用蓝牙连接耳温枪,使用线缆连接袖带血压计、脉搏仪,测量采集患者的体温、血压、脉搏、呼吸、血氧饱和度等数据,系统会根据当前测量时间将数据匹配到相近的业务时间点上,护理人员也可以手工填写或者修改相关数据。点击"保存采集"按钮实现数据的上传,数据会在无线网络覆盖的环境下上传至阿里云。基于云平台的生命体征监测系统有效地将生命体征监测时间由4分钟降至60秒。同时减轻了护理人员约35%的查房工作量,也规避了人工抄录数据所产生的潜在错误,在提高医疗安全级别和患者满意度的同时,还为优质护理服务提供可靠的数据基础。

二、医学云平台的研究热点

随着医学研究的不断深入,在临床诊疗、疫情防控、远程医疗、疾病管理、护理健康教育、院后延续性护理、生命体征的监测以及医学教育等领域,医学云平台已经成为研究热点,未来可在加快推动混合云等领域不断发展,为精准医学和精准护理助力。

1. 实现医疗数据的跨区域共享 医学云平台突破了传统的医疗方式下对患者信息掌握的物理限制,医院可以通过云平台进行信息交流和获取相关信息,防止医院形成医疗数据的信息孤岛,避免跨区域治疗所导致的物理困难。计算机云平台技术下,所有的医院都会遵守相同的储存协议和程序,能对患者的信息进行统一的储存和管理,方便跨区域医疗的同时,也能提高对医疗工作的效率,医生能够通过数据库获得更多的患者历史数据,保证诊断结果的精确性和准确性,避免了医疗资源的浪费,也提升了医疗工作的服务水平。

2. 加快推动混合云的发展 医疗数据涉及患者隐私问题,在很多情况下属于敏感数据,常规数据都会保存在医院内部的私有云上,而在某些需要远程协同的场合,则有必要通过公有云达成医疗数据的远程共享与协同使用,这部分主要基于公有云平台进行构建,这就需要充分利用混合云的方式,结合私有云与公有云两者的优势来建立混合现实医疗云平台。然而目前混合现实医疗云平台还是一个新生事物,尤其受限于混合现实设备的价格和普及性。目前医师用户已经可以在混合现实医疗云平台上自由创建个人主页,通过上传医学全息影像达到和其他用户远程交流的目的。未来随着技术的发展,医师则可以进一步通过混合现实医疗云平台完成基于全息影像的临床手术规划、远程手术导航和远程手术机器人手术实时操作等临床应用,并促进不同地域医师的深度交流。

3.为精准医学的发展建立基础 基于人工智能和云计算结合的智能云可按需提供超级计算,为研究者、数据科学家和临床医师云驱动的基因组处理服务,实现大量数据处理的工作负载。例如:微软基因组学(Microsoft genomics)展示了一种分析长读基因组数据捕获结构重排的新方法,它拥有一种功能强大的新基因组算法,该算法运行在微软蔚蓝(Microsoft Azure)内的英特尔阿尔特拉(Altera)现场可编程门阵列(FPGA)基础架构中——相同的板级架构支持微软脑电波项目(Microsoft Project Brainwave)惊人的机器学习功能。这种革命性的基因组学服务将使研究人员能够更轻松地使用云中的长读数据构建和完成全新的探索。这种惊人的机器学习功能能够帮助医生开展烦锁的基因组处理服务,帮助医生精准寻找致病基因,开展精准医学。

因为癌症通常不是由一个基因突变造成的,它是很多不同的突变经过复杂的相互作用而引起的,这意味着需要仔细审视有关基因组的一切。汉诺威项目(Project Hanover)开始于一个被称为Literome的工具,这个基于云的系统梳理数百万篇研究论文,寻找可能适用于每个疾病诊断的基因研究。肿瘤学家很难独自完成这项庞大的工作,而研究人员在描述自己的工作时出现的差异也让这项工作变得更加复杂。汉诺威项目探索了一种数据驱动型方法,利用机器学习来自动处理大量的基因数据,协助医生精准定位致病因子,开展精准医学。

◀ **本章小结** ▶

云计算平台也称为云平台,指用户通过云计算技术实现快捷、随时随地对网络中共享的电子信息资源进行访问的服务平台,是计算机技术、网络技术等现代化技术发展到一定阶段的产物,信息终端技术、互联网技术、虚拟化技术等是其核心技术。随着医学领域与计算机领域发展的日渐紧密,医学云平台已经运用到在临床诊疗、远程医疗、疫情防控、慢病管理、医学教育及医院管理等领域,为相关领域的发展作出重要贡献。未来医学云平台可在加快推动混合云,促进精准医疗和精准护理中继续助力。

思考题

1.目前医学云平台在护理领域中应用的现状如何?

2.针对医学云平台在医学领域应用现状,你认为今后其发展前景还包括哪些?

●知识目标：①掌握5G技术与医疗大数据的医疗应用前景。②熟悉5G技术与医疗大数据发展现状。③了解5G技术的特点及发展优势、技术原理。

●能力目标：①能根据患者特点采用医疗大数据实施大数据筛查。②能运用5G技术与医疗大数据简化临床工作流程。

●素质目标：能够利用5G技术与医疗大数据提高临床、教学、科研的软实力。

第一节　5G 技术与医疗应用前景

情境与思考

2021年11月贵州医科大学附属医院打造贵州省"5G+健康管理大数据平台"，通过该平台向群众提供营养、运动、饮食和健康干预等全方位的健康管理服务，对居民个人构建健康画像；通过实时监测服务群众的健康数据、生理特征数据、环境数据等，结合健康知识库、大数据AI平台为居民提供精准的健康服务，让居民更智能、更便捷、多生态、多元素地获取健康服务，提高居民健康素养水平，实现"管慢病、防大病、促健康"的目标。

请思考：①为什么要构建全人群全生命周期健康大数据库？②大数据平台将怎样实现"管慢病、防大病、促健康"的目标？

5G全称为第五代移动电话行动通信标准，也称第五代移动通信技术。当前4G网络技术发展成熟并广泛应用，但仍然无法满足市场的需求。无论是国内还是国际，相关行业和市场对研发新一代移动通信技术的呼声越来越高。5G通信技术具备大带宽、低时延、广连接的能力，为智能制造、智慧城市、医疗健康、影音娱乐等领域带来更广阔的应用场景。

一、5G 技术的特点及发展优势

（一）高速度

与4G相比，5G首先要解决的就是高速。当网络速度增加时，用户的体验和感觉会大大改善。

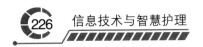

唯有在 VR/超高清服务面前,网络才能得到广泛的推广与应用,因此 5G 的第一个特征就是高速。

事实上,就像每一代通信技术一样,不能确切地说 5G 速度到底有多快,一方面峰值速度和用户实际体验速度不一样,时间不同,速率也会有所不同。5G 基站需要不少于每秒 20 Gb 的峰值,当然,这是峰值速度,并非每个用户都能感受到。如此的速度意味着用户每秒就能下载一部高清影片,或者支持 VR 视频。这种高速为将来对速度要求较高的场景的实现提供了机遇和可能性。

(二)泛在网

伴随着社会的发展,网络服务需求无处不在,这是支持更丰富业务的唯一方法,以应对复杂场景。网络中有两层含义:一是覆盖面广,二是纵深覆盖。

覆盖面广意味着我们社会生活的各个地方都需要覆盖。深度是指我们在生活中,尽管已经有了网络部署,但需要进入更高质量的深度覆盖。如今家里已有 4G 网络,但家里的卫生间可能网络质量不好,地下停车库也基本没有信号。随着 5G 的到来,可以广泛覆盖以前网络质量差的卫生间和地下停车库。

在某种程度上,泛在网络比高速网络更重要,但在少数地方建立一个高速网络并不能保证 5G 的服务和体验,而泛在网络是 5G 体验的基本保证。

(三)低功耗

5G 技术若要满足大规模的物联网应用,就必须具备低功耗要求。近年来,可穿戴产品有了一定的发展,但遇到许多瓶颈,最大的瓶颈是体验感差。以智能手表为例,每天充电,使用甚至不到一天。现在,尽管有很多方法能使通信成为可能,但所有的物联网产品都需要通信和能源,但能源只能由电池提供。如果通信过程消耗大量能量,物联网产品很难被用户广泛接受。假如能够降低功率消耗,让大多数物联网产品每周充电一次,甚至每月充电一次,可以极大地提高用户体验,并促进物联网产品的快速普及。

(四)低时延

低时延是 5G 技术区别 4G 技术的一个重要特性。为了达到低时延的要求,各个网络设备需要保证数据包留在设备上的时间尽量短,这就要求传输资源调度的时间更短。5G 低时延的特点能更好地支持连续监测和感官处理装置,支持医疗物联设备在后台进行不间断而强有力的运行,收集患者实时数据。而数据正成为新型的医疗资本,基于此医院可以向健康管理服务转型,提供不同的远程服务,例如:日常健康监控,达到预防疾病和减少医疗支出的目的;初步诊断,从而减少门诊次数;居家康复监测,从而减少医疗资源占用。

(五)万物互联

万物互联是将人、流程、数据和事物结合一起使得网络连接变得更加相关,更有价值。5G 技术的应用使得万物互联成为可能,越来越多医疗应用场景也能利用 5G 技术实现随时随地的移动查房、远程会诊、远程医疗等。新哈姆布什的联合医院采用 Logi-D2Bin-ID 系统,该系统能够触发补充请求,通过该请求可以补充医院采购,从而解决了一直存在的库存过剩问题;东京阳光医院使用 BayNexus 系统管理医疗设备,在注射时,将患者腕带上的 RFID 标签与电子病历进行比较,以确认它是正确的。同时,信息与医院的注射追踪系统同步。这样,注射安全就可以得到保证。与此同时,万物互联在传染病控制、处方药追踪等方面也有独特的应用。

(六)重构安全

重构安全也应该是 5G 的基本特征。常规的因特网需要解决信息的速度和可访问性,但智能互联网是基于 5G 的。智能互联网不仅要实现信息传输,还要建立新的社会和生活机制和体系。智能互联网的基本精神是安全、管理、高效、方便。安全是 5G 后智能互联网的第一要求。假设 5G 不能重建安全系统,会产生巨大的破坏力。在医疗领域,涉及众多患者的隐私信息,在安全保证方面,也需要增加控制权限和限制访问技术。

二、5G技术原理

对于5G技术,通信运营商于2009年开始投资研发,3GPP也于2017年开始制定5G技术标准,虽然5G采用4GOFDMA帧结构设置,但是大量的增强创新技术使5G比4G更具优势,主要体现在以下几个方面。

(一)使用较大的频谱带宽

5G频谱是网络建设的首要条件,对每个国家的5G产业链都有很大影响。目前,大多数国家都规定了5G频谱,为5G的发展提供良好的条件。4G时代基站单社区带宽20兆赫兹。5G时代,由于使用更高的屏幕,可以使用更多的频谱。低于6000兆赫兹的频谱,最大小区带宽可达100兆赫兹,而毫米波最大小区带宽可配800兆赫兹。当频谱增大时,带宽也会显著增加,就像高速公路上有更多的车道,车辆也在不断增长,这很好地满足了国际电信联盟对5G大带宽的需求。

(二)大规模采用多进多出的方式

在信息理论中,天线越多,频谱效率和可靠性越高。特别是在收发天线数量大的情况下,结合多用户多进多出技术,收发天线数量中信道容量的最小值呈近似线性增加,因为理论上每对收发天线都可以作为一路信道。因此,使用多进多出可以有效地提高系统容量,从而大大提高系统容量。此外,结合3DMIMO窄波束技术,不仅可以支持多用户空间的再利用,还可以使基站发射能量更加集中,实现更远的覆盖,有效改善5G时代高频带来的覆盖差。

(三)更短的调度时延

低时延是5G技术不同于4G技术的重要特征之一,在许多应用中至关重要。为了满足低延迟要求,每个网络设备都需要在设备上尽可能短地保留数据包,这就需要缩短传输资源的调度。5G在3GPP标准定义了30千赫兹、60千赫兹、120千赫兹、240千赫兹、480千赫兹等新型子载波。与4G固定的15kHz相比,这种新型子载波下时隙变得更小,更有利于缩短调度时延。

此外,为了缩短上行的调度时延,对时延有要求的用户可以免授权调度,即在没有基站授权的情况下,用户可以直接使用上行资源,节省用户请求和基站授权的时间。

三、5G技术的医学应用

(一)5G技术在医学教育中的应用

随着信息技术的发展,大学生已经成为网络终端的重要群体。"互联网+课堂"多维教学模式,对传统医学教学模式提出了挑战。在4G时代,高清视频本身的巨大容量和网络传输速度的限制阻碍了相关教学内容的传播。通过整合大型开放网络课程(MOOC)、小型限制性网络课程(SPOC)、微课堂等平台,5G移动通信技术的应用,进一步发展了互联网教学模式。伴随着"高速率、低时延、大容量"的5G时代,移动终端的教学体验将得到全面提升,"互联网+教学"模式的开展和实施将得到极大推动。其超高速网络特性使医学生能够更快地获取信息,观看3D视频、4K,甚至8K视频等,更高清的教学内容也使医学生能够更好地把握教学细节,尤其是操作类教学,促进医学教学质量的进一步提高。

此外,5G还可以实现与教学相关的大数据的实时分析,通过师生联动、实时信息交流、互动反馈、收集分析,实现对医学教育大数据的准确分析,不断完善医学教育体验,实现医学教育信息化、精准化、智能化。

(二)5G 技术在远程医疗中的应用

我国地广人多,但医疗资源分布不均衡,特别是在偏远地区。与沿海发达地区相比,偏远地区缺乏优质的医疗资源,远程医疗的使用可以缓解当前医疗资源分配不均的现状。但远程会诊、远程协助、远程影像诊断、远程手术等操作对图像和视频传输有特殊要求,远程手术对延时要求很高。

随着 5G 时代的来临,保证了通信具有大带宽、低时延,不仅极大地提高视频传输率,而且极大地降低网络延时,几乎可以实现数据传输的完全同步,让医疗人员直接与患者"面对面"进行诊断和治疗。

通过采用 5G 网络传输技术,虚拟现实(VR)、增强现实(AR)、混合增强现实(MR)在医疗领域的应用和体验,借助云技术,可以方便快捷地上传下载影像、检验数据,实现患者病情信息的实时共享,真正实现本地与外地的同步交流,实现基于 5G 移动网络技术的远程医疗协作。与此同时,5G 网络技术在灾难护理中的应用研究指出:可通过网络实施数据搜集,实时掌握各机构医疗资源储备量、灾难救援应对能力等,通过工龄、学历和工作经历等方面的数据分析护理人员应对灾难的救援水平,在发生灾难的第一时间调整人员、调动资源,从而争分夺秒,就地取材,最大限度地进行资源管理和人员管理。同时,由于 5G 网络速度更快,效能更高,可通过互联网进行更加统一和专业的培训与组织,从而全面提升灾难护理管理体系的构建。

(三)5G 技术在大数据领域的应用

大数据对医学的价值不仅在于它有巨大的医学数据信息,而在于它可以处理、分析和研究大量的医学数据,从而产生相应的临床价值。当前,医院各部门的数据相对独立,如相关监护仪器采集的数据、图像、检验资料、护理资料等均具有相对独立性;而受网络传输系统速度的限制,不仅获取过程较为复杂,下载、分享的过程也较长。

基于 5G 技术的高速度、大容量的特点,通过各终端设备的互联,实现各种医疗数据的无线采集和共享。图像、检查、监控和护理数据的便捷集中,为医生的诊断和治疗方案的制定提供极大的便利,使多学科的实时咨询简单流畅。

此外,通过 5G 移动网络的高效流通,医院之间的数据库被打开,其链接成为一个巨大的数据中心,并以大量医学数据为基础,实现同类疾病的预测分析,并可提供早期预警,为疾病防治提供新的模式。

(四)5G 技术在人工智能领域的应用

AI 是通过模拟人类的方式,记录、积累、再现和运用知识的计算机科学。其医学价值在于模仿医生的思维,做出独立决策。目前,它已在医疗领域,如智能导诊、智能影像诊断、临床智能决策等方面有了一定应用。现在很多终端已经开始使用 AI 芯片,具备 AI 端的终端处理能力,但相对于云端处理能力,还是远远不够的。此外,在 5G 提供低延时、高速度的网络支持情况下,智能终端也能与云端"无缝连接"。比如扫描好的病理切片,患者的高清影像图片,以及其他超过 1G 的医学资料,都能通过 5G 网络快速传输到云端,在超高运算的平台上,实现医疗数据的实时分析。

5G 与 AI 的结合,将 5G 的强大传输能力和人工智能强大的处理和学习能力融合在一起,可以为未来医学的发展提供更加高效、智能的服务,甚至改变现有的医学格局。

(五)5G 技术在急诊医疗领域的应用

在急性心肌梗死、脑梗死等患者的抢救过程中,有明确的抢救治疗时间窗,早期诊断和及时治疗,能够使患者获得最佳的抢救效果。医院院前急救通信系统是实现院前急救与医院急救有机结合的基本保障,是联系、协调、调度的根本保障。该系统能否快速响应并流畅运行,在很大程度上决定了应急救援的成败。基于 5G 技术的急救系统不仅能实现快速有效,还能实现提前精确诊断和院前和院内抢救的无缝连接。

5G 技术可以保证伤员在现场治疗阶段的及时、合理、有效。搭载高清视频信号传输信号的 5G 救护车,可以在伤员转运阶段提前收集和监控部分医疗数据,并实时传输回急救中心。急救人员可以通过车载医疗设备和远程咨询系统实时传输心电图、血压、超声、身体状况、急救处置视频和车辆位置,并通过 5G 网络实时传输至远端支持医院。对于复合伤患者,医疗资料和检测结果可以实时传递给多个学科,多学科会诊和治疗可以提前进行。医院的多学科专家团队可以利用高清视频信号与患者"面对面"交流,并指导急救人员进行相关急救工作。同时,借助 5G 技术,打通救护车、急救中心、医院的信息系统,可在急救车内完成急诊住院手续,并对有关医疗检查进行预约。支持医院和监测车内急救人员,共同监测病情和抢救患者,提前做好接诊准备,提高救治成功率。患者入院后,还可以快速推进多学科会诊和操作处理,更好地利用"绿色通道"进行相关救治。如果患者病情严重,需要会诊指导,可以将患者影像学检查等检查结果输入系统,启动远程会诊,与上级医院专家沟通,在上级医院专家的指导下制定治疗方案。

5G 技术的高速率、低时延、广连接等特性,可优化"诊前、诊中、诊后"全流程医疗服务链,提升医疗服务效率。5G 相关技术在快速发展的同时,也不可避免地会遇到挫折和挑战,如 5G 医疗服务多元技术融合、5G 技术本身与相关技术的完善、5G 医疗服务标准化的持续推进等,应掌握 5G 技术和医疗卫生行业的发展趋势,准确分析存在问题,采取合适的应对措施,推动医疗卫生领域应用深入,使其真正促进产业发展,并惠及广大民众。

第二节　医疗大数据的发展与应用

医疗大数据是健康医疗大数据的重要组成部分。国家将健康医疗大数据解读为:健康医疗大数据涵盖人的整个生命周期,包括个人健康,涵盖医疗服务、疾病防治、健康保障、食品安全、养生保健等多方面数据的汇聚和聚合。当前,医疗卫生相关部门对医疗大数据尚未做出明确的解释和定义,行业内对医疗大数据的理解各不相同,但普遍认为,医疗大数据主要是指医生在对患者进行诊断和治疗过程中产生的数据,内容包括患者的基本资料电子记录、诊疗数据、医学影像报告数据、医疗管理、经济数据、医疗设备及仪器数据等。

一、医疗大数据的发展

(一)医疗大数据在国外的发展

2012 年 3 月 29 日,白宫宣布启动大数据研发。2013 年 1 月 15—17 日,美国国家标准与技术研究院(NIST)联合业界专业人士,召开"云和大数据论坛",会上 NIST 决定成立一个公共工作组,开发大数据互操作性框架。这一框架应该明确和区分大数据技术所需满足的需求,包括互操作性、可移植性、可重用性、可扩展性、数据使用、分析及技术架构。

NIST 大数据公共工作组于 2013 年 6 月 19 日成立,目的是就大数据的定义、分类、安全参考架构、安全隐私需求和技术路线图达成共识,最终形成一个中立于供应商并在技术和基础设施方面建立独立的框架,即《NIST 大数据互操作性框架草案》。对大数据的安全性、隐私、框架、标准等做了明确说明。

国际商用机器公司(IBM)组织医师和研究人员收集了数以千计患者的病历,将近 500 份医学期刊和教科书、1 500 万页的医学文献,训练出 IBM 沃森(Watson)系统。沃森系统通过认知计算,创造一种全新的方法,挖掘隐藏在海量数据中的知识和模式。这个系统能够对医学记录(结构性数据和非结构性数据)进行分析,通过分析各种医学数据,为患者提供推荐的治疗方案,并将推荐的治疗方案排序,注明其医学证据,医生可根据患者的病情选择适当的治疗方案。

美国最大的医疗保健系统之一,尊享医疗,致力于开发包括临床数据库、社会和行为分析在内的基于云的大数据平台。这一平台将与全国 39 所医院、9 000 多个相关机构联系起来,并通过它的大规模应用,为人们提供一些机会。如:个人和群体医疗规划,包括预防性疾病管理;定义和应用最佳病例、减少再住院率;预防败血症或肾衰竭、早期干预以减少负面结果、更好地管理药费;以及创建工具来改善患者的就医体验。

英国积极发展个性化医疗,2014 年英国牛津大学正式揭牌,首家综合性应用大数据技术的医药研究卫生机构——"李嘉诚卫生信息与发现中心"。它由"靶标研究所"和"大数据研究所"两个机构设计用大数据技术来收集、储存和分析大量医学信息,明确新药物的研究方向,降低药品研发费用,同时为发现新疗法提供支持。

2020 年,S. H. Akundi 使用机器学习算法的医疗保健大数据分析显示,大量数据以各种医疗应用方式进行管理,全球多个组织开发了此类数据,这些异构数据统称为大数据。医疗保健行业面临着处理来自不同来源的大数据的需求,这些数据以生成大量异构数据而闻名。可以通过调整一些当前的机器学习算法,使用大数据分析在卫生系统中做出正确的决策,并有效利用所有当前的机器学习算法来预测护理领域的准确结果。

E. M. Abou-Nassar 提出区块链、物联网、云计算等下一代通信技术为不同的应用和场景提供了无限的能力,包括行业、城市、医疗系统等。医疗节点(即设备)的可持续集成、用户、提供者等促使医疗保健物联网,为物联网区域提出了一个区块链去中心化互操作信任框架(DIT),其中智能合约保证预算认证,间接信任推理系统(ITIS)通过网络节点和边缘减少语义差距并增强可信赖因子(TF)估计。利用私有区块链波纹链通过基于节点的可互操作结构验证节点来建立可信赖的通信,以便通过基础设施的不同区域促进解决融合和集成问题所需的受控通信。此外,引入了使用以太坊和涟漪区块链的实现作为框架来关联和聚合可信区域上的请求。

2021 年,A. Campbell 使用大数据来确定影响未遂事故的工作量因素,探索如何使用大数据来识别 6 个特定工作负载变量的贡献或影响:患者计数、药物计数、任务计数呼叫灯、患者败血症评分以及发生未遂事件(NM)的工作时间。Y. X. Chen 的研究基于数据挖掘的临床护理管理系统备案号优化,基于临床护理体系的建立和完善的临床护理工作突破传统的护理工作模式,实现护理工作全程可追溯、实际操作、综合分析、个体差错纠正等优势,大大提高护士的护理质量和工作效率。

(二)医疗大数据在国内的发展

2015 年,国务院发布《促进大数据发展行动纲要》,纲要指出主要任务之一为公共服务大数据工程,医疗健康服务大数据。构建电子健康档案、电子病历数据库,建设覆盖公共卫生、医疗服务、医疗保障、药品供应、计划生育和综合管理业务的医疗健康管理和服务大数据应用体系。

2016 年,国务院办公厅发布关于促进和规范健康医疗大数据应用发展的指导意见,为贯彻落实《国务院关于印发促进大数据发展行动纲要的通知》(国发〔2015〕50 号)要求,顺应新兴信息技术发展趋势,规范和推动健康医疗大数据融合共享、开放应用。

2017 年,国家卫生计生委统计信息中心在北京组织召开《国务院办公厅关于促进和规范健康医疗大数据应用发展的指导意见解读本(初稿)》专家研讨会。国家卫生计生委统计信息中心主任孟群指出健康医疗大数据是国家基础性、战略性资源,健康医疗大数据的应用发展有利于改善人民群众的健康医疗服务,加快推动形成健康医疗大数据产品体系,进一步激发市场主体参与创新发展的动力和活力,培育形成经济增长的新动能。

2018 年国家卫生健康委员会,为加强健康医疗大数据服务管理,促进"互联网+医疗健康"发展,充分发挥健康医疗大数据作为国家重要基础性战略资源的作用,根据相关法律法规,研究制定了《国家健康医疗大数据标准、安全和服务管理办法(试行)》共计 41 条,从总则、标准管理、安全管理、服务管理、管理监督、附则 6 个方面进行阐述。

2019 年 4 月,国家卫生健康委印发《全国医院数据上报管理方案(试行)》(国卫办规划函〔2019〕380 号),按照"一源采集、分级管理、多途应用"的原则,制订医疗卫生机构内部数据资源目录,优化数据采集方式和存储模式,规范数据使用与分析应用。同时,不断健全居民电子健康档案、电子病历、全员人口等数据库,在地方试点基础上,积极探索推动国家健康医疗大数据中心建设。2020 年,国家卫生健康委办公厅、国家中医药局办公室为加强全民健康信息标准化体系建设,更好地发挥标准的规范、引领和支撑作用,推进互联网、大数据、人工智能、区块链、5G 等新兴信息技术与卫生健康行业的创新融合发展,根据《中华人民共和国标准化法》等相关法律法规及国务院办公厅《关于促进和规范健康医疗大数据应用发展的指导意见》《关于促进"互联网+医疗健康"发展的意见》等文件精神,提出如下意见。①充分认识全民健康信息标准化体系建设的重要性。②全民健康信息标准化体系建设的重点任务:促进全民健康信息基础设施标准化建设;加强全民健康信息数据库标准化建设;推进新兴信息技术应用标准化建设;加强网络安全标准化建设。③强化全民健康信息标准化体系建设的保障措施:加强组织领导;规范流程管理;推进标准落地;强化服务保障。

2021 年,工业和信息化部发布《"十四五"大数据产业发展规划》指出发挥大数据特性优势。围绕数据全生命周期关键环节,加快数据"大体量"汇聚,强化数据"多样化"处理,推动数据"时效性"流动,加强数据"高质量"治理,促进数据"高价值"转化,将大数据特性优势转化为产业高质量发展的重要驱动力,激发产业链各环节潜能。

国家在医疗卫生大数据方面的政策推动、医疗行业对大数据应用的需求、医疗数据的爆炸式增长、公共卫生管理数据的收集、医疗数据分析技术和工具的进步,这些都促进了国内医疗大数据的发展。下面从多个层次介绍我国医疗大数据建设的现状。

1. 政策有力促进　为推进和规范医疗健康大数据的应用发展,2016 年 10 月,国家卫生计生委在京召开医疗健康大数据中心与产业园建设国家试点工程启动推进电视电话会,会议围绕贯彻落实全国卫生与健康大会精神和《国务院办公厅关于促进和规范健康医疗大数据应用发展的指导意见》,明确试点思路,确定福州、厦门、南京、常州作为第一批试点省市,启动第一批医疗健康大数据中心与产业园建设国家试点工程。

2. 推动医疗行业的法规　在国家鼓励发展医疗健康大数据的背景下,各地卫生监管部门相继建立了地方公共卫生、疾病预防、体检、卫生监督等数据中心,从而掌握当地整体医疗卫生资源、疾病预防控制、妇幼卫生制度、体检状况和卫生监督体系。作为一个实例,以北京市 30 个三级医院实现电子病历信息的共享,共享内容包括门诊部信息、住院病案主页、医疗机构信息、患者出院小结、用药情况,并实现对检查结果、影像资料等所有患者相关信息的跨部门查询。同时对脑血管病、心血管病、糖尿病、高血压等疾病进行慢性病管理监控。

3. 医疗机构的内在需求　医院利用大数据技术整合患者的门诊资料,建立以患者为中心的综合电子病历,使医务人员可以方便地查询患者的就诊信息。运用大数据的检索、处理和分析能力,分析、监测医疗机构整体运行状况。结合临床辅助决策支持系统,机器学习整合临床多维数据,为医生和患者提供精细化、个性化的诊疗指导。对医疗机构而言,大数据的价值在于能提高医疗机构的管理水平、服务效率、临床诊断和疗效。

4. 患者的保健　患者利用便携式医疗设备,如可穿戴的医疗设备或社区健康体检仪,向医疗机构分享医疗卫生数据。医院能够监测患者的健康状况,并对其医疗卫生数据进行分析,为其提供更好的医疗服务。

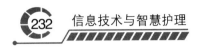

上述各层次,也是目前医疗大数据平台服务的主要领域。根据不同领域的应用需求,医疗大数据平台可以提供不同的服务主题,为各个领域提供合理优质的大数据应用服务,逐步实现国家医疗卫生大数据发展战略。

二、医疗大数据的应用

运用大数据和人工智能的分析与优化,医生和护士可以更多地关注疾病本身,患者能更多地信任医生和护士的医疗行为,更好地配合治疗,优化整个诊疗流程;将大量临床非结构化数据进行结构化处理,挖掘出有意义的信息。

(一)大数据在医疗系统和信息平台建设中的应用

大容量医学数据库的建立、网络信息的共享、数据的实时监控,可为国家卫生综合管理信息平台、电子健康档案资料库、国家级卫生监管信息系统、妇幼保健业务信息系统、医院管理平台等提供基本数据源。并能实现数据源的存储、更新、挖掘、分析和管理。利用这些系统和平台,实现同类检查结果的互认,节约医疗资源,减轻患者负担;患者可以在网上实现网上预约、异地就医、医疗保险即时结算。

(二)大数据用于临床辅助系统

对于传统的医学诊断,医生只能依赖目标患者、自身经验和知识储备,存在着很大的局限性。运用大数据,将患者的影像资料、医疗记录、检查结果、诊断费用等多种数据输入大数据系统,通过机器学习、挖掘、分析等方法,医生可以得出类似症状患者的发病机制、病因和治疗方案。对医生们更好地掌握疾病的诊断与治疗非常重要。

(三)大数据在健康监测中的应用

对于居民健康监测,大数据可提供居民的健康档案,包括完整的诊疗信息、体检信息,可为患者提供有针对性的治疗方案。对于居民健康来说,大数据技术通过整合相关信息,通过挖掘数据智能监测居民健康,通过移动设备定位,采用数据,分析居民健康影响因素,为居民提供个性化的健康管理服务。

(四)大数据在医学研究中的应用

医学科学研究中,利用大数据对各种数据进行筛选、分析,可为科学研究提供有力的数据分析支持。如健康风险因素分析的科学研究,使用大数据,可根据环境、生物、经济、社会、个人行为与心理、医疗保健服务、人类生物遗传因素等系统综合健康风险因素资料,通过比对分析,对不同地域、不同家族进行评价筛选,研究特定疾病发病的家族性、地域分布特征。

对于药物研发,制药企业可以利用大数据对网络上的公共疾病药物需求趋势进行分析,确定较有效的投入产出比,合理配置有限的研发资源。另外,制药企业还能利用大数据技术优化物流信息平台和管理,利用数据分析提前预测新药上市。在医学不良反应研究中,医学大数据技术可以避免传统方法如临床试验法、药物不良反应报告分析法等存在的样本数量小、采样分布有限等问题。另外,从社会网络上搜索到大量服用某一类药物的不良反应记录,通过比较分析和数据挖掘方法,能更加科学、全面地了解药物不良反应的影响。

医疗大数据的应用面临着诸多困境,其中最主要的是顶层设计上缺乏充分的考虑,譬如在政策、伦理研究、安全技术等数据共享方面,医院与医院之间的信息孤岛林立,科研机构间的数据共享名存实亡。虽然我们在基因序列测定、计算科学和机器学习等领域有一些优势,但缺乏临床数据系统的测试,这些数据很难形成信息和知识,更谈不上应用和行动。

此外,医疗大数据在护理研究方面也有着诸多研究。魏良云等对护理大数据的研究热点和趋势分析,最终得出当前3个主流的研究热点,涵盖护理安全、护理管理和精准化医疗。刘晓黎等分析2001—2019年CNKI、万方数据库和Web of Science核心合集收录的护理大数据相关文献,指出护理大数据相关研究总体呈增长趋势。护理大数据英文文献主要涉及5个领域,分别为健康管理、评估与预测、数据挖掘技术、数据分析与云计算、大数据研究平台;中文文献主要涉及3个领域,分别为信息化护理、护理质量管理和大数据的应用类型。

 ## 第三节 医疗大数据平台的简介与应用场景

一、医疗大数据平台的特征与意义

1.特征 医疗大数据主要是指医生在对患者进行诊断和治疗过程中产生的数据,内容包括患者的基本资料电子记录、诊疗数据、医学影像报告数据、医疗管理、经济数据、医疗设备及仪器数据等。医疗大数据不仅有大数据的"4V"特点[规模性(volume)、高速度(velocity)、多样性(variety)、价值性(value)],也包含了时序性、隐私性、不完整性等医学领域内在的主要特征如下。①时序性:患者就诊,疾病发病过程在时间上有一个进展过程;医学检测波形、图像都是时间函数。②隐私性:患者的医疗数据具有高度的隐私性,泄露信息会导致严重后果。③不完整性:很大程度上来自人工记录,造成数据记录的残缺和偏差;医疗数据的不完整收集和处理使医学数据库无法全面反映疾病信息。

医疗大数据平台在此基础上,使医疗机构能够有效地整合、分析、管理、使用医疗大数据,实现对医疗大数据的有效管理与应用。

2.意义 医疗大数据平台可以帮助实现历史医疗资源的再利用,并且借助大数据的思维和方法进行研究,完成以往传统思维、方法、技术不能完成的任务,解决过去无法解决的问题。

二、医疗大数据平台的作用

(一)面向医务人员

从医务人员的角度来说,医生能够登录全民健康医疗大数据综合管理应用系统的医务模块,通过手机就可以给患者开就诊单、化验特检、复诊登记,实现最大程度的智慧医疗。平台还对接省级远程医疗,医生可通过浏览该平台存储的患者历史就诊情况及医疗数据,深入了解患者疾病及病因,提供最新最好的治疗意见或方案给临床医生,实现精准治疗。也可以对特殊病例进行远程精准会诊、远程病理诊断、影像诊断、心电诊断等远程精准医疗服务。另外,智慧医疗全民健康大数据平台依据患者的就医数据,建立起科学可靠的重大疾病暴发、流行预警体系。还可对重点传染病进行动态监测,实时监控慢性病及危害因素,预测潜在慢性患者群,并依据监测结果及时建立慢性病预防和主动健康干预机制。

构建医疗大数据平台,能为医务人员提供基于大数据技术的医疗服务,对疾病相关的诊断方法和结果进行深入洞察,为相关疾病研究提供数据支持。医学大数据平台的应用,可为医护人员提供辅助诊断。借助于各种病例和资料来源,可对相关疾病进行深入分析,找出并推荐最佳治疗方案,为个性化诊治提供依据。利用大数据技术完成病案资料的后结构化处理,在保证病案资料可追溯的基础上,实现病案的结构性处理,以满足以往病案的结构化处理。

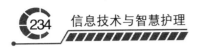

与此同时,在临床科研领域,科学工作者只需要从大量的数据中直接找到或挖掘出所需要的信息、知识和智慧,甚至不需要直接与需要研究的对象联系。科学研究过程中,利用、开发与整理大数据,可以颠覆以往许多研究成果,并带来意想不到的发现。

(二)面向患者

通过构建医学大数据平台,使患者主动参与医疗过程,结合患者的健康资料、既往病史,更有助于医生做出正确的疾病诊断。以医学大数据为基础,创新医疗模式,减少医患矛盾;由于数据的高效整合模式,大数据医疗满足以患者为中心的个性化医疗,提高现有医疗技术平台的服务能力。医学大数据的应用,从医学研究、临床决策、疾病管理、患者参与、医疗卫生决策等方面,促进医疗模式的转变,尊重患者的价值、个性特点和需求,协调整合不同专业的医疗服务;保证卫生服务的连续性和可及性,提高医疗质量。从患者的角度来说,患者及家属可通过登录全民健康医疗大数据平台,自行将个人健康管理和医疗信息资源进行整合,可进行在线移动医疗、在线预约、网上问诊、医保移动支付,实现诊疗挂号、检验检查报告查询、线上慢病管理、查询电子病历及健康档案、医疗费用直接结算等全覆盖医疗业务。病患可在平台上浏览医生信息,选择最适合自己的医生,也可以对就诊医务人员的行医水平、服务态度及就医体验进行评价和分享等。医生也可在平台上浏览答复患者的询问,使得就诊过程更加便捷。

(三)面向管理者

构建医学大数据平台,提供可视化统一的分析展示平台,为医院管理和运行相关决策提供数据依据,实现医院的精细化管理。以标准化为前提、系统化为保障、数据化为标准、信息化为手段,将服务对象的注意力集中在满足服务对象的需要上,使其具有更高的效率、更大的效益、更强的竞争力。利用大数据分析平台,对医院的门诊量、手术量、出入院患者数、病床使用率、病床周转率、设备使用情况、疾病图、患者分布区域、费用及开支等进行分析。并与目前资料、同期资料、前期资料对比分析。与此同时,可以通过比较该地区医院的经营状况,找出导致医院经济运行质量的原因和差距,抓住工作中存在的不足,切实加以改善。

医疗大数据平台汇集某地区内大部分医院的诊疗数据,由控制平台全面管理、协调和控制。卫健委等相关部门根据大数据平台汇集的数据,通过各项指标宏观地掌握该地区的医疗情况,据此有针对性地制定政策进行调控。各医院根据大数据平台处理后的数据进行可视化分析,改进医院的医疗服务质量。目前基于大数据平台开发的医院管理平台在重庆医科大学附属医院已成功上线并进行了应用,涵盖医院运行管理、DRGS 绩效管理、医院等级评审、医院机构对比等功能。大数据平台采集电子病历中病案首页和费用信息,以 DRGS 相关指标对数据进行筛选并进行标准化,建立DRGS 的数据集市,通过数据集市对费用中的住院总费用、检查检验费、手术费、床位费等和出院诊断中的主要诊断、次要诊断、并发症、手术操作等进行关联性分析,从而建立 DRGS 费用库。医院管理人员就可以基于 DRGS 费用库对各科室进行绩效评价,科室也可以据此对医生进行绩效评价。

三、医疗大数据平台的应用场景

(一)医疗大数据平台总体架构

1. 数据层　整合医院信息系统,打破信息孤岛,实现数据共享。
2. 建模层　数据决策层、管理层、执行层关心指标,建立不同分析主题集市。
3. 业务层　梳理医院业务流程,将分析结果推送至展示层。
4. 展示层　以丰富美观的图表展现方式,灵活多变的交互方式,将分析结果呈现给决策层。

(二)临床应用场景

1. 查阅临床资料　以大数据体系结构为基础的结构设计能有效地优化传统的检索问题,可应用于全文检索、结构化搜索、分词搜索、模糊搜索和复合搜索等多种模式。在医学搜索的垂直领域主要有3种具体的应用模式:关键词搜索、高级搜索、条件树搜索,并且在各种复杂场景中的搜索能力都表现很强,皆能实现秒级别的搜索。

(1)关键字搜索:提供方便的快速关键词搜索入口,通过医疗专业字典分析、切词等技术处理,检索符合要求条件的病历结果,且提供各种灵活的筛选方式、排序方式和搜索结构的专业统计。

(2)高级搜索:用来描述多种复杂的检索逻辑和条件,能够精确召回所需的病历数据。高级搜索包括建立高级搜索条件的逻辑关系、搜索主题、搜索条件、值域范围4个建立高级搜索条件的变量,以及患者维度和病历维度的搜索显示。

(3)条件树搜索:条件树搜索相比高级搜索更灵活,可以将"并且""或者"和"排除"3种逻辑关系根据需要进行组合。

2. 提供患者全息视图　大数据模式下,通过整合不同系统间(HIS、LIMS、RIS、EMR、护理、手术麻醉、ICU、PACS等)的数据通道,以"患者全息视图"的方式展示患者的整个治疗周期,记录患者在每一个时间节点的诊断、用药、体征、检查、检验、治疗、手术等数据。

"患者全息视图"是基于临床数据的临床应用,能够通过清晰、友好的统一视图对患者的就诊信息进行查阅,进而优化医师的操作流程,使医生能够在短时间内从整体上了解患者的就诊状况。"患者全息视图"收集全部的临床数据内容,可实现临床数据的电子病历数据、检验报告、检查报告同步查看。"患者全息视图"是一种最基本的临床应用,与传统的患者全息视图相比,它可以提供更加友好的诊疗支持体验。

由于大数据平台对医院各系统数据和业务进行了重组,因此,在数据加工和数据增强方面具有优势的数据处理和数据增强,能帮助医生更好地应用这个平台,使医生能在一页内浏览患者所有的就诊信息,更快地找到需要查看的医疗记录;根据时间顺序、不同类型和患者的检查数据迅速地解读;将某一检验的历史全量数据按时间顺序显示,通过患者全息视图的检验模块,将其趋势图显示,并可增加更多指标进行趋势对比等。

3. 形成临床辅助决策支持系统　以大数据应用为基础的智能临床辅助决策支持系统,以医疗大数据应用平台的标准数据流制作为基础,以大量病历为分析样本,并结合临床知识,抽象出疾病特征字段建模,结合专业临床知识库,对临床医生提供全面的辅助决策服务。它以真实世界数据为基础,结合循证医学知识,可以有两个应用方向,即基于不同病种的单病种智能辅助诊断,以及应用于工作站的临床智能辅助诊断。

(1)单病种辅助诊断治疗:主要是将发表的知识或顶级临床专家的经验方案,与真实的病历数据相结合,以形成决策引擎。根据引擎规则,支持不同病种不同特征信息的工作人员输出可供临床参考的诊疗方案。并在此基础上,进一步实现对方案采用情况的跟踪分析,以最终管理和优化临床决策过程,提升疾病种数。

(2)医师工作站临床助理:主要是以权威的循证医学知识库与真实世界临床数据为基础,建立更为精确且符合临床思维的知识图谱。医生工作站临床助理在诊疗过程中,可对整个诊疗过程进行预测、推荐、预警、提供知识库查询、可疑疾病预测、检查方案推荐、治疗方案推荐、异常提示、智能审核等辅助决策,以降低漏诊和误诊率,提高医疗效率和质量。

(3)相似病案和类似患者建议:通过医学大数据平台,可以建立病历画像和患者画像模型。从疾病角度,可以根据参数调整建立类似病历和相似患者的模型,广泛应用于整个诊疗行为推荐、会诊讨论等多个场景。

2020年,范咏等依托信息技术,构建全流程输血闭环临床辅助决策支持系统(图12-1),引入"同型输血"与"异型输血"模式,临床应用输血相关意外事件或近似错误发生率,系统上线前后4个月医务人员操作1例输血的平均时间比较,医务人员对输血闭环管理系统的满意度取得较满意的效果;2021年,方园等依托计算机和移动医疗技术,基于临床实践指南等知识库,对患者信息进行主动识别和处理,以人机交互方式为临床人员和患者提供决策建议的临床辅助决策支持系统成为研究关注的热点,并逐渐应用于GDM管理中,弥补了现有GDM管理模式的不足。此外,国外一种嵌入式医疗大数据网络与吸入性肺炎的护理干预,医护可以找到有用的技巧来发现与诊断任务、自然生物医学语言和写作的语义相似性,从而获得有效的模拟。它为大量收藏提出了具体的分析框架,使用从整个研究生入学考试库中提取的数据集进行了一些初步分析,开发了一个Web前端来演示这种方法在现实世界中的实用性。快速扩展的海量信息检查领域,开始承担开创临床实践和探索的基础功能。

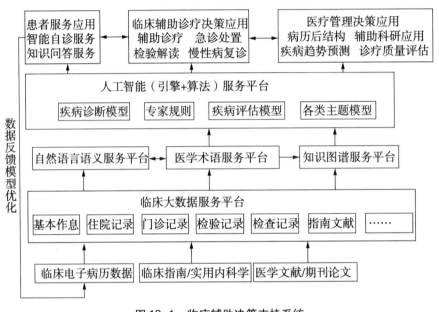

图12-1　临床辅助决策支持系统

(三)科研应用场景

科研工作中医师所面临的困难主要有:①科研思路难以发现;②许多病历的非结构化字段处理需要大量的人力;③处理完的数据需要时间精力的转换和处理,才能进行分析;④整个科研过程要持续,必须建立专门的疾病数据库。不过,借助医疗大数据平台,这些难点都可以在一定程度上得到解决。大数据平台为临床研究链路的全流程(科研灵感的发现、初步调研验证、科研立项、圈定目标人群、观察指标的建立、数据如何收集以及最后的统计分析、文章撰写等)提供逐步支持,以帮助临床医生开展科学研究。

1. 科研思路探索与发现　在整个科研流程中,科研的思路探寻和科研场景的发现是开启科学研究的第一把钥匙。不管是在已有的电子病历数据或CorelDRAW(CDR)格式的集成数据中,为了发掘科学研究场景、探索科学研究思路,"翻病历"常常成为科研灵感发现的源头。此外,还能通过数据挖掘、有监督、无监督机器学习,开启新的科研模式,帮助临床医生更容易、更有效地完成科研工作。

研究热点趋势、挖掘研究领域热点信息是一项费时费力的工作。以大数据处理为基础的研究热点展示可以促进科学研究。基于PubMed等文献数据库中的研究信息,智能提取前10名关键词进行计算,并绘制成研究热点趋势图,可直观地展示与疾病相关的研究热点,及热度变化趋势。在研究热点趋势中可收集具体的文献信息,可查阅文献描述、关键词等信息,如对具体的文献内容感兴趣或需要查阅或下载原文内容。以大数据为基础的研究热点汇总,能为用户提供专业领域热点趋势和发展趋势,给科研人员以思想启迪,使医师快速准确地找到科研入手点。

2021年,孙雅婧等大型三甲医院建立数据驱动的科研项目服务模式实践与探索,根据临床问题亟须应用大数据技术解决的迫切要求,顺应医疗大数据时代发展,将大数据中心菜单式服务内容不断完善:①数据存储和计算资源服务,大数据中心可为课题组提供数据存储和计算资源等。②临床科研指导,针对大数据临床研究的学术指导和科学研究,包括研究设计方案、建立科研数据库、数据清洗与标准化、数据分析方法、研究报告与文章撰写等方面的科研指导及推荐学术指导专家等。③科研合作服务,建立科研病种数据库咨询、数据提取、整合和清洗、数据标准化(提供编码对照表)、数据挖掘和统计分析。④数据资源服务,提供第三方数据或临床随访数据,申请审核制供研究者使用。

2. 构建专科疾病数据库 建立专科疾病数据库,已成为科室、医院甚至国家层面的重要需求。然而,目前绝大多数医院采用的病案或各个业务系统的信息,如手术麻醉信息、手术过程信息、会诊讨论信息等,均采用非结构化或半结构化的方式存储。医师们很难直接使用,当需要时,只能通过人工抄写、摘录等方法整理数据,这种高人工、低智能化的方式大大增加科学研究数据的采集时间成本。

根据研究目的和研究方向的不同,对数据的需求也不同,而不同的数据又来自多个业务系统。根据治疗方式和阶段的不同,数据的类别也多种多样,比如患者的特殊检查、检验数据(患者随访、病例报告表单、生物样本、组学分析等数据)。鉴于数据的多维度、多系统等特点,在实际数据的采集、整理过程中,医生需要在多个系统之间来回切换,选择适当的方式保留数据,人工对多个系统来源的数据进行关联核对,从而增加时间成本。对于科研设计阶段、数据收集阶段、历史科研成果的延续以及跨科室、跨医院的专业疾病研究,都应形成一个整体平台。

鉴于以上困境和对专业疾病数据库的需求,建立以大数据科研平台为基础的专业疾病数据库是一种比较重要的方案和手段。这也是近年来,基于大数据的应用和新热点与趋势。

(四)管理应用场景:医院精细化管理

医院管理是一门多学科、多部门、多方法的管理学科。尽管医院根据实际情况采取了不同的措施和处理方案,但有一点是一样的,医院需要通过数据生成可以预警的医院运行指标和报告。当前医院管理仍然需要沉淀指标和逻辑规则,还面临着许多实际问题:①数据统计口径不统一;②各个科室统计口径方式及上报给管理者统计口径不统一;③多业务系统分类方式不能有效集中;④无联盟医院质量对比;⑤无有效手段对重点学科建设及促进病种发展;⑥数据质量问题;⑦医疗整体质控反感未完善;⑧未建立患者统一索引;⑨主数据管理未统一;⑩病历数据未能有效利用。

医院管理在大数据平台的基础上,可以通过科学的分类方法、多维度透视分析、行业基线对比、诊疗一体化的ICD对接能力以及诊断相关分类(DRGS)指标,评估全院效率能力,了解医院各科室的能力分布,聚焦重点科室,通过科室效能分析以确定科室整体情况与需要关注的主诊组。围绕DRGS分组,评估疾病分组的治疗效率,了解不同主诊组在同一分组上的治疗表现差异。除此之外,根据实际情况逐步完善多方面存在的问题,不断强化医院精细化管理,使其发挥应有的总体协调作用也是未来发展的重点内容。

2021年,姚德明等健康医疗大数据背景下医院管理的思路、难点及对策研究指出在诊疗工作中产生了海量数据。从数据产生的来源角度看,这些数据大致可以划分为临床服务数据、经济运行数据和医院管理数据。在临床服务数据方面,主要有来源于门急诊患者和住院患者的诊疗信息,包括医生对于患者病情的诊断、用药、手术或操作、护理情况以及与此相关的病程记录的信息,可以反映出就诊患者的病情、在诊疗期间的一系列处置行为以及诊疗效果等具体情况;在经济运行数据方面,主要有收入数据、支出数据,可以反映出医院财务与经济运营状况等;在医院管理数据方面,主要有人事管理、后勤管理、技术管理、科研管理、薪酬管理等信息,可以体现出医疗机构的管理运行情况。部分医院也在应用大数据对医院的全面预算管理、后勤精细化管理、优化医生绩效奖金分配方案、缩短出院患者等待时间等工作进行探讨。

分析不同类型的数据,可以对不同管理层级的情况予以反映。其一,通过对医师个体或诊疗组的数据进行分析,可以反映出医生个体或诊疗组的工作量、诊疗疾病的疑难复杂程度、涉及手术或操作的疑难复杂程度、诊疗行为是否规范、是否注重患者信息安全管理和风险控制等情况。其二,通过整合诸多个体数据,可以有效地掌握各个病种和学科的发展情况,反映医院内部相关学科的优势或不足。其三,对医院的整体数据进行分析,可以查看医疗机构内部的运行情况,如整体的手术疑难程度、收治结构的合理性、经济运行的效率等。其四,对多所医院的数据进行整合,还可以分析一个区域内医疗机构的整体情况,或进行医疗机构间相同数据的比较。

因此,通过挖掘和分析医疗行为和业务处理过程中产生的海量数据,可以更加全面和客观地描摹医疗机构在不同层级的医疗服务行为、运营情况、管理效果,更加有效地分析医院管理的特点和发展趋势,从而促使医院降低管理成本、提高管理效率。深入分析客观数据,较大程度上可以规避经验管理工作的弊端,有利于摸清医疗行业管理的规律,为各项管理决策提供更加丰富的信息和更为翔实的依据,提升决策的准确性和科学性。这不仅可以应用于提升医院内部管理水平,也可以应用于卫生健康行政部门对于医院的监督管理工作。

(五)患者服务场景

1. 智能导诊　智能导诊服务是一种以人工智能技术识别患者可能患有的疾病并给予医疗指导的高科技服务形式。利用智能终端(应用程序、微信等)与医院信息系统相连,结合大数据平台的疾病知识图谱数据挖掘方面的导诊算法、语义分析等,让患者在线完成导诊分诊服务。该系统通过建立专科相关疾病、症状、治疗方式的知识库,利用问题生成器和病历分类器建立知识库内容与提出内容、推荐科室之间的联系,实现分诊科室的智能推荐。透过医学教材与患者病历的学习,与最佳就诊部门相匹配;实现了通俗语言的高度识别,提高使用方便性;减少患者手动输入内容,给予患者流畅的产品体验;进行分诊结果校验,不断提高结果的准确性。

这类业务的显著优势在于,可以有效地避免人为因素的影响。其缺点是受到技术水平和数据资料质量的极大影响,例如,对患者主诉的理解程度直接影响后续疾病的判断,推理方法的准确性和效率也影响咨询质量。大数据处理技术的发展为这类医疗服务提供了强大的支撑,是当前互联网医疗服务领域的一个热点,基于大数据技术的智能导诊服务有望成为未来就医咨询服务的主流场景。

2. 智能候诊　智能型候诊就是利用医学大数据平台实时获取门诊、排队叫号、导诊分诊、HIS系统等数据,通过数据模型的精确评估,对门诊患者的候诊时间进行量化统计和分析,发现通过优化门诊就诊流程,可合理安排每个患者的等待时间。通过信用卡登记、预约登记、信用卡排队等方式与医院对接,推送到在线预约系统及相关信息系统,实现移动终端和离线显示屏的同步,使患者能够及时掌握自己的医疗时间,避免排队等候。在此指导下,有效指导患者合理安排就诊时间,改善患者就医感受,从而极大地提高患者的就医满意度。

2020年,高洪琦等推动基于外部评估的医疗服务改善,利用大数据分析提升患者就医体验,提到为进一步推动改善医疗服务的第三方评估工作。未来在监测和评估的实践层面,国家卫生健康委员会医患体验研究基地将联合相关单位,在全国范围内开展医患体验示范医院网络体系创建工作,推动更多的医疗机构重视并将患者体验纳入持续性监测,发挥专业机构的支持、促进、引领作用。通过开展持续性的标准化监测,不断凝聚行业共识,引导更多医院将以患者为中心的服务提供真正做实做细,为基于第三方评估和大数据视角的医疗服务质量改善贡献"中国经验"。

2021年,程结晶等面向精准医疗服务的患者档案数据采集与分析,通过患者档案数据的采集与分析,为当前精准医疗发展提供可靠的患者档案数据资源基础,并借助相关技术,实现科学化决策与精准化治疗。但是,面向精准医疗的患者档案数据建设又是一个强调全面性、真实性、长期性的工作,在这一过程中,患者隐私性问题依然是不容回避的,如何在患者档案数据采集效益最大化的前提下,保障患者的各项权益,发挥应有的价值,应是未来关注的重点。

(六)药物研究场景

根据《中华人民共和国药品管理法》和《中华人民共和国药品管理法实施条例》,并参照国际公认原则,制定《药品临床试验质量管理规范》。其中,第一章总则第一条提出:为保证药物临床试验过程规范,结果科学可靠,保护受试者的权益并确保其安全。规范中针对临床试验的源数据管理、必备文件管理、质量管理、病例报告表(CRF)、药物管理、不良事件/严重不良事件(AE/SAE)质量控制/质量管理(QA/QC)计算机系统(数据管理系统)、电子数据稽查轨迹等均提出明确的要求。

在新的时代背景下,临床试验的质量管理直接关系到药物研发进程及疾病防治策略,如何高质高效地开展临床试验与临床研究,促进学科和疾病领域的进展成为新的课题和攻坚方向。借助医疗大数据平台和《药品临床试验质量管理规范》的各项规定,参照专业的标准数据集和中心化统一编码——临床数据交换标准协会,探讨了以下应用场景。

1.受试者智能招募　传统的招募方式包括在医院或社区张贴招募广告、发放传单、小册子、便捷联系卡、教育资料、社区免费门诊(适用于罕见病或复杂的进排标准试验)、医生推荐宣传会、利用网络媒体(电子邮件、受试者社交软件、微信群、微信公众号等)定期推送招聘信息。以及研究者自行的招募方法。然而,这些方法并不能保证招募信息能到达最合适的潜在患者群体,并且由于患者已离开医院,需要打电话召回患者,耗费了大量人力成本。

以医疗大数据平台为基础,基于项目的纳入/排除条件,在临床现场实时发现疑似符合入组条件的患者,通过医生工作站提醒医生,加快临床试验入组。

2.以风险为基础的监测质控核查　在临床药物试验中,基于风险的测量非常重要。传统的质量控制流程主要依赖于机构质控员、临床监察人员(CRA)、第三方稽查公司在院内,以SD为基础进行数据评估与数据抽检。传统质量控制存在以下问题。

(1)人员专业水平参差不齐:目前尚需提高国内临床研究机构管理组织、合同研究组织机构的专业化管理水平和执业诚信度。质量控制人员的专业水平参差不齐,甚至单个临床试验中也常有反复追踪的现象,基本上将临床试验的安全监控看作是日常交流和工作访问。

(2)非全量核查:受限于临床试验受试者的数据量与质量控制人员的时间比例,无法做到全量核查,只能进行抽查,再基于发现的问题重点排查,存在遗漏问题的风险。

(3)时效性差:目前核查频率是基于试验进程按阶段进行,只能对后置发现问题进行整改,不能对过程进行监控,实时报警。

依托医疗大数据平台、历史项目核实报告和质量控制规则,智能预测临床试验中可能存在的风险,并运用大数据技术对临床试验进行质量评价,如实时发现方案不依从、数据不一致、不良事件(AE)/严重不良事件(SAE)漏报等质量问题提醒研究团队进行整改。同时,在CRA、质量控制人员、稽查人员进行现场质量控制之前,根据数据模型运算,优先生产质量控制分析报告,告知质量控制人员的风险点,方便质量控制人员进行有针对性的核查。

3.AE/SAE自动报警　临床试验中的安全性通报,很大程度上以国家药品政策的要求为基础。上述临床症状看似与临床试验或试验用药没有联系,或者这些症状在该病中较为普遍,因此,研究者有可能不把它视为不良反应,极容易导致报告的漏报。

依托医疗大数据平台和常见不良反应事件的评估标准规则,以及结构化归一等数据处理技术,系统能自动发现可疑 AE/SAE,提示医生进行判读,从而便于医生进入 AE/SAE 生命周期管理,避免漏报。

4.协助收集测试数据 对研究所需要的数据进行归纳和整理,然后填入 CRF,是研究的必要和非常重要的一环,但在参与科研的同时,临床研究者也要把大量的精力投入到临床的诊断和治疗过程上。因而,当精力有限、人员不足时,容易出现差错,从而影响研究的进度和质量。以医疗大数据平台为依托,遵循临床数据交换标准协会标准,可以将医生的 SD 数据,通过算法模型计算,自动导入到电子数据捕获系统完成填表,它既能降低临床研究协调员的工作量,又避免人工输入错误。

(七)教学应用情景

1.基于真实世界数据的疾病图谱 大数据为基础的疾病图谱是除教科书、文献外的第三种临床医学教学工具。医院内大量真实病历资料可以呈现出真实的疾病特征分布,包括年龄分布、常见症状、性别比例、常用检查检验方法等。隐藏在大数据各个节点数据间的逻辑关系透出,有助于深入解读疾病信息。在临床教学中做到理论与临床实际相结合,辅助临床教学。

2.临床数据与知识库关联应用 可以根据用户的特征信息进行智能知识推荐,能够学习用户对于推荐内容的偏好程度进行深度学习,向用户推荐其更需要的知识,如由大数据智能技术对文献分析产生的文献热点趋势图、文献热点关键词、对应的文献作者图谱等。支持中英文文献检索,提供多种文献检索方式,推荐个性化的文献,有效提高文献检索效率。另外,还可以提供临床指南、药物说明书、临床试验查看功能,将多种知识类型集中呈现,提供一站式知识查询体验。协助年轻医师学习成长,提升临床及科研能力。

◀ 本章小结 ▶

5G 技术具备大带宽、低时延、广连接等能力,其在医学教育、远程医疗、大数据领域、人工智能领域、急诊医疗领域均有良好的应用和巨大的潜力;受益于 5G 技术,医疗大数据在医疗系统和信息平台建设、临床辅助系统、医学研究中、健康监测、医学研究中的应用得到极大的提升。基于 5G 技术与医疗大数据,医疗大数据平台在面向医务人员、面向患者、面向管理者时均有巨大的应用价值,于此同时,得益于国家和行业政策的支持以及从其自身应用发展的角度来看,医疗大数据平台必将在医疗行业中得到更深层次的应用,提高临床效率,辅助诊疗决策,方便患者就医,科学管理决策,未来的应用场景将十分广阔。

思考题

1.5G 技术的特点有哪些?

2.5G 技术的医疗应用前景有哪些?

3.医疗大数据平台的应用场景有哪些?

第十三章　区块链技术的医学应用

━━━━ 学习目标 ━━━━

● 知识目标:①掌握区块链技术的概念、特点、分类。②熟悉区块链技术在医疗行业中的应用现状。③了解区块链技术在医学领域应用中面临的挑战。

● 能力目标:①能应用已有区块链技术解决医疗行业的实际问题。②能助推区块链技术在医学领域中的应用。

● 素质目标:能遵守区块链技术在医学应用中的伦理道德规范。

第一节　区块链技术概述

情境与思考

电子病历是记录患者健康和医护状况的电子信息载体,是临床进行科学诊断治疗的基础资料,其在医院信息化建设过程中起着至关重要的作用。然而,电子病历系统一直以来存在一个问题:不能管理多个医疗机构的医疗记录。患者的数据分散在不同的医疗机构内,无法实现信息共享。不仅增加了患者的经济负担,更有可能延误患者病情,使患者在跨医疗机构间就诊时服务效率大打折扣。

请思考:①如何使用电子病历系统完整记录患者的健康信息? ②是否能实现不同医疗机构间患者信息的安全共享? ③在不同医疗机构间信息共享时如何做好患者的隐私保护?

区块链技术的集成应用在新的技术革新和产业变革中起着重要作用。目前,全球主要国家都在加快布局区块链技术发展。我国区块链已上升为国家战略技术,在数字金融、物联网、智能制造、供应链管理、数字资产交易等领域迅速推广,该技术在医疗领域有广阔的应用前景,已成为我国医疗行业创新发展的一个重要关注点。

区块链技术(blockchain technology)由中本聪在其发表的《比特币:一种点对点的电子现金系统》论文中首次提出,目前尚未形成公认的区块链定义。狭义的区块链技术是指根据时间顺序将数据区块以链式结构排列,并以密码学方式保证的不可篡改和不可伪造的去中心化共享总账,其能够安全存储简单的、有先后关系的、能在系统内验证的数据。广义的区块链技术则是利用加密链式区块结构来验证与存储数据、利用分布式节点共识算法来生成和更新数据、利用自动化脚本代码(智能合约)来编程和操作数据的一种全新的去中心化基础架构与分布式计算范式。区块链是一种分布式数据存储、点对点传输、共识机制、加密算法等计算机技术的新型应用模式,其本质则是一个去中心化的数据库。

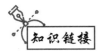

区块链的基本概念:①交易(transaction):一次操作,导致账本状态的一次改变,如添加一条记录。②区块(block):记录一段时间内发生的交易和状态结果,是对当前账本状态的一次共识。③链(chain):由一个个区块按照发生顺序串联而成,是整个状态变化的日志记录。

一、区块链技术的特点

1. 去中心化　区块链由众多具有对等权限节点组成,所有参与节点都具有同等的权利和义务,不存在中心管理机制,采用纯数学的方式建立分布式节点之间的信任关系,构建一种分布式共享账本,交易信息通过共享账本向所有节点广播,节点共同验证交易信息的真实性,去中心化系统与中心化系统示意图见图13-1、图13-2。

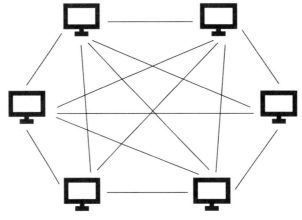

图 13-1　去中心化系统

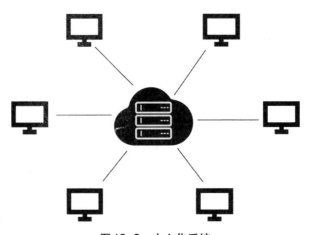

图 13-2　中心化系统

2.可靠数据库 区块链中任何添加成功的数据都带有时间戳标记,数据信息永久保存在区块结构中,通过时间维度增强数据的可验证性和可追溯性。任何一个节点都可以拥有一份完整的数据库拷贝。若要修改区块链中数据,需超过51%的节点同时进行,这在区块链中难以实现。因此,区块链可提供可靠的数据存储。且参与系统的节点越多,数据库的安全性就越高。

3.去信任 区块链技术采用非对称加密算法对交易进行签名,使交易不可被伪造。利用哈希算法和默克尔树结构保证确认过的数据不能被篡改,最后通过分布式共识算法确保各参与节点对区块链上数据的有效性达成一致,系统中的各节点无须信任彼此就可以进行交易和协作。

4.交易匿名性 区块链系统通常采用公钥作为用户标识,有些研究使用分布式身份标识来确认用户身份。不再依赖于基于公钥基础设施的第三方证书颁发机构颁发的数字证书。用户只需要提供公钥或由其生成的地址,不需要公开自己的真实身份,就可以实现基于区块链的交易。此外,用户可以公开任意数量的地址,以保证匿名性。因此,区块链上节点之间的交易和协作是针对地址进行的,与用户真实身份无关,具有准匿名性。

5.集体维护 区块链系统是由所有拥有记账功能的节点共同维护,每个参与节点拥有平等的权利。可以参与到区块的生成、校验、记录等全部环节。在诚实节点不低于安全阈值的情况下,任意一个节点的下线或者丢失都不会影响整个系统的安全。

6.开源可编程 区块链系统对参与者而言都是开源的,任何参与者都可以获取项目的源代码、数据结构、初始化文件等,同时可以通过接口查询系统中的全部数据。此外,区块链平台会提供灵活的脚本代码系统,支持用户编程、创建智能合约、开发去中心化的应用等。

二、区块链技术的分类

区块链按照访问和管理权限可以分为公有链、联盟链和私有链。

1.公有链 公有链是完全去中心化的区块链,无官方组织及管理机构,无中心服务器,参与的节点按照系统规则自由接入网络、不受控制,节点间基于共识机制开展工作。公有链是最早的区块链,也是目前应用最广泛的区块链,其典型代表是比特币,见图13-3。

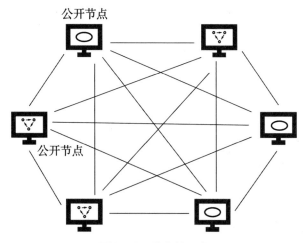

图 13-3 公有链示意

2.联盟链 联盟链是部分去中心化的区块链,由若干机构联合发起,依据联盟规则,联盟内的成员可以读写记录,参与区块链的记录维护,由于权限的设置,可以进行灵活扩展。联盟链可以大大降低不同地点的结算成本和时间,是一种混合折中模式,它是结合了公有链的完全开放和私有链

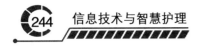

的高度集中的多中心结构,适用于多个实体构成的组织或联盟,见图13-4。

3. 私有链 私有链是完全中心化的区块链,其写入权限由中心机构控制,对参与其中的成员权限做了严格限制,只有被授权后才可以对块中数据进行读取访问、加入或退出网络,因而它对用户的隐私保护较好,适用于特定机构的内部数据管理与审计等,见图13-5。

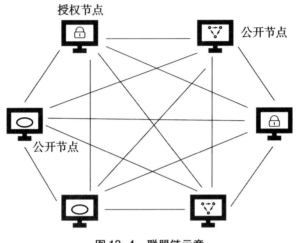

图13-4 联盟链示意

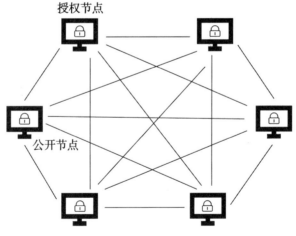

图13-5 私有链示意

三、区块链的结构

1. 哈希函数和Merkle树 在区块链系统中,节点将一段时间的交易信息进行打包,通过各节点用特定哈希算法将交易分别压缩成一段64位代码(哈希值),两个哈希值继续压缩生成唯一的哈希值称为Merkle树根。使用哈希加密的好处在于哈希函数具有抗碰撞性,且哈希计算时间相同输出长度固定。此外,无论文件有多大,哈希对应过程是无法通过计算反推的。每一个区块头中的哈希值指向前一个区块,形成链式结构。在区块链中,一段时间内生成的交易或数据信息被打包成一个区块,每个区块有自己的哈希标识,引用之前的哈希标识,即每个新的区块按时间顺序连到前一个区块,这样就在区块间建立一种由后一块指向前一块的链式数据结构(图13-6)。

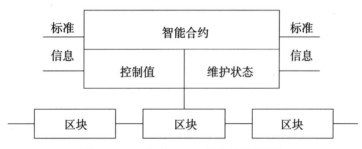

图 13-6 利用哈希值形成链式结构

2.智能合约 智能合约是区块链的核心要素,智能合约是使区块链可编程的一段脚本代码,由事件触发。将其应用在以太坊区块链上,一旦符合规定条件,即自动执行代码的内容。在以太坊中,智能合约能够帮助系统实现复杂的访问控制策略,有助于数据的维护、存储。智能合约模型结构如图 13-7 所示。

图 13-7 区块链上的智能合约模型结构

四、区块链的基本工作原理

区块链的基本工作原理是通过标准算法、加密技术将一个文件或数据压缩成一个 64 比特字节的代码,该代码和这个文件或数据相对应。这个文件被翻译成加密代码传送到外部世界,具有隐秘性和安全性。哈希数值被写入区块链中的交易系统,以时间戳的方式来表明其一维性,由此,数字交易与现实世界一一对应。载有哈希数值的区块通过时间顺序链接成区块链,使得信息彼此关联不得篡改。

区块链技术的安全可靠性,被视为继云计算、物联网、大数据之后的又一项颠覆性技术,它可能会给人类社会带来革命性的改变。区块链有望引领人类从契约社会过渡到智能合约社会,重新定义互联网的新风潮,并为解决数字化医疗面临的一些瓶颈问题提供新的思路。医疗行业所面临的大规模数据质量问题,很可能影响整个医疗行业的发展。区块链技术有助于纠正这些问题,不仅能够维持医疗数据的安全性和完整性,还能够提供唯一的真实性的根源,并使系统不接受人为错误。

第二节 区块链技术在医疗行业中的应用

区块链在医疗领域具有较大的应用潜力,有助于推动医疗体系变革,医疗数据的安全共享和协作。目前,区块链技术在医疗行业的应用,如基于区块链的安全性探索电子健康病例的隐私性,基

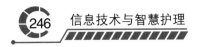

于区块链技术的不可篡改特性探索药品防伪;基于区块链技术的安全储存探索医疗健康数据的储存与授权共享等。本节简单介绍区块链技术在医疗领域应用的基本情景。

(一)医疗数据的储存与共享

医疗数据种类繁多,数据量庞大,对用户而言,医疗数据不方便自己保存,对医疗机构而言,由于存储时各医院操作不同,可能导致存储和管理等方面出现各种问题。如存储的数据可能会在用户不知情的时候被传输利用,导致患者隐私泄露,或因各医疗机构数据源存储位置不同,无法实现医疗数据的共享,这在一定程度上也增加了医疗服务的成本。因此,医疗数据的有效管理无论对个人健康计划或是公共健康发展,都具有不可估量的意义。

利用区块链技术的去中心化和分布式数据库存储可以安全的保存个人医疗信息,让患者拥有个人完整的医疗记录数据库,掌握自己的健康信息。对于医疗机构和研究人员来说,他们在获得患者授权的情况下,可以查阅患者完整的历史数据库,充分了解患者的健康信息,可为疾病的明确诊断、精准治疗和科学研究提供重要依据。尤其在紧急医疗情况下,急救人员可利用区块链技术的数据存储、共享及区块链连接的可穿戴设备等进行快速信息检索,身份识别,准确判断并采取个性化救援行动,提高救援的成功率。

(二)基因诊疗

基因是人体发生疾病的内因,健康风险基因检测可使检测者在疾病发生前了解自身是否携带易感基因,从而做到有针对性地调节自身不良生活习惯并安排定期体检,做到精准预防,实现精准医疗。应用区块链技术可以开发 DNA 信息存储数据库,对基因和医疗数据进行有效的存储并通过对存储的信息进行密钥加密,这样在保证 DNA 信息存储的同时也保证了私人信息的安全。这种使用 DNA 信息获得登录查看个人健康信息的方式,可以更方便地对基因信息进行数据共享,也便于生物医药公司进行数据采集,提高研发效率。全人类基因测序需要全球资源协作,区块链去中心化的特性,对基因大数据库收集有着天然的优势。

基于区块链去中心化建立的大规模安全数据库,同时利用强大的计算能力,在基因诊断上区块链技术的使用将会成为工业化基因测序的技术基础。如此,区块链 DNA 测序技术将会使测序速度大大提升,在基因诊疗中发挥重要作用。

(三)疾病诊疗与康复

1. 慢性病诊疗　随着我国工业化、城镇化、人口老龄化进展和生态环境、人们生活方式变化,慢性病已成为严重威胁我国居民健康、影响国家经济社会发展的重大公共卫生问题。慢性病患者需要长期持续诊疗,治疗期间涉及各种相关方,如不同医疗机构/不同医疗专家,诊疗过程可能面临多种媒体的中断,如更换通信媒体,不同医疗机构 IT 界面不兼容等。这些因素都可能对患者诊疗记录的访问造成困难,导致资源浪费,信息处理不及时,医生对患者病情的跟踪受阻,不利于慢性病患者的诊疗与康复。

利用区块链技术的公开性特征,不同的医疗专家可以访问相同的信息,减少因重复诊疗造成的资源浪费。时间戳特点确定了存储在区块链中的医疗信息时间唯一性,限制了由于过时信息造成的医疗损失。在区块链技术下,信息的透明性允许卫生保健人员跟踪患者与过去卫生保健人员之间的诊疗过程,从而为患者提供及时、准确、连续的诊疗、康复与护理服务。

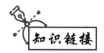

慢性病管理场景的区块链技术:贵阳朗玛信息技术股份有限公司实践了适用于慢病管理场景的区块链技术;该场景中用户有独有的数字身份及相应的公私密钥,可对个人数据授权并进行管理,不同机构搜集的用户数据通过加密存储至各自的节点中,各节点的身份管理池机制将确保用户身份数据的合法写入、不同用户账号体系间的互联互通及数据关联建立,包括身份管理、权限证明、授权管理等。所有参与机构可通过密钥比对获取用户相关实时的医疗健康信息,确保了用户的隐私安全,且监管机构也可实时获取可信数据,掌握居民慢性病管理整体状况,大大提升了监管效率。

2. 外科手术　手术是外科治疗的主要方法,手术安全是医疗质量的关键环节,与手术患者的生命安全密切相关。据 WHO 估计,全球每年实施的大型手术约 2.34 亿例,而全球每年约有 100 万人因手术致死,高达 700 万人因手术致残。因此,保障手术患者安全迫在眉睫。某医院基于区块链技术建立了去中心化手术安全生态平台,可集聚所有能够为手术安全赋能的医护、医技、康复等多学科团队协同诊治保障手术质量。运用人工智能、区块链、移动医疗等高科技信息技术提高手术工作效率。通过质量管理、医疗管理和临床技能培训,提高手术操作技能,保障手术品质,为手术安全整体赋能。在这个生态平台内,利用区块链技术不仅可突破医疗信息的独立性,搭建信息高速公路,让手术服务相关行业机构的业务数据和流程得以融合,而且可确保平台内各利益方都必须遵循诚信的原则开展相应的医疗服务,以保障各方合法权益,增强患者对手术安全的信任度。

(四)临床实验研究

实验研究往往对实验结果的记录要求苛刻,而区块链技术能够为研究人员提供可追溯的实验结果记录和临床报告,这对于实验结果的保存和减少临床实验记录造假具有重要作用。在临床实验研究和健康管理的医疗创新研究上,区块链技术可以帮助临床研究对象和研究者进行沟通协作。据统计,当前的实验研究中有一半实验结果未被报告,而通过使用带有时间戳的实验记录和实验结果,区块链技术可以解决临床试验中存在的选择性报告和不真实结果,从而减少学术不端的发生。基于区块链的研究数据将有时间戳并且公开透明,甚至在临床实验开始之前,所有的计划、方案和可能的结果都可以存储在区块链上。区块链还可以将临床实验的几个阶段联系在一起,只有在遵循所有步骤并正确验证所使用方法的情况下,实验才会进入下一阶段,从而确保临床实验的透明度和可信度。

(五)医疗器械和医药市场溯源

在近年的医疗实践中,随着医院的信息化、智能化管理建设和患者对医疗服务质量要求的不断提高,医院对医疗设备管理也提出了更高的要求。医疗器械和医药追溯系统,可以利用区块链上不可篡改、信息真实、灵活可编程等特性,构建不可篡改的设备身份信息,以解决医疗行业中难以监管的痛点问题。利用区块链追溯设备的申请、采购及使用情况,将使得设备信息更加公开透明,设备维护更加及时,从而实现医疗器械的信息化管理目标。

药品的安全直接关系到人们的健康和生命。目前国家虽然通过药品电子监管码管理系统对药品生产及流通环节进行实时状态监管,然而,从各级批发商到医院或者药店,中间环节繁多,监管存在漏洞,导致药品溯源单向且失真严重。同时,药品行业高额利润引起众多不法分子觊觎,制造假劣药品,危害生命安全。区块链技术能够收集和整合来自整条医疗价值链参与者组成的分布式网络数据,药品的每一次流通都带有时间戳,且交易记录不可更改。全名参与"记账"的方式使药品每个环节都能得到实时监管,形成产地、厂商到消费者的一个闭环,解决药品单向溯源问题。

(六)降低医疗欺诈

区块链中记录的不可变更性使区块链能有效跟踪具有历史记录的交易,可以有效降低医疗欺诈率。区块链运行在大量个人电脑上,每个记录都由许多设备保存。如果有人试图更改特定的医疗记录,如篡改医疗检测结果,所有网络节点都能够对该记录实行监控,且可拒绝更改特定医疗记录的请求,减少因更改记录引发的医疗欺诈。

(七)快速理赔

传统的理赔受理受人为及时间限制较强,如核保过程最终的人为判断,出险理赔需要一定的时间,使得患者无法准确及时获得险金。在区块链的分权账本上,可以非常有效地跟踪每一步交易记录及理赔过程,从而可以在几分钟内立即提出理赔解决方案,完成理赔事宜。

(八)可穿戴设备健康监护

目前智能可穿戴设备多是基于电脑或手机终端实现的健康数据管理,而使用区块链技术后,为可穿戴设备记录的健康数据领域提供了各种应用可能性。如全球瑞士数字健康银行 Health Bank 在处理数据交易和共享个人健康数据方面为用户提供了一个平台,患者可以在这个平台上存储并在安全环境中管理他们的健康信息,数据主权完全掌握在用户手中。使用区块链技术用户的个人健康数据(如心率、血压、服用的药物、睡眠模式、饮食习惯等)可以从健康应用程序、可穿戴设备或就诊中检索,并安全地存储在健康银行区块链中。当运动量超过身体负荷时适时地将信息反馈给用户以调整作息和运动方式,这对于体育竞赛中运动员的保护具有重要作用。另外。中国乃至全世界都存在慢性病控制效果不佳的情况,在智能可穿戴设备普及的将来,区块链的引入将会更加紧密而精准地记录慢性病患者的健康状况,这无疑对慢性病的健康管理具有重大意义。

(九)医院信息集成平台

目前医院大多采用电子病历系统、医学影像系统、医院信息管理系统记录患者信息和医院信息,但由于不同医院采用的技术不同,信息很难做到互联互通,在医院内部形成了信息和应用的孤岛。而利用区块链技术的信息共享平台,可以将各个医院的信息进行集成加工并打包分享到其他医院,实现医院共享信息系统和其他传统信息系统数据真正意义上的共通共享,更好地优化医院的业务流程,并能够安全透明地记录医疗数据编辑轨迹,具有可确权、可溯源的功能,确保医疗信息存储的安全。同时,为临床决策支持、临床科研分析等大数据分析应用提供了有力的数据支撑。通过区块链的授权访问实现了不同医院、不同厂家、不同医疗设备的信息互通,实现了信息资源的整合与共享,大大节约了临床成本。

(十)临床护理系统开发及应用

随着医院信息集成平台的开发,区块链技术为临床护理工作也带来很多便利,提升了护理工作效率,如电子病历系统、远程监护等。电子病历系统是医院信息系统的重要组成部分,记录了患者就诊的详细信息,包括首页、病程记录、检查检验结果、医嘱、手术记录、护理记录等,其中护理记录是护理人员对患者的病情观察和实施护理措施的原始记载,内容包括体温单、医嘱单、一般患者护理记录、出入量记录单、监测单、特殊护理记录单等项目。与传统手写病历相比,电子病历具有记录清晰、格式规范、书写快捷、共享性好、存储方便、长期管理使用成本较低等显著优点。有研究者基于区块链技术开发了临床护理系统,该系统包括视频监控模块、声音传感模块、按键传感模块、中央处理模块、视频显示模块、手机 APP 模块、急诊救治模块、止痛模块、降温模块、止痛药注入模块、氧气注入模块、速度控制模块和浓度控制模块,该系统基于区块链技术可实现对患者的远程监护,及时发现异常并通知急诊室以做好实时急诊救治的准备(图 13-8)。

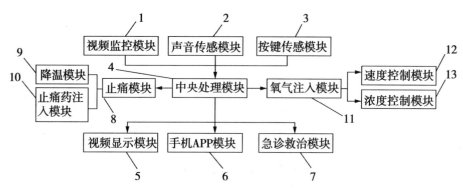

图 13-8　一种基于区块链技术的临床护理系统的制作方法

(十一)养老机构长期护理管理

由于全球人口老龄化,老年人对长期护理服务的需求不断增加,而现有专业养老护理人员的总量与老龄社会需求量相差巨大,严重制约养老服务的发展。有效的劳动力规划对于提高现有护理人员的工作效率和工作量平衡至关重要。目前有研究者在物联网中融入区块链,利用区块链-物联网驱动的护理人员规划系统对养老机构老年人和护理人员的数据进行有效采集,如该系统可动态记录老年人健康状况、服务需求和护理任务等参数,根据患者的健康状况和需求分配最适合的护理人员,不仅能满足老年人的护理需求,促进护理质量的提高,同时平衡了养老护理员的工作量,获得了最优的护理人员配置方案,提高了护理服务效率,有利于实现养老机构有效的长期护理管理。

(十二)医学教育

随着互联网技术的不断发展,医学教育的发展模式也在不断演进。网络课堂的兴起为广大医疗工作者提供了更好地获取知识的平台,与此同时,各种学习平台的局限性和部分知识的不可获取成为学习资源获取的绊脚石。基于区块链技术的去中心化和分布式储存可以让广大医务人员共享医学信息资源,同时还可以建立可靠的学生诚信体系,用于考试作弊和学历造假等的查处。此外,利用区块链技术的不可篡改还可以实现技术成果及专利权益的维护。

(十三)公共卫生事件监管与应对

当突发公共卫生事件时,医用防疫紧急物资的供应流程与传统供应链的运作模式有着相似之处,但并不完全等同,其包含了更复杂、更分散的物资来源与特殊供给,各方信息严重不对称,相比传统供应链信息管理,其挑战更大。区块链的时间戳可使物资供应过程中各时点的数据均能得到真实性认证,从而提高医用防疫紧急物资供应系统的稳定性,还可平衡各医院防疫物资存储量,尽可能将物资缺口降到最小,有利于提高政府信息发布的公信力,提升全民防疫信心。

(十四)远程医疗

远程医疗通过跨空间调配优质医疗资源,充分发挥大医院或专科医院医疗中心的技术和医疗设备优势,降低医疗成本。区块链本质是一个公开记账系统,患者的所有信息数据都记载在单独的区块上,信息的变化会被即时更新,生成新的区块链接到区块链的尾部。区块链上数据的更新对被授权者来说是公开透明的,各医疗机构通过检索就可以查阅到不同患者医疗信息数据的更新情况。区块链技术下,利用远程会诊、远程咨询、远程转诊等医疗健康服务功能,可以满足患者多方面的健康需求。区块链技术下的远程医疗将社区、偏远医疗机构与大型医院进行链接,为基层社区和医疗资源缺乏的偏远地区提供远程技术支持,提升基层医疗机构的医务质量水平。

◢ **本章小结** ◣

    区块链技术的出现为医疗领域的发展提供了一个新的方向。目前已有不少与医疗卫生相关的公司在利用区块链技术进行发展。如澳大利亚迪肯大学创新主管阿莱西奥·邦蒂(Alessio Bonti)介绍了利用区块链技术解决基因组大数据问题,可以保证用户有效获取基因组数据,并掌握数据所有权。人工智能-医生公司(DOC. AI)开发了一个融合人工智能、区块链和语言处理技术的平台。患者可以输入自己的症状,平台经过分析可以做出预测性假设,让患者了解自己的数据以及如何与医师互动,实现精准医疗。全球分享式健康医疗生态系统(IRYO)是首批在区块链上运作的健康医疗网络平台,利用区块链技术去中心化模式,该平台可以实现医疗资料的一体化和共享化,通过使数据不受网络安全漏洞的影响来确保数据的安全。该平台所有的记录都将以单一格式存储,承诺患者可以在世界任何地方分享他们的病史。以上例子都证实区块链在医疗行业中有着巨大潜力。但在未来的发展中仍面临诸多挑战,如医疗机构间由谁来牵头或组织统一的区块链共享平台,如何利用区块链技术缓解医患矛盾等社会问题,如何解决由人工智能、大数据、区块链等新兴技术引发的科技伦理争议等均有待进一步探索与思考。

思考题

1. 目前区块链技术在医学领域中应用的现状如何?
2. 根据已学知识分析区块链技术在医学领域应用的前景。

参考文献

[1] 卞伟伟,王永超,崔真立,等.基于网络爬虫技术的健康医疗大数据采集整理系统[J].山东大学学报(医学版),2017,55(6):47-55.

[2] 曹世华,邓向伟.护理信息技术应用[M].北京:高等教育出版社,2019.

[3] 陈俊任,曾瑜,张超,等.人工智能医学应用的文献传播的可视化研究[J].中国循证医学杂志,2021,21(8):973-979.

[4] 陈忠仪,刘宇清,何炳蔚,等.基于混合现实的侧脑室穿刺训练系统在医学教育培训中的应用[J].创伤与急诊电子杂志,2019,7(1):5-10.

[5] 崔骥,许家佗.人工智能背景下中医诊疗技术的应用与展望[J].第二军医大学学报,2018,39(8):846-851.

[6] 崔曦雯,陈芳,韩博轩,等.虚拟内窥镜图像增强膝关节镜手术导航系统[J].中国生物医学工程学报,2019,38(5):558-565.

[7] 丁四清,陆晶,秦春香,等.数据挖掘在护理不良事件管理中的应用进展[J].中华护理杂志,2019,54(6):873-877.

[8] 段婷,徐欣康,陈顺飞,等.基于自适应技术的语音识别系统在600例临床病理标本取材中的应用[J].中华病理学杂志,2021,50(9):1034-1038.

[9] 范咏,张晓波,顾莺,等.基于临床决策支持的儿科输血闭环管理体系的构建及应用[J].护理学杂志,2020,35(23):88-90.

[10] 方粮.超级计算机发展现状及趋势分析[J].智能物联技术,2020,3(5):1-8.

[11] 方园,周英凤,黄娜,等.临床决策支持系统在妊娠期糖尿病管理中的研究进展[J].护士进修杂志,2021,36(17):1581-1585.

[12] 高洪琦,杨敬林,张俊.推动基于外部评估的医疗服务改善,利用大数据分析提升患者就医体验[J].中国医学科学院学报,2020,42(5):672-673.

[13] 韩冬,李其花,蔡巍,等.人工智能在医学影像中的研究与应用.大数据[J],2019,5(1):39-67.

[14] 侯宁,张振贤,陈若宏,等.基于数据挖掘技术分析针灸治疗慢性心力衰竭的取穴规律[J].中国中医基础医学杂志,2021,27(9):1451-1455.

[15] 胡建平.医院信息系统功能设计指导[M].北京:北京大学出版社,2018.

[16] 黄安乐,卜子涵,薛梦婷,等.护理临床决策支持系统的评价研究[J].中国卫生质量管理,2021,28(01):42-45,53.

[17] 黄楚红,黄文华,黄国志.3D打印技术在康复医学中的应用与研究进展[J].中国康复医学杂志,2020,35(1):95-99.

[18] 黄炜峻,易红良.OSA诊疗中云平台应用的研究进展[J].临床耳鼻咽喉头颈外科杂志,2019,33(4):310-312.

[19] 景胜洁.基于网络爬虫的我国健康医疗大数据政策文献量化研究[D].太原:山西医科大学,2019.

[20] 康博,陈劼.基于数据挖掘技术分析针刺治疗原发性不宁腿综合征的选穴规律[J].广州中医药大学学报,2021,38(9):1911-1917.

[21]李雪峰,李家林,梁洁,等.3D打印骨小梁髋关节假体材料在体骨修复及离子析出中的应用[J].医疗装备,2020,33(17):1-6.

[22]刘爱军,王韬,刘盾.智慧医院相关技术在医院建设中的应用[J].中华医院管理杂志,2020,36(9):754-756.

[23]刘静静.基于多模态影像融合的神经导航在颅底肿瘤术中的应用[D].郑州:郑州大学,2020.

[24]刘荣.智能医学[M].北京:人民卫生出版社,2018.

[25]刘婷婷,于坤千.高性能计算在药物设计中的应用[J].科研信息化技术与应用,2015,6(4):60-70.

[26]刘晓黎,魏彦姝,吴晓舟,等.护理大数据应用现状及发展趋势的可视化分析.[J].中华现代护理杂志,2021,27(11),1413-1420.

[27]娄方丽,田辉.护理不良事件研究进展[J].护理研究,2019,33(10):1726-1730.

[28]马力,王韬,白波,等.脑卒中协同服务云平台在医疗联合体中的应用研究[J].中国全科医学,2017,20(31):3855-3859.

[29]孟维韬,马彦敏,朴春慧.基于医疗云的住院医师规范化培训管理系统设计[J].中国卫生信息管理杂志,2017,14(3):452-456.

[30]宓林晖,袁骏毅,潘常青,等.基于智能语音识别技术的医技报告交互系统的设计与应用[J].中国医疗设备,2021,36(2):92-95.

[31]倪培昆.区块链技术及其在医疗领域的价值研究[J].医学信息学杂志,2018,39(2):9-14.

[32]沈剑辉,高兴莲,鄢利芳,等.混合现实技术引导下行复杂骨折手术的护理配合[J].中华护理杂志,2018,53(9):1050-1054.

[33]唐衍军,宋书仪,蒋翠珍.区块链技术下的医疗健康信息平台建设[J].中国卫生事业管理,2020,37(11):804-807.

[34]王慧文,高春红,胡甜.股骨颈骨折青少年患者混合现实技术引导下微创手术的快速康复护理[J].护理学杂志,2019,34(10):23-25.

[35]魏焱,张晓欣,许胡笛.3D打印在口腔临床工作的应用[J].口腔医学研究,2019,35(4):325-327.

[36]吴昊,张峰峰,詹蔚,等.虚拟手术缝合线实时打结仿真研究[J].计算机仿真,2021,38(3):331-335,359.

[37]吴松梅,张艳,陈睿,等.护士院内弹性调配管理平台的研发与应用[J].中华护理杂志,2020,55(2):204-209.

[38]徐华.数据挖掘方法与应用-应用案例[M].北京:清华大学出版社,2017.

[39]叶明全.医学信息学[M].北京:科学出版社,2018.

[40]叶哲伟,陈孝平.智能医学[M].北京:人民卫生出版社,2020.

[41]袁丽洁,武卓,李敏,等.基于深度学习情感分类模型的个性化抑郁症护理策略[J].护理学杂志,2020,35(22):85-88.

[42]张会杰.反复发作抑郁症患者SSRIs抵抗的预测:一项基于支持向量机的预测模型研究[D].郑州:郑州大学,2019.

[43]CAMPBELL A A, HARLAN T, CAMPBELL M, et al. Nurse's achilles heel: using big data to determine workload factors that impact near misses[J]. Journal of Nursing Scholarship,2021,53(3),333-342.

[44]CHOI C, LEE Y, CHO K W, et al. Wearable and implantable soft bioelectronics using two-dimensional materials[J]. Accounts of Chemical Research,2019,52(1):73-81.

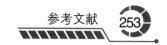

［45］FREEMAN D,HASELTON P,FREEMAN J,et al. Automated psychological therapy using immersive virtual reality for treatment of fear of heights：a single－blind，parallel－group，randomised controlled trial［J］. Lancet Psychiatry,2018,5(8):625−632.

［46］KIM K J, CHOI M J, KIM K J. Effects of Nursing Simulation Using Mixed Reality：A Scoping Review［J］. Healthcare (Basel),2021,9(8):947.

［47］PANDIT A, RADSTAKE T. Machine learning in rheumatology approaches the clinic［J］. Nature Reviews Rheumatology,2020,16(2):1−2.

［48］ROBERTO P, EMANUELE F, PRIMO Z, et al. Design, large－scale usage testing, and important metrics for augmented reality gaming applications［J］. ACM Tran sactions on Multimedia Computing, Communications,and Applications,2019,15(2):1−18.

第七章　计算机辅助手术导航彩图

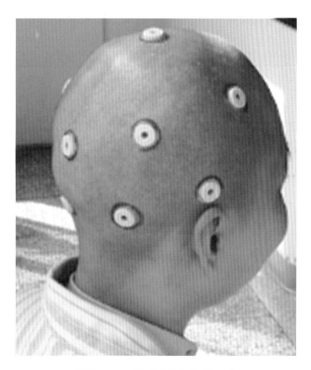

彩图 7-1　粘贴导航标记物示意

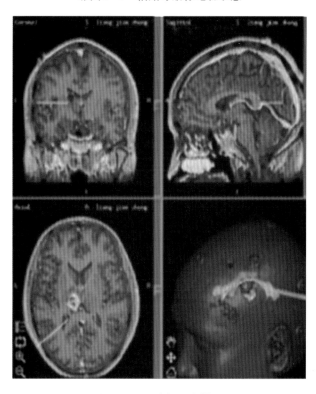

彩图 7-2　头颅三维模型

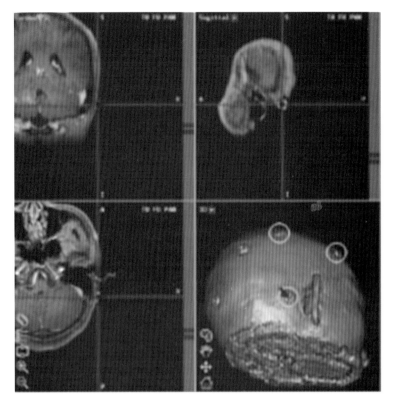

彩图 7-3　确认定位标记

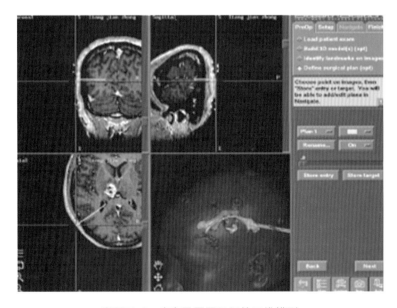

彩图 7-4　病变及周围组织的三维模型

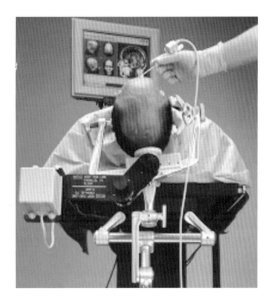

彩图 7-5　连接支架

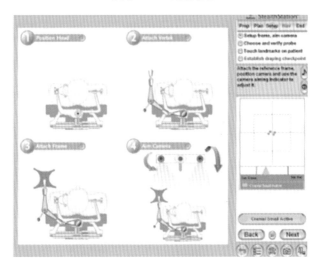

彩图 7-6　校准参考环

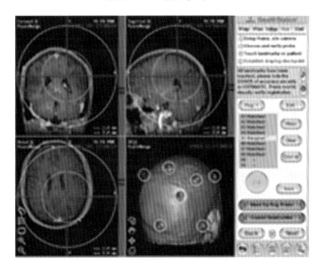

彩图 7-7　定位图像显示

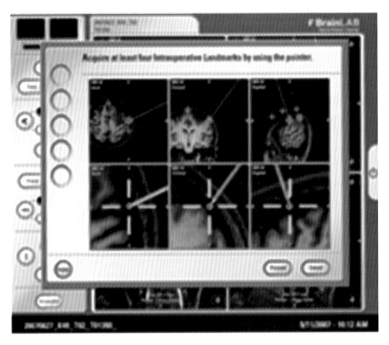

彩图7-8 精确定位点

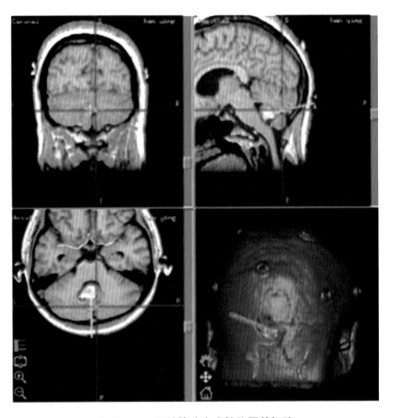

彩图7-9 导航棒确定病灶位置并切除